张 锡 纯 临 证 精 华 丛 书

张锡纯
方剂歌括

刘　建◎编著

中国中医药出版社
·北京·

图书在版编目（CIP）数据

张锡纯方剂歌括 / 刘建编著 . —北京：中国中医药出版社，
2018.1

（张锡纯临证精华丛书）

ISBN 978 - 7 - 5132 - 4361 - 2

Ⅰ . ①张…　Ⅱ . ①刘…　Ⅲ . ①方歌—汇编　Ⅳ . ① R289.4

中国版本图书馆 CIP 数据核字（2017）第 175234 号

中国中医药出版社出版

北京市朝阳区北三环东路 28 号易亨大厦 16 层

邮政编码　100013

传真　010 64405750

廊坊市晶艺印务有限公司印刷

各地新华书店经销

开本 880×1230　1/32　印张 11.25　字数 286 千字

2018 年 1 月第 1 版　2018 年 1 月第 1 次印刷

书号　ISBN 978 - 7 - 5132 - 4361 - 2

定价　49.00 元

网址　www.cptcm.com

社 长 热 线　010-64405720

购 书 热 线　010-89535836

维 权 打 假　010-64405753

微信服务号　zgzyycbs

微商城网址　https://kdt.im/LIdUGr

官 方 微 博　http://e.weibo.com/cptcm

天猫旗舰店网址　https://zgzyycbs.tmall.com

如有印装质量问题请与本社出版部联系（010-64405510）

国医大师朱良春题词

轩岐之后有真人，衷中参西细讨论；

立法创方开先音，字字酿成杏林春。

——刘建再版敬题

再版说明

　　张锡纯是继任丘扁鹊、河间刘完素之后沧州第三位对中国医学事业做出杰出贡献的医学家，其《医学衷中参西录》迄今发行已逾50万册，为近代任何一家之言所不及，至今在中国医学史上有着重要的学术地位和影响。

　　余数年前编撰《张锡纯方剂歌括》一书，本着"以歌括方、以方释歌"的编写原则，对《医学衷中参西录》一书中的193首方剂，采用五言歌括的形式进行精确浓缩、系统整理，并将每首方剂的药物组成、功效、主治、加减、用法、方解、医案进行了系统解读。时光荏苒，拙作售罄，再版之时，对原作中的部分方歌进行了加工整理，使之易诵上口，便于记忆，对当今已很少使用的方剂如朱砂骨湃波丸则予以删除。为便于读者检索查阅，书后对每首方剂按笔画进行了编排，并增加了张锡纯先生大事年表。

　　勤勉为医、严谨治学乃余之信条，然读者是金、读者是帝，书中瑕疵，在所难免，热望贤达同仁，不吝指正，以便今后再版时不断修订提高。

刘建

2017 年 10 月于沧州

陈 序

　　我与刘建医生相识于2013年的国际中西汇通学术研讨会上，之前，已闻其对张锡纯先生学术思想研究颇深。翌年，由于对张锡纯先生学术研究的执着遂考取了我的博士研究生，对于这样一位将近天命之年仍然孜孜以求的学生，我非常赏识和欣慰。

　　一代宗师张锡纯先生行医津门时，我的老师柳学洙先生拜其门下，成了关门弟子。我又跟随柳先生学习多年，深得真传，成为再传弟子。

　　"中西医汇通学派"是中国中医药发展史上极具影响力的学术流派，对近代医学产生了重要影响，国家中医药管理局也极力倡导之。张锡纯先生为本学派最具代表性的医家之一，有关部门公布的《张锡纯中西医汇通流派简介》文件中，对这一流派进行了明确定位：张锡纯中西医汇通流派是以张锡纯、柳学洙、陈宝贵、陈宝贵弟子及学生和全国致力于本流派研究的有识之士为传承脉络的一个医学流派。该流派以中西医汇通为主要研究方向，强调中西医各有所长，在理论上寻找两种医学的契合点，探索中西医融合之路。

　　刘建生于名医故里、出身中医世家，工作求学，常奔波于京津和沧州之间，初心不改，负笈前行，难能可贵。陆续写出《张锡纯方剂歌括》《张锡纯对药》《张锡纯用药新解》《张锡纯论伤寒》四部系列研究专著，读者热盼再版。故将再版样稿，呈余面前，一是审阅，二为作序。我审阅过后，感触有二：一为"张锡纯中西医汇通流派"薪火相传而高兴；二为门生弟子潜心其学、传承创新而欣慰。惟后学相继，则薪火可传、岐黄可兴矣！

　　再版付梓之际，有感而发，略寄数语，权作为序。

天津中医药大学教授、博士生导师

全国名中医　陈宝贵

2017 年 7 月于津沽

前　言

　　张锡纯，字寿甫，1860年2月29日酉时出生于河北省盐山张边务村西头张氏故宅。母刘氏为本县刘仁村（今属黄骅市）书香世家女；父彤元，字丹亭，为庠生，教私塾、通医、善诗画，有《莲香斋诗稿》。张氏家道小康，累代业儒，锡纯1岁时父为其取名、字，锡纯意含天赐纯良，寿甫意含寿且贵。4岁开始识字诵《诗》，稍长，儒、医并学，弱冠之年为人诊病疏方，每有效验，后因两试秋闱不第，遂放弃举子业，立志医学，曲心研穷。他广求方书，博采众家，从《黄帝内经》《神农本草经》至清代的医学著作搜集了百余种之多，闭门谢客，孜孜以求10年后，为人诊疾，每能屡挽沉疴，名扬于时。辛亥革命后，内政部长刘尚清尤为器重，1918年，在奉天（今沈阳）创办立达中医院，任院长，中医之有院实肇之于此。

　　1926年，锡纯悬壶津门，设立中西汇通医社、国医函授学校，开中国中医函授教育之先河。张氏白天省病诊疾，晚间著书立说，在津期间，招生500余人，遍及全国各省市，其门人弟子知名者30余人，为中医后继人才的培养做出了贡献。其学术思想遍及大江南北，远播东南亚，被誉为"轩岐之功臣、医林之楷模"、"名医四大家"之一、

"名医三张"之一，获"华北第一捷手"称号。其行世著作有《医学衷中参西录》3册。

先生在《医学衷中参西录·自序》中道："人生有大愿力，而后有大建树……故学医者，为身家温饱计则愿力小，为济世活人计则愿力大。"这种崇高的医德思想正是他成功立业的力量源泉，也是他一生笃志力行的目的。1902年秋，盐山、黄骅一带霍乱流行，刘仁村一刘氏妇，年近四旬，染病暴脱，已殓服在身，病人家属辞以不必入视。锡纯正在该村出诊，得知此事后，找到病人家属说："一息尚存，当可挽回。"随后为病人疏方，竟用大剂山萸肉、党参、山药治愈，病人家属感激涕零，喜出望外，锡纯从此知山萸肉救脱胜于人参，遂有论文刊行于世，声望更隆。

先生淡泊明志，以济世救人为己任。1919年孟秋，沈阳霍乱流行，张锡纯据数年经验，拟制"急救回生丹"及"卫生防疫宝丹"两方，防治效果均佳，故致书原籍，嘱长子配此药，广施霍乱病人，分文不收，救人无数。是年，直隶、山东霍乱流行，故城县袁霖普致书张氏索方，张氏将"急救回生丹"方药组成及服用方法一并函告袁氏，袁氏传此方于两省各县，并呈明省长将此方登载于《北洋公报》。

民国初年，西学东渐，当时正处于西医渗入中国并逐渐发展的时期，在这种背景下，张锡纯心无旁骛，皓首穷经，先后创办了医院和学校并开始撰写《医学衷中参西录》，他学术上遵古而不泥，参西不背中，立论鲜明，独树一帜。"衷中参西"是张氏医学的学术核心，他大胆汲取西医之长，通过理论和实践上的探索与研究，第一次将中药与西药合用在一首方剂中，开创了我国中、西药物合用的先例。他认为："中药与西药相助为理，诚能相得益彰。能汇通中西药品，即渐能汇通中西病理。"他创制的石膏阿司匹林汤治疗外感疾病，至今效宏。在理法方药上，他大胆创新，将中医之义理、西医之实验汇通结合，在当时可谓开山之举。

1918～1934年，《医学衷中参西录》分7期陆续刊行于沈阳、天津，苏明阳为锡纯书作序，刘尚清曾以诗敬勉："良医良相本相同，妙药功参造化功，万里相延来塞外，活人事业遍辽东。"

《医学衷中参西录》的刊发，犹如一石击水，被医界奉为有一无二之著作，多次再版加印，各地学人争相抢购，一时远至整个东南亚地区。

张氏是捍卫与发扬中医学的杰出人物之一。1927年，余云岫等掀起民族虚无主义思潮，诬蔑中医不科学，主张废医存药，狂妄地提出"废止旧医以扫除医事卫生之障碍案"，并得到了当时国民党政府的支持，成为中医发展史上的一股逆流。当时中央国医馆受余云岫的影响，学术整理会把中医统一于西医之下，张锡纯目睹现状，义愤填膺，他与上海名医冉雪峰、恽铁樵结成南北同盟，奋起反抗。1929年，在国民党当局提出废除中医之际，中医界发起反废止运动，全国中药店全面罢工，张锡纯上书南京政府当局，信中说："近闻京中会议上峰偏尚西医之说，欲废中医中药，不知中医之实际也。且中医创自农轩，保我民族……是以我国民族之生齿实甲于他国之人也，今若将中医中药一旦废却，此于国计民生大有关系……"这种大义凛然的民族气节和爱国精神是难能可贵的。

先生以弘扬中医学为己任，他说："我们生于古人之后，当竟古人未竟之业，而不能与古为今，使我中华医学大放光明于全球之上，是吾儒之罪。"其理想抱负，与天同阔。

由于受主客观条件的限制，张锡纯对西医的认识与研究，难免有些片面和肤浅，特别是用中医理论来比附西医理论，亦多有牵强之处，然而，即使这样，也丝毫不影响他在中国医学史上的学术地位，也无愧于他"医界一代伟人"的称号。

《医学衷中参西录》全书包括医方、药物、医论、医话、医案5部分，其中张氏自拟方剂近200首。张氏制方，本于经典，源于实践，方求精简，量大效宏，而于药性、药效的研究，躬身实践，亲尝屡试，多有发挥。本次编撰《张锡纯方剂歌括》一书，采用五言歌括的形式，将每首方剂的药物组成、功效、主治、加减、服法整理成歌诀，本着以歌括方、以方释歌，力求明白通畅、易读、易记、易诵的原则，给初学和自学《医学衷中参西录》的同仁提供一种学习形式，也可作为中医及中西医结合医师的一本学习、参考书。

本书虽以《张锡纯方剂歌括》命名，书中方剂亦以张锡纯自拟方剂为主，但为了全面、深入地研究张锡纯学术，故也将《医学衷中参西录》中所载的部分古方，如古方马乳饮予以保留，书中方药的剂量也未做换算，对当今已少应用的医方如朱砂骨湃波丸、明矾汤也一并收录，对不属于医方范畴的内容如"点天突穴法"等则予以删除，同时将其他卷次先生所创医方，则移至相类门下。

作为后学，由于才疏学浅，虽有"书读二十载，当向先师问迷津；煌煌百万言，莫令宏著留遗珠"之愿，然编撰这样一位医界泰斗的宏著尚属首次，书中不足之处恐怕难免，希望广大同仁不吝指正，以便再版时修订提高。

刘建

2007 年 8 月于沧州

目 录

1. 治阴虚劳热方

资生汤

【方歌】

　　　　资生用山药　　阴虚劳热方

　　　　玄术内金蒡　　血枯不月良

【组成】　生山药一两　玄参五钱　白术三钱　生鸡内金（捣碎）二钱　牛蒡子（炒捣）三钱

【加减】　热甚者，加生地黄五六钱。

【功用】　滋阴补肾，健脾润肺，化瘀。

【主治】　痨瘵羸弱已甚，饮食减少，喘促咳嗽，身热脉数者，亦治女子血枯不月。

【方解】《素问·阴阳别论》曰："二阳之病发心脾，有不得隐曲，在女子为不月，其传为风消，其传为息贲者，死不治。"夫病至风消，息贲，痨瘵之病成矣。二阳之病发心脾，谓病由心脾而来，心神拂郁，心血不能濡润脾土，已成过思伤脾之病，治当淡泊养心，复补助脾胃，使饮食渐多，身体可渐复，方中用生山药以滋胃之阴，胃汁充足，自能纳食，鸡内金为鸡之脾胃，其善化有形郁积可知，且其性甚和平，兼有以脾胃补脾胃之妙。玄参，《本经》谓其微寒，能补胃气，故用之以去上焦之浮热，故以治痨瘵之阴虚者尤宜，牛蒡子体滑气香，能润肺又能利肺，与山药、玄参并用，能止嗽定喘，以成安肺之功用，用之以为佐使也。

瘵瘵之热，大抵因真阴亏损，相火不能潜藏，地黄生用，取其凉血退热之功，热既退，则饮食引进，白术健脾，女子月信，若日久不见，其血海必有坚结之品，本方用鸡内金善消有形郁积，服之既久，瘀血之坚结者，自然融化，矧此方与健脾滋阴之药同用，新血活泼滋长，生新自能化瘀也。

【衷中参西医案摘录】民国二年（1913），客居大名。治一室女，瘵瘵年余，月信不见，羸弱不起。询方于愚，为拟此汤。连服数剂，饮食增多。身犹发热，加生地黄五钱，五六剂后，热退渐能起床，而腿疼不能行动，又加丹参、当归各三钱，服至十剂腿愈，月信亦见。又言有白带甚剧，向忘言及。遂去丹参加生牡蛎六钱，又将於术加倍，连服十剂带证亦愈。遂将此方邮寄家中，月余门人高如璧来函云："邻村赵芝林病瘵瘵数年不愈，经医不知凡几，服药皆无效。今春骤然咳嗽，喘促异常，饮食减少，脉甚虚数，投以资生汤十剂全愈。"审斯则知此方治瘵瘵，无论男女，服之皆有捷效也。

附：津埠三条石宋氏妇，年将四旬，身体羸弱，前二年即咳嗽吐痰，因不以为事未尝调治。今春证浸加剧，屡次服药无效。诊其脉，左部弦细，右部微弱，数近六至。咳嗽，吐痰白色，气腥臭，喘促自汗，午后发热，夜间尤甚，胸膈满闷，饮食减少，大便秘结，知其已成瘵瘵而兼肺病也。从前所服药十余剂，但以止嗽药治其肺病，而不知子虚补母之义，所以无效。为疏方用资生汤加减：生山药八钱，玄参、大生地、净萸肉各六钱，生牡蛎、生杭芍、生赭石各四钱，白术、生鸡内金、甘草各二钱。煎服二剂，汗止喘轻，发热咳嗽稍愈，遂将前方去牡蛎，加蒌仁、地骨皮各三钱，山药改用一两，赭石改用六钱。连服十剂，诸病皆愈，为善后计，俾用《衷中参西录》薯蓣粥方，用生山药细末八钱煮粥，调白糖服之，早晚各一次。后月余，宋氏妇饮食甚多，身体较前健壮多矣。（直隶青县张燕杰治验）

族嫂年三十五岁，初患风寒咳嗽，因懒于服药，不以为事。后渐至病重，始延医诊治。所服之药，皆温散燥烈之品，不知风寒久而化热，故越治越剧，几至不起。后生于腊底回里，族兄邀为诊视。脉象虚而无力，身瘦如柴，咳嗽微喘，饮食减少，大便泄泻，或兼白带，午后身热颧红，确系痨瘵已成。授以资生汤，加炒薏仁、茯苓片、生龙骨、生牡蛎各三钱，茵陈、炙甘草各钱半。服二剂，身热颧红皆退，咳嗽泄泻亦见愈。后仍按此方加减，又服六剂，诸病皆痊。嘱其每日用生怀山药细末煮粥，调以白糖服之，以善其后。（直隶青县张燕杰治验）

十年春，族弟妇产后虚羸少食，迁延月余，渐至发灼、自汗、消瘦、乏气、干呕、头晕等证，此方书所谓蓐劳也。经医四人治不效，并添颧红作泻。适生自安东归，为之诊视，六脉虚数。检阅所服之方，有遵《金鉴》三合饮者，有守用养荣汤者，要皆平淡无奇。然病势至此，诚难入手，幸脉虽虚数，未至无神，颧虽红，犹不抟聚（若抟聚则阴阳离矣），不抟聚是其阴阳犹未离，似尚可治。此盖素即阴虚，又经产后亡血，气亦随之，阴不中守，阳不外固，故汗出气乏；其阴阳不相维系，阴愈亏而阳愈浮，故发烧咳嗽头晕。其颧红者，因其部位应肾，肾中真阳上浮，故发现于此，而红且热也。其消瘦作泻者，以二阳不纳，无以充肌肉，更不特肾阴虚，而脾阴胃液均虚，中权失司，下陷不固，所必然者。此是病之原委欤，再四思维，非资生汤不可。遂处方用生怀山药二两，白术三钱，玄参四钱，鸡内金、牛蒡子各二钱（此系资生汤原方稍加重），外加净萸肉、龙骨、牡蛎各五钱，止汗并以止泻。五剂后，汗与泻均止，饮食稍进，惟干咳与发热仅去十之二三。又照原方加粉甘草、天冬、生地等味，连服七剂。再照方减萸肉，加党参二钱，服四剂后，饮食大进，并能起坐矣。惟经尚未行，更按资生汤原方，加当归四钱。服数剂后，又复少有加减，一月经脉亦通。（奉天法库万泽东治验）

十全育真汤

【方歌】

> 十全育真汤　虚劳诸证尝
>
> 三参芪山药　龙牡棱莪知

【组成】　野台党参四钱　生黄芪四钱　生山药四钱　知母四钱　玄参四钱　生龙骨（捣细）四钱　生牡蛎（捣细）四钱　丹参二钱　三棱钱半　莪术钱半

【加减】　气分虚甚者，去三棱、莪术，加生鸡内金三钱；喘者，倍山药加牛蒡子三钱；汗多者，以白术易黄芪，倍龙骨、牡蛎，加山萸肉去净核，生白芍各六钱。若其汗过多服药仍不止者，可但用龙骨、牡蛎、萸肉各一两煎服，不过两剂其汗即止。汗止后再服原方。

【用法】　水煎服。

【功用】　补气固脱，化瘀滋阴。

【主治】　虚劳，脉弦数细微，肌肤甲错，形体羸瘦，饮食不壮筋力，或自汗，或咳逆，或喘促，或寒热不时，或多梦纷纭，精气不固。

【方解】 虚劳诸证，法当用补，而张氏别出心裁，方中用黄芪以补气，而即用人参以培元气之根本，用知母以滋阴，而即用山药、玄参以壮真阴之渊源。用三棱、莪术以消瘀血，而即用丹参以化瘀血之渣滓，至龙骨、牡蛎，若取其收涩之性，能助黄芪以固元气；若取其凉润之性，能助知母以滋真阴；若取其开通之性（《本经》龙骨主癥瘕，后世本草谓牡蛎消血）又能助三棱、莪术以消融瘀滞也。至于疗肺虚之咳逆、肾虚之喘促，山药最良。治多梦之纷纭，虚汗之淋漓，龙骨、牡蛎尤胜。此方中意也，以寻常药饵十味，汇集成方，而能补助人身之真阴阳、真气血、真精神，故曰十全育真也。

【衷中参西医案摘录】 弟长男媳，年二十四岁，于本年丙寅正月间患寒热往来，自因素畏服药，故隐忍不肯言，迨兵革稍静，弟赴沧时尚未知也。至四月初，家人来迓弟，言儿媳病剧。回家视之，虽未卧床不起，而瘦弱实难堪矣。诊其脉，弦而浮数。细询病情，言每逢午后先寒后热，时而微咳无痰，日夜作泻十余次，黎明则头汗出，胸间绵绵作疼，食一下咽即胀满难堪，而诸虚百损之状，显然尽露。筹思良久，为立逍遥散方。服两剂无效，因复至沧取药，适逢张相臣先生自津来沧，遂将儿媳之病细述本末，因相臣先生为当世之名医，故虚心以相质也。相臣先生曰："以弟之意，将用何方以治之？"答曰："余拟将《衷中参西录》中资生汤、十全育真汤二方，汇通用之，可乎？"相臣先生曰："得之矣。此良方也，服之必效。"弟遂师二方之义，用生怀山药八钱，生白术、净萸肉、生鸡内金、生龙骨、生牡蛎、鲜石斛各三钱，丹参四钱。连服四剂，诸证皆大轻减。又于原方加三棱、莪术（十全育真汤中，用此二药者，因虚劳之证多血痹也）各一钱，粉丹皮、地骨皮各二钱。又连服八剂，诸病悉退，饮食增加，今已完全成功矣。此病治愈之后，恒喜不成寐，玩索筹思，始悟《衷中参西录》有曰："至哉坤元，万物资生。"此言天地间之万物，莫不藉土德而生长，而人之脏腑气血亦莫不藉脾土而生长也。（直隶沧县李品三治验）

醴泉饮

【方歌】
　　　　醴泉有二参　薯地用为君
　　　　赭石蒡冬草　虚嗽饮之好

【组成】　生山药一两　大生地五钱　人参四钱　玄参四钱　生赭石（轧细）四钱　牛蒡子（炒捣）三钱　天冬四钱　甘草二钱

【加减】　若其人胸中素觉短气，或大便易滑泻者，又当预防其大气下陷。用醴泉饮时，宜减赭石、牛蒡子，并一切苏子、瓜蒌仁、紫菀、杏仁，治咳喘套药皆不宜用。

【用法】　水煎服。

【功用】　养阴益气，润肺止嗽，降逆。

【主治】　虚劳发热，或喘或嗽，脉数而弱。

【方解】　劳热之证，大抵责之阴虚，有肺阴虚者，其人因肺中虚热熏蒸，时时痒而作嗽，甚至肺中有所损伤，略一动作，辄发喘促，宜滋补肺阴，兼清火理痰之品。有肾阴虚者，其人因肾虚不能纳气，时时咳逆上气，甚或喘促，宜填补下焦真阴，兼用收降之品，若其脉甚数者，陈修园谓：宜滋养脾阴。盖以脾脉原主和缓，脉数者必是脾阴受伤，宜于滋阴药中，用甘草以引之归脾，特是人身之阴，所盖甚广，凡周身之湿处皆是也。故阴虚之甚者，其周身血脉津液，皆就枯涸。必用汁浆最多之药，滋脏腑之阴，即以溉周身之液，若方中之山药、地黄是也。然脉之数者，固系阴虚，亦系气分虚弱，有不能支持之象，犹人之任重而体颤也。故用人参以补助气分，与玄参、天冬之凉润者并用，又能补助阴分。且滤其升补之性，与咳嗽上逆者不宜，故又佐以赭石之压力最胜者，可使人参补益之力下行直至涌泉，而上焦之逆气浮火，皆随之顺流而下；更可使下焦真元之气，得人参之峻补而顿旺，自能吸引上焦之逆气浮火下行也。至于牛蒡子与山药并用最善止嗽，甘草与天冬并用最善润肺，此又屡试屡效者也。

【衷中参西医案摘录】 沈阳商家子娄顺田，年二十二，虚劳咳嗽，身形羸弱，脉数八至，按之即无。细询之，自言曾眠热炕之上，晨起觉心中发热，从此食后即吐出，夜间咳嗽甚剧，不能安寝。因二十余日寝食俱废，遂觉精神恍惚，不能支持。愚闻之，知脉象虽危，仍系新证，若久病至此，诚难挽回矣。遂投以醴泉饮，为其呕吐，将赭石改用一两，一剂吐即止，可以进食，嗽亦见愈。从前五六日未大便，至此大便亦通下。如此加减服之，三日后脉数亦见愈，然犹六至余，心中犹觉发热，遂将玄参、生地皆改用六钱，又每日于午时，用白蔗糖冲水，送服西药阿司匹林七厘许。数日诸病皆愈，脉亦复常。

沈阳苏惠堂，年三十许，劳嗽二年不愈，动则作喘，饮食减少。更医十余人，服药数百剂，分毫无效，羸弱转甚。其姊丈李生，在京师见《衷中参西录》再版，大加赏异，急邮函俾其来院诊治。其脉数六至，虽细弱仍有根柢，知其可治。自言上焦恒觉发热，大便三四日一行，时或干燥。遂投以醴泉饮，为其便迟而燥，赭石改用六钱，又加鸡内金二钱捣细，恐其病久脏腑经络多瘀滞也。数剂后饭量加增，心中仍有热时，大便已不燥，间日一行。遂去赭石二钱，加知母二钱，俾于晚间服汤药后，用白蔗糖水送服阿司匹林四分瓦之一，得微汗。后令于日间服之，不使出汗，数日不觉发热，脉亦复常，惟咳嗽未能全愈。又用西药几阿苏六分，薄荷冰四分，和以绿豆粉为丸，梧桐子大，每服三丸，日两次，汤药仍照方服之，五六日后咳嗽亦愈，身体从此康健。

一味薯蓣饮

【方歌】

　　　　痨瘵兼热喘　一味薯蓣饮

　　　　肺肾脾均补　利湿又收涩

【组成】　生怀山药（切片）四两

【用法】　上一味煮汁两大碗，以之当茶，徐温饮之。

【功用】　补肺脾肾，滋阴收涩，润燥祛湿。

【主治】　痨瘵发热，或喘或嗽，或自汗，或心中怔忡，或因小便不利，致大便滑泻及一切阴分亏损之证。

【方解】　山药之性，能滋阴又能利湿，能滑润又能收涩，是以能补肺、补肾，兼补脾胃。性甚平和，宜多服常服。山药之汁晶莹透彻，黏而滑，服之大益，必生者服之，故能止喘嗽，止汗及大便滑泻。

【衷中参西医案摘录】　一室女，月信年余未见，已成痨瘵，卧床不起。治以拙拟资生汤，复俾日用生山药四两，煮汁当茶饮之，一月之后，体渐复初，月信亦通。见者以此证可愈，讶为异事。

　　一妇人，产后十余日，大喘大汗，身热痨嗽。医者用黄芪、熟地、白芍等药，汗出愈多。后愚诊视，脉甚虚弱，数至七至，审证论脉，似在不治。俾其急用生山药六两，煮汁徐徐饮之，饮完添水重煮，一昼夜所饮之水，皆取于山药中。翌日又换山药六两，仍如此煮饮之。三日后诸病皆愈。

一人，年四十余，得温病十余日，外感之火已消十之八九。大便忽然滑下，喘息迫促，且有烦渴之意。其脉甚虚，两尺微按即无。亦急用生山药六两，煎汁两大碗，徐徐温饮下，以之当茶，饮完煎渣再饮，两日共用山药十八两，喘与烦渴皆愈，大便亦不滑泻。

参麦汤

【方歌】

肺虚生咳喘　参麦汤连煎

清夏牛蒡子　薯苏草芍宜

【组成】　人参三钱　干麦冬（带心）四钱　生山药六钱　清半夏二钱　牛蒡子（炒捣）三钱　苏子（炒捣）二钱　生杭芍三钱　甘草钱半

【用法】　水煎服。

【功用】　补肺降逆，化痰止嗽。

【主治】　阴分亏损已久，寖至肺虚有痰，咳嗽痨喘，或兼肺有结核者。

【用法】　水煎服。

【方解】　人参为补肺之主药，而有肺热还伤肺之虞，有麦冬以佐之，则转能退热。麦冬为润肺之要品，而有咳嗽忌用之说，有半夏以佐之，则转能止嗽。至于山药，其收涩也，能助人参以补气，其黏润也，能助麦冬以滋液。虽多服久服，或有壅滞，而牛蒡子之滑利，实又可以相济。且牛蒡子能降肺气之逆，半夏能降胃气、冲气之逆，苏子与人参同用，又能降逆气之因虚而逆，平其逆气，则喘与嗽不治自愈矣。用白芍者，因肝为肺之对宫，肺金虚损，不能清肃下行以镇肝木，则肝火恒恣横而上逆，故加芍药以敛戢其火。且芍药与甘草同用，甘苦化合味近人参，即功近人参，而又为补肺之品也。

另：古方多以麦冬治肺虚咳嗽，独徐灵胎谓嗽者断不宜用。盖以其汁浆胶黏太甚，肺中稍有客邪，即可留滞不散，惟济以半夏之辛燥开通，则不惟治嗽甚效，即治喘亦甚效。

珠玉二宝粥

【方歌】

> 二玉作粥尝　山药薏米良
>
> 再加柿霜饼　脾肺阴虚方

【组成】 生山药二两　生薏米二两　柿霜饼八钱

【功用】 清补肺脾，润肺。

【主治】 脾肺阴分亏损，饮食懒进，虚热痨嗽，并治一切阴虚之证。

【用法】 上三味，先将山药、薏米捣成粗渣，煮至烂熟，再将柿霜饼切碎，调入融化，随意服之。

【方解】 山药、薏米色白并用，皆清补肺脾，山药之黏腻与薏米之淡渗同调，久服无弊。柿霜饼之凉可润肺，甘可归脾，为佐使。

【衷中参西医案摘录】 一少年，因感冒懒于饮食，犹勤稼穑，枵腹力作，遂成痨嗽。过午发热，彻夜咳吐痰涎。医者因其年少，多用滋阴补肾之药，间有少加参、芪者。调治两月不效，饮食减少，痰涎转增，渐至不起，脉虚数兼有弦象，知其肺脾皆有伤损也。授以此方，俾一日两次服之，半月全愈。

沃雪汤

【方歌】

　　　新订沃雪汤　　肾不纳气方

　　　山药柿饼蒡　　痨嗽服之良

【组成】　生山药一两半　牛蒡子（炒捣）四钱　柿霜饼（冲服）六钱

【用法】　水煎服。

【功用】　滋阴，补肾纳气。

【主治】　脾肺阴分亏损，饮食懒进，虚热痨嗽，并治一切阴虚之证；更兼肾不纳气作喘者。

【方解】　肺肾已损，但治其标，不治其本，其伤损必益损，故以生山药补肺肾，牛蒡子清肺、利肺、止喘，柿霜饼润肺益脾，肺肾功能得健，则喘嗽得除。

水晶桃

【方歌】

　　　方定水晶桃　　肺肾虚喘痨

核桃仁柿饼　身软亦变挺

【组成】　核桃仁一斤　柿霜饼一斤

【用法】　先将核桃仁饭甑蒸熟，再与柿霜饼同装入瓷器内蒸之，融化为一，晾冷随意服之。

【功用】　补肾益肺。

【主治】　肺肾两虚，或咳嗽，或喘逆，或腰膝痠疼，或四肢无力，以治孺子尤佳。

【方解】　肾主骨而为生育之本，果核之仁，具有补益之性者，皆能补肾。核桃性善补肾，柿霜饼色白入肺，而甘凉滑润，其甘也能益肺气，其凉也能清肺热，其滑也能利肺痰，其润也能滋肺燥，与核桃同用，肺肾同补，金水相生，虚者必易壮实，且食之又甚适口，饥时可随便服之，故以治小儿尤佳也。

编者按：一味薯蓣饮、珠玉二宝粥、沃雪汤、水晶桃乃药食双疗之方。

既济汤

【方歌】

既济萸龙牡　阴阳脱证固

山药地苓芍　附子一钱熬

【组成】　大熟地一两　山茱萸（去净核）一两　生山药六钱　生龙骨（捣细）六钱　生牡蛎（捣细）六钱　茯苓三钱　生杭芍三钱　乌附子一钱

【用法】　水煎服。

【功用】 峻补真阴，收敛潜阳，健脾。

【主治】 大病后阴阳不相维系。阳欲上脱，或喘逆，或自汗，或目睛上窜，或心中摇摇如悬旌；阴欲下脱，或失精，或小便不禁，或大便滑泻。一切阴阳两虚，上热下凉之证。

【方解】 且阳之上脱也，皆因真阴虚损，不能潜藏元阳，阳气始无所系恋而上奔。故方中重用熟地、山药以峻补真阴，俾阴足自能潜阳。而佐以附子之辛热，原与元阳为同气，协同芍药之苦降，自能引浮越之元阳下归其宅。更有山茱萸、龙骨、牡蛎以收敛之，俾其阴阳固结，不但元阳不复上脱，而真阴亦永不下脱矣。

【衷中参西医案摘录】 一人，年二十余，禀资素羸弱，又耽烟色，于秋初患疟，两旬始愈。一日大便滑泻数次，头面汗出如洗，精神颓溃，昏昏似睡。其脉上盛下虚，两寸摇摇，两尺欲无，数至七至。延医二人皆不疏方。愚后至为拟此汤，一剂而醒，又服两剂遂复初。

友人张寿田，曾治一少年，素患心疼，发时昼夜号呼。医者屡投以消通之药，致大便滑泻，虚气连连下泄，汗出如洗，目睛上泛，心神惊悸，周身动，须人手按，而心疼如故。延医数人皆不敢疏方。寿田投以此汤，将方中萸肉倍作二两，连服两剂，诸病皆愈，心疼竟从此除根。

来复汤

【方歌】

> 来复萸龙牡　台参炙草芍
> 喘汗将虚脱　见证宜急喝

【组成】 山茱萸（去净核）二两　生龙骨（捣细）一两　生牡蛎（捣细）一两　生杭芍六钱　野台党参四钱　甘草（蜜炙）二钱

【用法】 先用净山茱萸二两，煎汤急服之，后下诸药服之，诸证若见一端，即宜急服。

【功用】 补肝敛肝，收敛固脱，养阴益气。

【主治】 寒温外感诸证，大病瘥后不能自复，寒热往来，虚汗淋漓；或但热不寒，汗出而热解，须臾又热又汗，目睛上窜，势危欲脱；或喘逆，或怔忡，或气虚不足以息。

【方解】 凡人元气之脱，皆脱在肝。故人虚极者，其肝风必先动，肝风动，即元气欲脱之兆也。又肝与胆脏腑相依，胆为少阳，有病主寒热往来；肝为厥阴，虚极亦为寒热往来，为有寒热，故多出汗，山茱萸既能敛汗，又善补肝，是以肝虚极而元气将脱者服之最效。

方中生龙骨、生牡蛎收敛固脱，生白芍养阴血、敛浮阳，野台参、炙甘草益气阴。诸药合用，气血得固，虚脱诸证当止。

【衷中参西医案摘录】 一人，年二十余，于孟冬得伤寒证，调治十余日，表里皆解。忽遍身发热，顿饭顷，汗出淋漓，热顿解，须臾又热又汗。若是两昼夜，势近垂危，仓猝迎愚诊治。及至，见汗出浑身如洗，目上窜不露黑睛，左脉微细模糊，按之即无，此肝胆虚极，而元气欲脱也。盖肝胆虚者，其病象为寒热往来，此证之忽热忽汗，亦即寒热往来之意。急用净萸肉二两煎服，热与汗均愈其半，遂为拟此方，服两剂而病若失。

一人，年四十余，外感痰喘，愚为治愈，但脉浮力微，按之即无。愚曰：脉象无根，当服峻补之剂，以防意外之变。病家谓：病人从来不受补药，服之即发狂疾，峻补之药实不敢用。愚曰：既畏补药，如是备用亦可，病家依愚言。迟半日忽发喘逆，又似无气以息，汗出遍体，四肢逆冷，身躯后挺，危在倾刻。急用净萸肉四两，暴火煎一沸即饮下，汗与喘皆微止。又添水再煎数沸饮下，病又见愈。复添水将原渣煎透饮下，遂汗止喘定，四肢之厥逆亦回。

一少年，素伤烟色，又感冒风寒，医者用表散药数剂治愈。间日忽遍身冷汗，心怔忡异常，自言气息将断，急求为调治，诊其脉浮弱无根，左右皆然。愚曰：此证虽危易治，得山萸萸数两，可保无虞。时当霖雨，药坊隔五里许，遣快骑冒雨急取净山萸萸四两，人参五钱，先用山萸萸二两，煎数沸急服之，心定汗止，气亦接续，又将人参切作小块，用所余山萸萸，煎浓汤送下，病若失。

一人，年四十八，大汗淋漓，数日不止，衾褥皆湿，势近垂危。询方于愚，俾用净萸肉二两，煎汤饮之，其汗遂上。翌晨迎愚诊视，其脉沉迟细弱，而右部之沉细尤甚，虽无大汗，遍体犹湿。疑其胸中大气下陷，询之果觉胸中气不上升，有类巨石相压。乃恍悟前此之汗，亦系大气陷后，卫气无所统摄而外泄之故。遂用生黄芪一两，山萸萸、知母各三钱，一剂胸次豁然，汗亦尽止，又服数剂以善其后。

一妊妇得霍乱证，吐泻约一昼夜，病稍退胎忽滑下。觉神气顿散，心摇摇似不能支持，求愚治疗。既至，则病势大革，殓服在身，已舁诸床，病家欲竟不诊视。愚曰：一息犹存，即可挽回。诊之，脉若有若无，气息奄奄，呼之不应。取药无及，适此舍翁，预购药两剂未服，亦系愚方，共有山萸萸六钱，急拣出煎汤灌下，气息稍大，呼之能应。又取山萸萸、生山药各二两，煎汤一大碗，徐徐温饮下，精神顿复。俾日用生山药末两余，煮粥服之，以善其后。

历观以上诸案，则山萸萸救脱之功，较参、术、芪不更胜哉。盖山萸肉之性，不独补肝也，凡人身之阴阳气血将散者，皆能敛之。故救脱之药，当以山萸肉为第一。而《本经》载于中品，不与参、术、芪并列者，窃忆古书竹简韦编，易于错简，此或错简之误欤。

镇摄汤

【方歌】

镇摄参赭萸　山药芡实予

夏苓健脾胃　服后脉转和

【组成】 野台党参五钱　生赭石（轧细）五钱　生芡实五钱　生山药五钱　山萸肉（去净核）五钱　清半夏二钱　茯苓二钱

【加减】 服药数剂后，满闷见轻，去芡实，加白术二钱。

【用法】 水煎服。服此汤数剂后脉见柔和，即病有转机，多服自愈。

【功用】 补气降逆，健脾固肾。

【主治】 胸膈满闷，其脉大而弦，按之似有力，非真有力，此脾胃真气外泄，冲脉逆气上干之证（慎勿作实证治之。若用开通之药，凶危立见）。

【方解】 冲脉上隶阳明，故冲气即易于上干。此时脾胃气化不固，既有外越之势，冲气复上干而排挤之，而其势愈外越，故其脉又兼大也。

方中野台参补气阴，赭石重镇降逆，半夏、茯苓健脾，生山药、山萸肉、生芡实补脾固肾，俾脾胃气固，镇摄有权，则病有转机。

【衷中参西医案摘录】 一媪，年过六旬，胸腹满闷，时觉有气自下上冲，饮食不能下行。其子为书贾，且知医。曾因卖书至愚书校，述其母病证，且言脉象大而弦硬。为拟此汤，服一剂满闷即减，又服数剂全愈。

　　一人，年近五旬，心中常常满闷，呕吐痰水。时觉有气起自下焦，上冲胃口。其脉弦硬而长，右部尤甚，此冲气上冲，并迫胃气上逆也。问其大便，言甚干燥。遂将方中赭石改作一两，又加知母、生牡蛎各五钱，厚朴、苏子各钱半，连服六剂全愈。

2. 治喘息方

参赭镇气汤

【方歌】

> 参赭镇气汤　喘逆将脱方
>
> 薯萸龙牡芡　杭芍苏子襄

【组成】　野台党参四钱　生赭石（轧细）六钱　生芡实五钱　生山药五钱　山茱萸（去净核）六钱　生龙骨（捣细）六钱　生牡蛎（捣细）六钱　生杭芍四钱　苏子（炒捣）二钱

【加减】　虚者可与人参同用。

【用法】　水煎服。

【功用】　降胃镇逆，补脾固肾，止喘。

【主治】　阴阳两虚，喘逆迫促，有将脱之势；亦治肾虚不摄，冲气上干，致胃气不降作满闷。

【方解】　方中野台党参、生杭芍补气阴，而赭石、台参并用能镇逆、降胃、开胸膈、坠痰涎、止呕吐、通燥结，虚者亦宜。龙骨、牡蛎偕赭石降胃镇逆之功更著，生山药、山茱萸、生芡实补脾固肾，苏子利肺止喘，使冲逆之气下降，肾固纳摄有权，则喘逆可定。

【衷中参西医案摘录】　一妇人，年三十余，劳心之后兼以伤心，忽喘逆大作，迫促异常。其翁知医，以补敛元气之药治之，觉胸中窒碍不能容受。更他医以为外感，投以小剂青龙汤，喘益甚。延愚诊视，其脉浮而微数，按之即无，知为阴阳两虚之证。盖阳虚则元气不能自摄，阴虚而肝肾又不能纳气，故作喘也。为制此汤，病人服药后，未及覆杯曰：吾有命矣。询之，曰从前呼吸惟在喉间，几欲脱去，今则转落丹田矣。果一剂病愈强半，又服数剂全愈。

一人，当上脘处发疮，大如核桃，破后调治三年不愈。疮口大如钱，觉自内溃烂，循胁渐至背后，每日自背后以手排挤至疮口，流出脓水若干。求治于愚，自言自患此疮后，二年未尝安枕，虽卧片时，即觉有气起自下焦上逆冲心。愚曰：此即汝疮之病根也。俾用生芡实一两，煮浓汁送服生赭石细末五钱，遂可安卧。又服数次，彻夜稳睡。盖气上逆者，乃冲气之上冲，用赭石以镇之，芡实以敛之，冲气自安其宅也。继用拙拟活络效灵丹，加生黄芪、生赭石各三钱煎服，日进一剂，半月全愈。

一人，伤寒病瘥后，忽痰涎上涌，杜塞咽喉几不能息。其父用手大指点其天突穴，息微通，急迎愚调治。遂用香油二两熬热，调麝香一分灌之，旋灌旋即流出痰涎若干。继用生赭石一两，人参六钱，苏子四钱煎汤，徐徐饮下，痰涎顿开。

一妇人，年近五旬，得温病，七八日表里俱热，舌苔甚薄作黑色，状类舌斑，此乃外感兼内亏之证。医者用降药两次下之，遂发喘逆。令其子两手按其心口，即可不喘。须臾又喘，又令以手紧紧按住，喘又少停。诊其脉，尺部无根，寸部摇摇，此将脱之候也。时当仲夏，俾用生鸡子黄四枚，调新汲井泉水服之，喘稍定，可容取药。遂用赭石细末二钱同生鸡子黄二枚，温水调和服之，喘遂愈，脉亦安定。继服参赭镇气汤，以善其后。

一妇人，连连呕吐，五六日间勺水不存，大便亦不通行，自觉下脘之处疼而且结,凡药之有味者,入口即吐;其无味者,须臾亦复吐出,医者辞不治。后愚诊视,脉有滑象,上盛下虚,疑其有妊。询之,言月信不见者五十日矣。

然结证不开,危在目前。《内经》谓"有故无殒,亦无殒也",遂单用赭石二两煎汤饮下。觉药力至结处不能下行,复返而吐出,继改用赭石四两,又重罗出细末两许,将余三两煎汤调细末服下,其结遂开,大便亦通,自此安然无恙,至期方产。

友人毛仙阁曾治一妇人,胸次郁结,饮食至胃不能下行,时作呕吐。仙阁用赭石细末六钱,浓煎人参汤送下,须臾腹中如爆竹之声,胸次、胃中俱觉通豁,至此饮食如常。

友人高夷清曾治一人,上焦满闷,艰于饮食,胸中觉有物窒塞。医者用大黄、蒌实陷胸之品十余剂,转觉胸中积满,上至咽喉,饮水一口即溢出。夷清用赭石二两,人参六钱为方煎服,顿觉窒塞之物降至下焦。又加当归、肉苁蓉,再服一剂,降下瘀滞之物若干,病若失。

友人李景南曾治一人,寒痰壅滞胃中,呕吐不受饮食,大便旬日未行。用人参八钱,干姜六钱,赭石一两,一剂呕吐即止。又加当归五钱,大便得通而愈。

门人高如璧曾治一叟,年七十余,得呃逆证,兼小便不通,剧时觉杜塞咽喉,息不能通,两目上翻,身躯后挺,更医数人治不效。如璧诊其脉浮而无力,遂用赭石、台参、生山药、生芡实、牛蒡子为方投之,呃逆顿愈。又加竹茹服一剂,小便亦通利。

历观以上诸治验案,赭石诚为救颠扶危之大药也。乃如此良药,今人罕用,间有用者,不过二三钱,药不胜病,用与不用同也。且愚放胆用至数两者，非卤莽也。诚以临证既久，凡药之性情能力及宜轻宜重之际，研究数十年，心中皆有定见，而后敢如此放胆，百用不至一失。且赭石所以能镇逆气，能下有形瘀滞者，以其饶有重坠之力，于气分实分毫无损。况气虚者又佐以人参，尤为万全之策也。其药虽系石质，实与他石质不同，即未经火煅，为末服之，亦与肠胃无伤。此从精心实验而知，故敢确凿言之。

一妇人，年二十余，因与其夫反目，怒吞鸦片，已经救愈。忽发喘逆，迫促异常，须臾又呼吸顿停，气息全无，约十余呼吸之顷，手足乱动，似有蓄极之势，而喘复如故。若是循环不已，势近垂危，延医数人，皆不知为何病。后愚诊视其脉，左关弦硬，右寸无力，精思良久，恍然悟曰：此必怒激肝胆之火，上冲胃气。夫胃气本下行者也，因肝胆之火冲之，转而上逆，并迫肺气亦上逆，此喘逆迫促所由来也。逆气上干，填塞胸膈，排挤胸中大气，使之下陷。夫肺悬胸中，须臾无大气包举之，即须臾不能呼吸，此呼吸顿停所由来也。迨大气蓄极而通，仍上达胸膈，鼓动肺脏，使得呼吸，逆气遂仍得施其击撞，此病势之所以循环也。《神农本草经》载，桂枝主上气咳逆、结气、喉痹、吐吸（吸不归根，即吐出），其能降逆气可知。其性温而条达，能降逆气，又能升大气可知。遂单用桂枝尖三钱，煎汤饮下，须臾气息调和如常。夫以桂枝一物之微，而升陷降逆，两擅其功，以挽回人命于顷刻，诚天之生斯使独也。然非亲自经验者，又孰信其神妙如是哉。继用参赭镇气汤，去山药、苏子，加桂枝尖三钱，知母四钱，连服数剂，病不再发。此喘证之特异者，故附记于此。

薯蓣纳气汤

【方歌】

　　　　阴虚作喘逆　宗薯蓣纳气

　　　　萸蒡地芍苏　龙草柿饼冲

【组成】 生山药一两　大熟地五钱　山茱萸（去净核）五钱　柿霜饼（冲服）四钱　生杭芍四钱　牛蒡子（炒捣）二钱　苏子（炒捣）二钱　甘草（蜜炙）二钱　生龙骨（捣细）五钱

【用法】 水煎服。

【功用】 补肾养阴，清痰降逆。

【主治】 阴虚不纳气作喘逆。

【方解】 夫冲为血海，实亦主气，今因为肾气贯注，则冲气又必上逆于胃，以冲上连胃也。由是，冲气兼夹胃气上逆，并迫肺气亦上逆矣，此喘之所由来也。今因肾失其闭藏之性，肝遂不能疏泄肾气使之下行，更迫于肾气之膨胀，转而上逆。由斯，其逆气可由肝系直透膈上，亦能迫肺气上逆矣，此又喘之所由来也。

　　方中用地黄、山药以补肾，山茱萸、龙骨补肝即以敛肾；芍药、甘草甘苦化阴，合之柿霜之凉润多液，均为养阴之妙品；苏子、牛蒡又能清痰降逆，使逆气转而下行，即能引药力速于下达也。至方名薯蓣纳气汤者，因山药补肾兼能补肺，且饶有收敛之力，其治喘之功最弘也。

滋培汤

【方歌】

　　虚劳喘逆证　　滋培汤当固

　　山药术陈蒡　　参芍赭草良

【组成】　生山药一两　白术（炒）三钱　广陈皮二钱　牛蒡子（炒捣）二钱　生杭芍三钱　玄参三钱　生赭石（轧细）三钱　炙甘草二钱

【用法】　水煎服。

【功用】　益脾（阴）降胃，利肺止嗽。

【主治】　虚劳喘逆，饮食减少，或兼咳嗽，并治一切阴虚羸弱诸证。

【方解】　痰郁肺窍则作喘，肾虚不纳气亦作喘，是以论喘者恒责之肺肾二脏，未有责之脾胃者。不知胃气宜息息下行，有时不下行而转上逆，并迫肺气亦上逆即可作喘。脾体中空，运化中焦之气，运化失司，以致壅激之血上逆迫肺，亦可作喘，且脾脉缓大，为太阴湿土之正象，虚劳喘嗽者，脉多弦数，与缓大之脉反对，乃脾土之病脉。故重用山药以滋脾之阴，佐以白术以理脾之阳，特是脾与胃脏腑相依，凡补脾之药皆能补胃。而究之脏腑异用，脾以健运磨积，宜通津液为主；胃以熟腐水谷，传送糟粕为主。若但服补药，壅滞其传送下行之机，胃气或易于上逆，故又宜以降胃之药佐之，方中之赭石、陈皮、牛蒡是也。且此数药之性，皆能清痰涎、利肺气，与山药、玄参并用，又为养肺止嗽之要品也。用甘草、白芍者，取其甘苦化合，大有益于脾胃，兼能滋补阴分也。并治一切虚劳诸证者，诚以脾胃健壮，饮食增多，自能运化精微以培养气血也。

【衷中参西医案摘录】 一人，年二十二，喘逆甚剧，脉数至七至，用一切治喘药皆不效，为制此方。将药煎成，因喘剧不能服，温汤三次始服下，一剂见轻，又服数剂全愈。

3. 治阳虚方

敦复汤

【方歌】

敦复用参附　核桃骨脂补

山茱萸山药　茯苓内金妙

【组成】野台党参四钱　乌附子三钱　生山药五钱　补骨脂（炒捣）四钱　核桃仁三钱　山茱萸（去净核）四钱　茯苓钱半　生鸡内金（捣细）钱半

【用法】水煎服。

【功用】补肾气，壮元阳，健脾胃。

【主治】下焦元气虚惫，相火衰微，至肾弱不能作强，脾弱不能健运，或腰膝痠疼，或黎明泄泻，一切虚寒诸证。

【方解】凡欲补相火者，须兼补肾中元气，元气旺则流行于周身者速，磨荡于经络者必加力，而相火之热力，即因之而增也，故拙拟敦复汤，原为补相火之专方，而方中以人参为君，与山茱萸、茯苓并用，借其收敛下行之力，能补肾中之元气，元气即旺相火自生。又用乌附子、补骨脂之大热纯阳，直达下焦，以助相火之热力，核桃仁之温润多脂，峻补肾脏，以厚相火之基址。且附子与人参同用名参附汤，为回元阳之神丹，补骨脂与核桃仁并用名青蛾丸，为助相火之妙品（核桃仁属木，补骨脂属火，并用之，有木火相生之妙）。又恐药性太热，于下焦真阴久而有碍。故又重用生山药，取其汁浆稠黏，能滋下焦真阴，其气味甘温，又能固下焦气化也。至于鸡内金，其健运脾胃之力，既能流通补药之滞，其收涩膀胱之力，又能逗留热药之性也。

4. 治心病方

定心汤

【方歌】

　　　　心虚怔忡证　定心龙眼肉

　　　　二仁龙牡萸　乳没效无匹

【组成】　龙眼肉一两　酸枣仁（炒捣）五钱　山茱萸（去净核）五钱　柏子仁（炒捣）四钱　生龙骨（捣细）四钱　生牡蛎（捣细）四钱　生明乳香一钱　生明没药一钱

【加减】　心因热怔忡者，酌加生地数钱。

【用法】　水煎服。

【功用】　补心血，益心气，安魂魄。

【主治】　心虚怔忡。

【方解】《内经》谓"心藏神"，神既以心为舍宇，即以心中之气血为保护，有时心中气血亏损，失其保护之职，心中神明遂觉不能自主，而怔忡之疾作焉。故方中用龙眼肉以补心血，枣仁、柏子仁以补心气，更用龙骨入肝以安魂，牡蛎入肺以定魄，魂魄者心神之左辅右弼也，且二药与山茱萸并用，大能收敛心气之耗散，并三焦之气化亦可因之团聚。特是心以行血为用，心体常有舒缩之力，心房常有启闭之机，若用药一于补敛，实恐于舒缩启闭之运动有所妨碍，故又少加乳香、没药之流通气血者以调和之。其心中兼用生地者，因生地既能生血以补虚，尤善凉血而清热，故又宜视热之轻重而斟酌加之也。

安魂汤

【方歌】

> 安魂龙眼枣　龙牡夏苓赭
>
> 气血两虚损　心下停有饮

【组成】　龙眼肉六钱　酸枣仁（炒捣）四钱　生龙骨（捣末）五钱　生牡蛎（捣末）五钱　清半夏三钱　茯苓三钱　生赭石（轧细）四钱

【用法】　水煎服。

【功用】　补心血，敛心气，安魂魄，清痰饮。

【主治】　心中气血虚损，兼心下停有痰饮，致惊悸不眠。

【方解】　方书谓痰饮停于心下，其人多惊悸不寐。盖心火也。痰饮水也，火畏水刑，故惊悸至于不寐也。然痰饮停滞于心下者，多由思虑过度，其人心脏气血恒因思虑而有所伤损。故方中用龙眼肉以补心血，酸枣仁以敛心气，龙骨、牡蛎以安魂魄，半夏、茯苓以清痰饮，赭石以导引心阳下潜，使之归藏于阴，以成瞌睡之功也。

【衷中参西医案摘录】　一媪，年五十余，累月不能眠，屡次服药无效。诊其脉有滑象，且其身形甚丰腴，知其心下停痰也。为制此汤，服两剂而愈。

5. 治肺病方

黄芪膏

【方歌】

> 肺病风寒嗽　黄芪膏鲜茅
>
> 山药粉甘草　调入蜂蜜熬

【组成】　生箭芪四钱　生石膏（捣细）四钱　鲜茅根（切碎）四钱（如无鲜者，可用干者二钱代之）　粉甘草（细末）二钱　生怀山药（细末）三钱　净蜂蜜一两

【用法】　上药六味，先将黄芪、石膏、茅根煎十余沸去渣，澄取清汁二杯，调入甘草、山药末同煎，煎时以箸搅之，勿令二末沉锅底，一沸其膏即成。再调入蜂蜜，以微似沸，分三次温服下，一日服完，如此服之，久而自愈。然此乃预防之药，喘嗽未犯时，服之月余，能拔除病根。

【功用】　益阳润肺，利痰宁嗽。

【主治】　肺有痨病，薄受风寒即喘嗽，冬时益甚者。

【方解】　肺泡之体，原玲珑通彻者也，为其玲珑通彻，固具翕辟之机，而司呼吸之气，今薄受风寒，肺叶收缩，则痨者益痨，能翕而不能辟，而喘作矣。肺中之气化，痨而且喘，痰涎壅滞，而嗽亦作矣。故用黄芪以补肺之阳，山药以滋肺之阴，茅根以通肺之窍，俾肺之阴阳调和，窍络贯通，其翕辟之力自适均也。用石膏者，因其凉而

能散，其凉也能调黄芪之热，其散也能助茅根之通也。用甘草者，因其味甘，归脾益土，即以生金也。用蜂蜜者，因其甘凉滑润，为清肺润肺、利痰宁嗽之要品也。

清金益气汤

【方歌】

清金益气汤　劳热咳嗽方

二参[1]芪地草　二母[2]牛蒡捣

【组成】　生黄芪三钱　生地黄五钱　知母三钱　粉甘草三钱　玄参三钱　沙参三钱　川贝母（去心）二钱　牛蒡子（炒捣）三钱

【用法】　水煎服。

【功用】　清肺益气，清热化痰。

【主治】　尪羸少气，劳热咳嗽，肺痿失音，频吐痰涎，一切肺金虚损之病。

【方解】　方中生黄芪益气补肺，生地黄、知母、玄参、沙参滋阴清热，川贝母、牛蒡子润肺清热化痰，粉甘草清热益土生金，诸药合用，使肺气得补，肺阴得滋，肺热得清，肺金得振，则肺金虚损诸证自除。

【衷中参西医案摘录】　一妇人，年四十，上焦发热，咳吐失音，所吐之痰自觉腥臭，渐渐羸瘦，其脉弦而有力。投以清火润肺之药，数剂不效。为制此汤，于大队清火润肺药中，加生黄芪一味以助元气，数剂见轻，十余剂后，病遂全愈。

或问：脉既有力矣，何以复用补气之药？答曰：脉之有力，有真有假。凡脉之真有力者，当于敦厚和缓中见之，此脾胃之气壮旺，能包括诸脏也（脾胃属土，能包括金、木、水、火诸脏腑）。其余若脉象洪而有力，多系外感之实热；若滑而有力，多系中焦之热痰；若弦而有力，多系肝经之偏盛，尤为有病之脉，此证之脉是也。盖肺属金，肝属木，金病不能镇木，故脉现弦而有力之象。此肝木横恣，转欲侮金之象也。凡肺痿、肺痈之病，多有胁下疼者，亦系肝木偏胜所致。

一人，年三十余，肺中素郁痰火，又为外感拘束，频频咳嗽，吐痰腥臭，恐成肺痈，求为诊治。其脉浮而有力，关前兼滑。遂先用越婢汤，解其外感，咳嗽见轻，而吐痰腥臭如故。次用葶苈（生者三钱，纱袋装之）大枣（七枚，劈开）汤，泻其肺中壅滞之痰，间日一服。又用三七、川贝、粉甘草、金银花为散，鲜地骨皮煎汤，少少送服，日三次。即用葶苈大枣汤之日，亦服一次。如此调治数日，葶苈大枣汤用过三次，痰涎顿少，亦不腥臭。继用清金益气汤，贝母、牛蒡子各加一钱，连服十余剂，以善其后。

[1] 二参：即玄参、沙参。

[2] 二母：即知母、川贝母。

离中丹

【方歌】
离中生石膏　甘草朱砂调
肺热咳脓血　清热毒菌消

【组成】 生石膏（细末）二两　甘草（细末）六钱　朱砂（细

末）一钱半

【加减】 咳嗽甚者，方中加川贝五钱。咳血多者，加三七四钱。大便不实者，将石膏去一两，加滑石一两，用生山药面熬粥，送服此丹。若阴虚作喘者，亦宜山药粥送服。至于山药面熬粥，自五钱可至一两。

【用法】 共和匀，每服一钱，日再服，白水送。热甚者，一次可服钱半。

【功用】 清热解毒。

【主治】 肺病发热，咳吐脓血，兼治暴发眼疾，红肿作痛，头痛齿痛，一切上焦实热之症。

【方解】 方中生石膏，辛寒入肺经，有清泄肺热、止咳平喘之功，外感有实热者，放胆用之，直胜金丹。甘草最善解毒泄热，朱砂味微甘，性凉，清心热、消除毒菌。

清金解毒汤

【方歌】

清金解毒汤　咳脓肺损伤

乳没芪草蒡　二参二母良

三七捣细送　化瘀不伤正

将成肺痈者　去芪加银花

【组成】 生明乳香三钱　生明没药三钱　粉甘草三钱　生黄芪三钱　玄参三钱　沙参三钱　牛蒡子（炒捣）三钱　贝母二钱　知母三钱　三七（捣细，药汁送服）二钱

【加减】 将成肺痈者去黄芪，加金银花三钱。

【用法】 上诸药，水煎，取汁送服三七粉。

【功用】 滋阴清热，化瘀止血，消肿排脓。

【主治】 肺脏损烂，或将成肺痈，或咳嗽吐脓血者，又兼治肺结核。

【方解】 方中乳香、没药活血消肿；甘草、黄芪、贝母清热消肿、托毒排脓；玄参、沙参滋养肺阴、清肺生津；牛蒡子、知母清肺热，三七化瘀止血，有止血而不留瘀、化瘀而不伤正之特点。诸药合用，共奏滋阴清热、化瘀止血、消肿排脓之功。

【衷中参西医案摘录】 一人，年四十八，咳吐痰涎甚腥臭，夜间出汗，日形羸弱。医者言不可治，求愚诊视。脉数至六至，按之无力，投以此汤，加生龙骨六钱，又将方中知母加倍，两剂汗止，又服十剂全愈。肺结核之治法，曾详载于参麦汤下。然彼所论者，因肺结核而成痨瘵之治法，此方及后方，乃治肺结核而未成痨瘵者也。

安肺宁嗽丸

【方歌】

安肺宁嗽丸　桑叶加蜜团

茶砂苏子捣　细研粉甘草

【组成】 嫩桑叶一两　儿茶一两　硼砂一两　苏子（炒捣）一两　粉甘草一两

【用法】 上药五味为细末，蜜作丸三钱重，早晚各服一丸，开水送下。

【功用】 清肺润燥，宁嗽化痰。

【主治】 肺郁痰火及肺虚热作嗽，兼治肺结核。

【方解】 肺脏具翕辟之机，治肺之药，过于散则有碍于翕，过于敛则有碍于辟。桑得土之精气而生（根皮甚黄遂应夏季是其明征），故长于理肺家之药，以土生金之义也。至其叶凉而宣通，最解肺中风热，其能散可知。又善固气化，治崩带脱肛（肺气旺自无诸疾），其能敛可知。敛而且散之妙用，于肺脏翕辟之机尤投合也。硼砂之性凉而滑，能通利肺窍，儿茶之性凉而涩，能安敛肺叶，二药并用，与肺之翕辟亦甚投合。又佐以苏子之降气定喘，甘草之益土生金，蜂蜜之润肺清燥，所以治嗽甚效也。

另：硼砂、儿茶，医者多认为疮家之专药。锡纯认为其理痰宁嗽，皆为要品，且二药外用，能解毒化腐生肌，故内服亦治肺结核，或肺中损烂，亦甚有效验。

清凉华盖饮

【方歌】

> 肺痈吐脓血　　法清凉华盖
> 草没知丹参　　随证酌加减
> 病剧三七送　　脉虚添参冬

【组成】 甘草六钱　生明没药（不去油）四钱　丹参四钱　知母四钱

【加减】 病剧者加三七二钱（捣细送服）。脉虚弱者，酌加人参、天冬各数钱。

【用法】 水煎服。

【功用】 活血化瘀，解毒消痈。

【主治】 肺中腐烂，浸成肺痈，时吐脓血，胸中隐隐作疼，或旁连胁下亦疼者。

【方解】 肺痈者，肺中生痈疮也。然此证肺中成疮者，十之一二，肺中腐烂者，十之八九。而清火解毒、化腐生肌之品，在所必需也。甘草为疮家解毒之主药，且其味至甘，得土气最厚，故能生金益肺，凡肺中虚损糜烂，皆能愈之。是以治肺痈便方，其性微温，且有壅滞之意，而调以知母之寒滑，则甘草虽多用无碍，且可借甘草之甘温，以化知母之苦寒，使之滋阴退热，而不伤胃也，丹参性凉清热，色赤活血，其质轻松，其味微辛，故能上达于肺，以宣通脏腑之毒血郁热而消融之。乳香、没药同为疮家之要药，而消肿止疼之力，没药尤胜，故用之以参赞丹参，而痈疮可以内消。三七化瘀解毒之力最优，且化瘀血而不伤新血，其解毒之力，更能佐生肌药以速于生肌，故于病之剧者加之，至脉虚者，其气分不能运化药力，方虽对证无功，又宜助以人参。而犹恐有肺热还伤肺之虞，是以又用天冬以解其热也。

【衷中参西医案摘录】 一人，年三十余，昼夜咳嗽，吐痰腥臭，胸中隐隐作疼，恐成肺痈，求为诊治。其脉浮而有力，右胜于左，而按之却非洪实。投以清金解毒汤，似有烦躁之意，大便又滑泻一次。自言从前服药，略补气分，即觉烦躁，若专清解，又易滑泻，故屡次延医无效也。遂改用粉甘草两半，金银花一两，知母、牛蒡子各四钱，煎汤一大碗，分十余次温饮下，俾其药力常在上焦，十剂而愈。后两月，因劳力过度旧证复发，胸中疼痛甚于从前，连连咳吐，痰中兼有脓血。再服前方不效，为制此汤，两剂疼止。为脉象虚弱，加野台参三钱，天冬四钱，连服十剂全愈。

邑孝廉曾钧堂先生，愚之忘年友也。精通医学，曾告愚曰：治肺痈方，林屋山人犀黄丸最效。余用之，屡次皆随手奏功，今录其方于下，以备参观。

《证治全生集》犀黄丸，用乳香、没药末各一两，麝香钱半，犀牛黄三分，共研细。取黄米饭一两捣烂，入药再捣为丸，莱菔子大，晒干（忌火烘）。每服三钱，热陈酒送下。

徐灵胎曰："苏州钱复庵咳血不止，诸医以血证治之，病益剧。余往诊，见其吐血满地，细审血中似有脓而腥臭。因谓之曰：此肺痈也，脓已成矣。《金匮》云'脓成则死'，然有生者。余遂多方治之，病家亦始终相信，一月而愈。盖余平日，因此证甚多，集唐人以来验方，用清凉之药以清其火，滋肺之药以养其血，滑降之药以祛其痰，芳香之药以通其气，更以珠黄之药解其毒，金石之药填其空，兼数法而行之，屡试必效。今治复庵，亦兼此数法而痊。"

西人、东人，对于肺结核，皆视为至险之证。愚治以中药汤剂，辅以西药阿司匹林，恒随手奏效，参麦汤下论之甚详。而于近今，又得一治法。奉天清丈局科员宿贯中之兄，辽阳人，年近五旬，素有肺病。东人以为肺结核，屡次医治皆无效。一日忽给其弟来电报，言病势已革，催其速还。贯中因来院中，求为疏方，谓前数日来信言，痰嗽较前加剧，又添心中发热，今电文未言及病情，大约仍系前证，而益加剧也。夫病势至此，诚难挽回，因其相求恳切，遂为疏方：玄参、生山药各一两，而佐以川贝、牛蒡、甘草诸药。至家将药煎服，其病竟一汗而愈。始知其病之加剧者，系有外感之证。外感传里，阳明燥热，得凉润之药而作汗，所以愈也。其从前肺病亦愈者，因肺中之毒热随汗外透，暂觉愉快，而其病根实犹伏而未除也。后旬余其肺病复发，咳嗽吐痰腥臭。贯中复来询治法，手执一方，言系友人所赠，问可服否。视之林屋山人犀黄丸也。愚向者原拟肺结核可治以犀黄丸，及徐氏所论治肺痈诸药。为其价皆甚昂，恐病者辞费，未肯轻于试用。今有所见与愚同者，意其方必然有效。怂愚制其丸，服之未尽剂而愈。夫黄、麝原为宝贵之品，吾中医恒用之以救险证，而西人竟不知用何也？

　　奉天车站开饭馆者赵焕章，年四十许。心中发热，懒食，咳嗽，吐痰腥臭，羸弱不能起床。询其得病之期，至今已迁延三月矣。其脉一分钟八十五至，左脉近平和，右脉滑而实，舌有黄苔满布，大便四五日一行且甚燥。知其外感，稽留于肺胃，久而不去，以致肺脏生炎，久而欲腐烂也。西人谓肺结核证至此已不可治。而愚慨然许为治愈，投以清金解毒汤去黄芪，加生山药六钱，生石膏一两，三剂后热大清减，食量加增，咳嗽吐痰皆见愈，遂去山药，仍加黄芪三钱，又去石膏，以花粉六钱代之，每日兼服阿司匹林四分瓦之一，如此十余日后，病大见愈，身体康健，而间有咳嗽之时，因忙碌遂停药不服。二十日后，咳嗽又剧，仍吐痰有臭，再按原方加减治之，不甚效验。亦俾服犀黄丸病遂愈。

6. 治呕吐方

镇逆汤

【方歌】

　　镇逆止呕吐　　赭石青黛驻

　　夏参生姜芍　　吴萸龙胆草

【组成】　生赭石（轧细）六钱　青黛二钱　清半夏三钱　生杭芍四钱　龙胆草三钱　吴茱萸一钱　生姜二钱　野台党参二钱

【用法】　水煎服。

【功用】　降逆止呕，清肝利胆。

【主治】　呕吐因胃气上逆，胆火上冲者。

【方解】　方中生赭石重镇降逆，兼能平肝，半夏、生姜、吴茱萸降逆止呕，青黛、龙胆草清肝利胆泻火，杭芍养肝阴、调肝气，一味台党参顾护胃气以益中。

薯蓣半夏粥

【方歌】

　　冲逆呕吐甚　　薯蓣半夏粥

　　热者宜柿霜　　凉证服干姜

【组成】　生山药（轧细）一两　清半夏一两

【用法】 上两味，先将半夏用微温之水淘洗数次，不使分毫有矾味。用做饭小锅（勿用药甑）煎取清汤约两杯半，去渣调入山药细末，再煎两三沸，其粥即成，和白砂糖食之。若上焦有热者，以柿霜代砂糖，凉者用粥送服干姜细末半钱许。

【功用】 补肺肾，敛冲逆，降胃气，止呕吐。

【主治】 胃气上逆，冲气上冲，以致呕吐不止，闻药气则呕吐益甚，诸药皆不能下咽者。

【方解】 从来呕吐之证，多因胃气冲气并而上逆。半夏为降胃安冲之主药，特是呕者，最忌矾味，而今之坊间鬻者，虽清半夏亦有矾，故必将矾味洗净，而后以治呕吐；其多用至一两者，诚以半夏味本辛辣，因坊间治法太过，辣味全消，又经数次淘洗，其力愈减，必额外多用之，始能成降逆止呕之功也。而必与山药作粥者，凡呕吐之人，饮汤则易吐，食粥则借其稠黏留滞之力，可以略存胃腑，以待药力之施行。且山药在上大能补肺生津，则多用半夏不虑其燥，在下大能补肾敛冲，则冲气得养，自安其位。且与半夏皆无药味，故用于呕吐甚剧，不能服药者尤宜也。

7. 治膈食方

参赭培气汤

【方歌】

> 参赭培气汤　治膈食效方
>
> 冬夏苁蓉知　归身柿霜饼

【组成】 潞党参六钱　天门冬四钱　生赭石（轧细）八钱　清半夏三钱　淡苁蓉四钱　知母五钱　当归身三钱　柿霜饼五钱

服药后含化，徐徐咽之。

【加减】 贲门有瘀血，宜加三棱、桃仁各二钱。

【用法】 水煎服。

【功用】 大补中气，降逆安冲，清痰理气。

【主治】 膈食证。

【方解】 人之中气充盛，则其贲门宽展，自能容受水谷而通下。若中气衰惫，不能撑悬于内，则贲门、幽门、小肠、大肠皆为紧缩。中气不旺，胃气不降，冲气乘虚上干，痰涎随之上并壅塞，妨碍饮食下达。方中人参大补中气为主，以降逆安冲为佐，清痰理气为使，赭石、半夏、柿霜是也。又虑人参性热，半夏性燥，故又加知母、天冬、当归、柿霜以清热润燥、生津生血也。用苁蓉者，以其能补肾，即能敛冲，冲气不上冲，则胃气易于下降。此证多有便难之虞，苁蓉、当归、赭石并用，又当润便通结是也。

【衷中参西医案摘录】 一叟，年六十余得膈证，向愚求方。自言犹能细嚼焦脆之物，用汤水徐徐送下，然一口咽之不顺，即呕吐不能再食，且呕吐之时，带出痰涎若干。诊其脉关后微弱，关前又似滑实，知其上焦痰涎壅滞也。用此汤加邑武帝台所产旋覆花二钱，连服四剂而愈。

仲景《伤寒论》有旋覆代赭石汤，原治伤寒汗、吐、下解后，心下痞硬，噫气不除。周扬俊、喻嘉言皆谓治膈证甚效。拙拟此方，重用赭石，不用旋覆花者，因旋覆花《本经》原言味咸，今坊间所鬻旋覆花，苦而不咸，用之似无效验。有用拙拟之方者，有可用之旋覆花，其味不至甚苦，亦可斟酌加入也。

一人，年四十六，素耽叶子戏，至废寝食。初觉有气上冲咽喉，浸至防碍饮食，时或呕吐不能下行。其脉弦长而硬，左右皆然，知系冲气挟胃气上冲。治以此汤，加武帝台旋覆花二钱，生芡实四钱，降其冲逆之气而收敛之，连服十剂而愈。

族家姑，年五旬有六，初觉饮食有碍，后浸增重，惟进薄粥，其脉弦细无力。盖生平勤俭持家，自奉甚薄，劳心劳力又甚过。其脉之细也，因饮食菲薄而气血衰；其脉之弦也，因劳心过度而痰饮盛也。姑上有两姊，皆以此疾逝世，气同者其病亦同，惴惴自恐不愈。愚毅然以为可治，投以此汤，加白术二钱，龙眼肉三钱，连服十余剂全愈。

堂侄女，年四十八岁，素羸弱多病。侄婿与两甥皆在外营业，因此自理家务，劳心过度，恒彻夜不寐。于癸卯夏日得膈证。时愚远出，遂延他医调治，屡次无效。及愚旋里，病势已剧。其脉略似滑实，重按无力。治以此汤，加龙眼肉五钱，两剂见轻，又服十余剂全愈。

奉天北镇县，萧叟年六十七岁，友人韩玉书之戚也。得膈证延医治不愈。迁延五六月，病浸加剧，饮水亦间有难下之时。因玉书介绍，来院求为诊治。其脉弦长有力，右部尤甚。知其冲气上冲过甚，迫其胃气不下降也。询其大便，干燥不易下，多日不行，又须以药通之。投以参赭培气汤，赭石改用一两。数剂后，饮食见顺，脉亦稍和，觉胃口仍有痰涎杜塞，为加清半夏三钱，连服十剂，饮食大顺，脉亦复常，大便亦较易。遂减赭石之半，又服数剂，大便一日两次。遂去赭石、柿霜饼、当归、知母，加於白术三钱，数剂后自言，觉胃中消化力稍弱。此时痰涎已清，又觉胃口似有疙瘩，稍碍饮食之路。遂将於白术改用六钱，又加生鸡内金捣细二钱，佐於白术以健运脾胃，即藉以消胃口之障碍，连服十余剂全愈。

友人吴瑞五治姜姓叟，年六十余，得膈食证。屡次延医调治，服药半载，病转增进。瑞五投以参赭培气汤，为其脉甚弦硬，知其冲气上冲，又兼血液枯少也。遂加生芡实以收敛冲气，龙眼肉以滋润血液，一剂能进饮食，又连服七八剂，饮食遂能如常。

8. 治吐衄方

寒降汤

【方歌】

> 胃逆致吐衄　法宜寒降剂
>
> 赭夏蒌仁芍　竹茹蒡甘草

【组成】　生赭石（轧细）六钱　清半夏三钱　瓜蒌仁（炒捣）四钱　生杭芍四钱　竹茹三钱　牛蒡子（炒捣）三钱　粉甘草钱半

【用法】　水煎服。

【功用】　降胃止呕，重坠止血。

【主治】　吐血、衄血，脉洪滑而长，或上入鱼际，因热而胃气不降。

【方解】　因热而胃气不降，以寒凉重坠之药，降其胃气则血止。方中赭石、半夏降胃逆，竹茹、牛蒡子清胃止呕，生白芍、瓜蒌仁、甘草滋阴清热。

本草有谓血证忌用半夏，以其辛燥。但须有别，虚劳咳嗽，痰中带血，半夏当忌。若大口吐血，或衄不止，虽虚劳证，亦可暂用以收一时之功，血止之后，再徐图他治。因吐衄之证，多由胃气挟冲气上逆，或迫肺气上逆。治当以降阳明厥逆为主，而降阳明胃气之逆，半夏宜。

【衷中参西医案摘录】　一童子，年十四，陡然吐血，一昼夜不止，势甚危急，其父通医学，自设有药房亦束手无策。时愚应其邻家延请，甫至其村，急求为诊视。其脉洪长，右部尤重按有力，知其胃气因热不降，血随逆气上升也。为拟此汤，一剂而愈，又服一剂，脉亦和平。

一人，年十八，偶得吐血证，初不甚剧，因医者误治，遂大吐不止。诊其脉如水上浮麻，莫辨至数，此虚弱之极候也。若不用药立止其血，危可翘足而待。遂投以此汤，去竹茹，加生山药一两，赭石改用八钱，一剂血止。再诊其脉，左右皆无，重按亦不见，愚不禁骇然。询之心中亦颇安稳，惟觉酸懒无力。忽忆吕沧州曾治一发斑证，亦六脉皆无，沧州谓脉者血之波澜，今因发斑伤血，血伤不能复作波澜，是以不见，斑消则脉出矣。遂用白虎加人参汤化其斑毒，脉果出。今此证大吐亡血，较之发斑伤血尤甚，脉之重按不见，或亦血分虚极，不能作波澜欤？其吐之时，脉如水上浮麻者，或因气逆火盛，强迫其脉外现欤？不然闻其诊毕还里（相距十里），途中复连连呕吐，岂因路间失血过多欤？踌躇久之，乃放胆投以大剂六味地黄汤，减茯苓、泽泻三分之二，又加人参、赭石各数钱，一剂脉出。又服平补之药二十余剂，始复初。

附：天津裕牲堂药局同事曹希贤，年二十五岁，自春日患吐血证，时发时愈，不以介意。至仲冬忽吐血较前剧，咳嗽音哑，面带贫血，胸中烦热，食少倦怠。屡治罔效，来寓求诊。左脉细弱，右脉则弦而有力，知其病久生热，其胃气因热上逆，血即随之上升也。为开《衷中参西录》寒降汤方，为其咳嗽音哑，加川贝三钱。连服二剂，病大轻减。又服二剂，不但吐血已止，而咳嗽音哑诸病皆愈。（直隶青县张燕杰治验）

孟夏二十三日，赤日晴天，铄人脏腑。有太平圩陶国荣者，因业商，斯日出外买粮，午后忽于路中患吐血，迫抵家尚呕不止。凌晨来院求治。诊其脉象洪滑，重按甚实，知其为热所迫而胃气不降也。因夫子尝推《金匮》泻心汤为治吐衄良方，遂俾用其方煎汤，送服黑山栀细末二钱。服后病稍愈而血仍不止，诊其脉仍然有力。遂为开《医学衷中参西录》寒降汤，加广三七细末三钱，俾将寒降汤煎一大盅，分两次将三七细末送服。果一剂而愈。（安徽当阳护驾墩镇吴宏鼎治验）

温降汤

【方歌】

> 温降术夏宜　山药白芍俱
>
> 赭朴祛胃恙　妙用干生姜

【组成】　白术三钱　清半夏三钱　生山药六钱　干姜三钱　生赭石（轧细）六钱　生杭芍二钱　生厚朴钱半　生姜二钱

【用法】　水煎服。

【功用】　温补开通，降胃止血。

【主治】　吐衄，脉虚濡而迟，饮食停滞胃口不能消化，因凉而胃气不降。

【方解】　此因凉而胃气不降也，以温补开通之药，降其胃气，则血自止也。方中白术、半夏、厚朴、赭石，温补开通降胃，山药固摄气化，干姜温胃除寒，与白芍同用有凉热同调之妙。

脾胃与肝胆，左右相对之脏腑。肝胆属木，中藏相火，其性与热药不宜。用白芍，以防干姜之热入肝。且肝为藏血之脏，得白芍之凉润以养之，则宁谧收敛，而血不妄行。白芍与生姜同用，和营卫，调经络，引血归经。

【衷中参西医案摘录】 一童子，年十三四，吐血数日不愈，其吐之时，多由于咳嗽。诊其脉甚迟濡，右关尤甚。疑其脾胃虚寒，不能运化饮食，询之果然。盖吐血之证，多由于胃气不降。饮食不能运化，胃气即不能下降。咳嗽之证，多由于痰饮入肺；饮食迟于运化，又必多生痰饮，因痰饮而生咳嗽，因咳嗽而气之不降者，更转而上逆，此吐血之所由来也。为拟此汤，一剂血止，数剂咳嗽亦愈。

一童子，年十三，从愚读书。一日之间衄血四次。诊其脉甚和平，询之亦不觉凉热。为此证热者居多，且以童子少阳之体，时又当夏令，遂略用清凉止血之品，衄益甚，脉象亦现微弱，遂改用此汤，一剂而愈。

清降汤

【方歌】
> 清降汤山药　夏萸赭石妙
> 牛蒡芍甘草　阴亏吐衄好

【组成】 生山药一两　清半夏三钱　净山萸萸五钱　生赭石（轧细）六钱　牛蒡子（炒捣）三钱　生杭芍四钱　甘草钱半

【用法】 水煎服。

【功用】 滋阴潜阳，敛阴清热。

【主治】 因吐衄不止，致阴分亏损，不能潜阳而作热，不能纳气而作喘。甚或冲气因虚上干，为呃逆，为眩晕。心血因虚甚不能内荣，为怔忡，为惊悸不寐，或咳逆，或自汗，诸虚证蜂起之候。

【方解】 方中生山药平补气阴而有收涩之功，半夏、赭石降逆止呕，山茱萸收敛固摄，牛蒡子、白芍、甘草清热敛阴。诸药合用，可使阴亏吐衄诸证得除。

保元寒降汤

【方歌】

> 保元寒降汤　山药台参襄
>
> 赭蒡有三七　知地白芍需

【组成】 生山药一两　野台党参五钱　生赭石（轧细）八钱　知母六钱　大生地六钱　生杭芍四钱　牛蒡子（炒捣）四钱　三七（轧细，药汁送服）二钱

【用法】 水煎服。

【功用】 益气滋阴，清热降逆。

【主治】 吐血过多，气分虚甚，喘促咳逆，血脱而气亦将脱。其脉上盛下虚，上焦兼烦热者。

【方解】 方中生山药、野台党参益气养阴、固摄气化，生地、白芍、知母滋阴清热，赭石、牛蒡子降胃止逆，三七止血化瘀，俾气阴两固，热血靖，逆气下降，则病势可却。

【衷中参西医案摘录】 一叟，年六十四，素有痨疾，因痨嗽太甚，呕血数碗。其脉摇摇无根，或一动一止，或两三动一止。此气血虚极，将脱之候也。诊脉时见其所咳吐者，痰血相杂，询其从前呕吐之时心中发热。为制此汤，一剂而血止，又服数剂脉亦调匀。

附：河间裘幻因，年二十八岁，聪敏善书，寓天津。患咳嗽吐血，且咯吐甚多，气分太虚，喘息迫促，上焦烦热，其脉大而无力，右部尤甚，盖血脱而气亦将脱也。急用吐衄门保元寒降汤，加青竹茹、麦门冬各三钱。一剂血止。至第二剂，将台参五钱易为西洋参一钱，服之而愈。方病相投，效如影响，洵不误也。（直隶青县张相臣治验）

保元清降汤

【方歌】
吐衄元虚惫　保元清降配
参赭山药芍　芡实蒡甘草

【组成】野台党参五钱　生赭石（轧细）八钱　生芡实六钱　生山药六钱　生杭芍六钱　牛蒡子（炒捣）二钱　甘草钱半

【用法】水煎服。

【功用】益气安中，降逆敛冲。

【主治】吐衄证，其人下元虚损，中气衰惫，冲气、胃气因虚上逆，其脉弦而硬急，转似有力者。

【方解】方中重用赭石以镇冲气，使之安其故宅，台党参、山药以益中气，芡实、白芍、牛蒡、甘草以敛冲泄热而固中，使之永不上逆，夫血为气之配，气为血之主，气安而血自安，所以不治吐血，而吐血自止也，"况有人参之大力者，以参赞诸药，使诸药之降者、敛者，皆得有所凭借以成功乎"（张锡纯语）。

秘红丹

【方歌】

　　吐衄久不效　　秘红呱呱叫

　　大黄肉桂用　　赭石煎汤送

【组成】　川大黄（细末）一钱　油肉桂（细末）一钱　生赭石
（细末）六钱

【用法】　上药三味，将大黄、肉桂末和匀，用赭石末煎汤送下，
体壮而暴得吐血者，可变通其方，大黄、肉桂细末各用钱半，将生赭
石细末六钱与之和匀，分三次服，开水送下，约半点钟服一次。

【功用】　降胃平肝，重坠止血。

【主治】　肝郁多怒，胃郁气逆，致吐血、衄血及吐衄之证屡服他
药不效者，无论因凉因热，服之皆有捷效。

【方解】　平肝之药，以桂为要，肝属木，木得桂则枯，单用失于
热；降胃止血之药，以大黄为最要，《金匮要略》治吐衄有泻心汤重
用大黄，胃气不上逆，血即不逆行，单用失于寒。若二药并用，则寒
热相济，性归和平，降胃平肝兼顾。再以赭石重坠之药辅之，则力专
而下行，其效更捷。

　　肉桂味辣兼甜，以甜胜者为佳，含有油性，厚薄不计。味不浓，
又甚干枯者，系枯树之皮，不可用。

二鲜饮

【方歌】

二鲜茅根藕　主虚劳痰血

便滑茅根减　加入山药验

【组成】　鲜茅根（切碎）四两　鲜藕（切碎）四两

【用法】　煮汁常常饮之，旬日中自愈。若大便滑者，茅根宜减半，再用生山药细末两许，调入药汁中，煮作茶汤服之。

【功用】　化瘀止血，涵养真阴。

【主治】　虚劳证，痰中带血。

【方解】　茅根善清虚热而不伤脾胃，藕善化瘀血而兼滋新血，合用为涵养真阴之妙品。因均能利水，血亦水属，故能引泛滥逆上之血徐徐下行，安其部位。

茅根遍地皆有，春初秋末，根甚甜，用之尤佳。鲜藕、红莲化瘀优，白莲止吐衄优，因二者皆用鲜者为佳，故名二鲜饮。

【衷中参西医案摘录】　堂兄赞宸年五旬，得吐血证，延医治疗不效。脉象滑数，摇摇有动象，按之不实。时愚在少年，不敢轻于疏方。因拟此便方，煎汤两大碗，徐徐当茶温饮之，当日即见愈，五六日后病遂脱然。自言未饮此汤时，心若虚悬无着，既饮后，觉药力所至，若以手按心，使复其位，此其所以愈也。

三鲜饮

【方歌】

二鲜加小蓟　　方名三鲜剂

凉血复滋阴　　化瘀止血功

【组成】　鲜茅根（切碎）四两　鲜藕（切片）四两　鲜小蓟根二两

【用法】　水煎服。

【功用】　凉血滋阴，化瘀止血。

【主治】　虚劳证，痰中带血兼有虚热者。

【方解】　在鲜茅根、鲜藕清虚热、化瘀血的基础上，加入一味鲜小蓟能清血分之热，凉血止血，以止血热之妄行。

化血丹

【方歌】

化血花蕊石　　血余煅炭须

三七化瘀血　　又可生新血

【组成】　花蕊石（煅存性）三钱　三七二钱　血余（煅存性）一钱

【用法】　共研细，分两次，开水送服。

【功用】　化瘀止血。

【主治】　咯血，兼治吐衄，理瘀血及二便下血。

【方解】　三七与花蕊石同为止血圣药，又同为化血之圣药，且化瘀血而不伤新血，以治吐衄，愈后必无他患。血余，其化瘀血之力不如花蕊石、三七，而其补血之功则过之，以其原为人身之血所生，而能自还原化，且煅之为炭，而又有止血之力也。

作血余炭法：用壮年剃头的短发，洗净剪碎，以锅炒至融化，晾凉轧细，过罗服之。

补络补管汤

【方歌】

补络补管汤　咳吐血成恙

龙牡三七萸　服之效无匹

【组成】　生龙骨（捣细）一两　生牡蛎（捣细）一两　山茱萸（去净核）一两　三七（研细，药汁送服）二钱

【加减】　服之血犹不止者，可加赭石细末五六钱。

【用法】　水煎服。

【功用】　收敛止血，化腐生新。

【主治】　咯血吐血，久不愈者。

【方解】　胃中血管损伤破裂，其人必吐血，龙骨、牡蛎、山茱萸，性皆收涩，又兼开通之力，故能补肺络与胃中血管，又成止血之功，而又不至有遽止之患，致留瘀血为恙。又佐以三七，取其化腐生新，使损伤之处易愈，且其性善理血，原为治衄之妙品。

《内经》谓阳明厥逆，则吐衄。阳明厥逆，胃腑血管易破。龙骨、牡蛎能收敛上溢之热，使之下行，上溢之血，随之下行归经，降其逆气，血管之破者自闭，且龙骨、牡蛎性能收涩以补之防溃。又肝伤而

吐血，山茱萸收敛肝气之横恣。

化瘀理膈丹

【方歌】

> 化瘀理膈丹　膈瘀吐血验
>
> 三七鸦胆子　调制开水咽

【组成】 三七（捣细）二钱　鸦胆子（去皮）四十粒

【用法】 上药二味，开水送服，日两次。凡服鸦胆子不可嚼破，若嚼破即味苦不能下咽，强下咽亦多呕出（或糖水送服）。

【功用】 化瘀血。

【主治】 力小任重，努力太过，以致血瘀膈上，常觉短气。若吐血未愈者，多服补药或凉药，或多用诸药炭，强止其血，亦可有此病，皆宜服此药化之。

【方解】 方中三七化瘀止血，张氏谓"鸦胆子味极苦、性凉，最能清血中之热，防腐生肌，诚有奇效"。二者伍用，使瘀血祛，新血生，诸证自调。

【衷中参西医案摘录】 一童子，年十四，夏日牧牛野间。众牧童嬉戏，强屈其项背，纳头裤中，倒缚其手，置而弗顾，戏名为看瓜。后经人救出，气息已断。俾盘膝坐，捶其腰背，多时方苏。惟觉有物填塞胸膈，压其胸中大气，妨碍呼吸。剧时气息仍断，两目上翻，身躯后挺。此必因在裤中闷极之时努挣不出，热血随努挣之气力上溢，而停于膈上也。俾单用三七（捣细）三钱，开水送服，两次全愈。

一人，年四十七，素患吐血。医者谓其虚弱，俾服补药，连服十余剂，觉胸中发紧，而血溢不止。后有人语以治吐血便方，大黄、肉桂各五分轧细，开水送服，一剂血止。然因从前误服补药，胸中常觉不舒，饮食减少，四肢酸懒无力。愚诊之，脉似沉牢，知其膈上瘀血为患也。俾用鸦胆子五十粒去皮，糖水送服，日两次，数日而愈。

9. 治消渴方

玉液汤

【方歌】

　　玉液汤山药　芪知内金效

　　花粉五味葛　诸般治糖尿

【组成】 生山药一两　生黄芪五钱　知母六钱　生鸡内金（捣细）二钱　葛根钱半　五味子三钱　天花粉三钱

【用法】 水煎服。

【功用】 益气滋阴，固肾止渴。

【主治】 消渴（即西医所谓糖尿病，忌食甜物）。

【方解】 消渴之证，每以口渴引饮、多食形瘦、小便数多为主要临床特征，多系肺燥胃热肾虚为病。本方所主之消渴乃元气不升，真阴不足，脾肾两虚所致，治宜益气滋阴、固肾止渴。方中黄芪、山药益气滋阴、补脾固肾，为君药。知母、天花粉滋阴清热、润燥止渴，配合黄芪、山药，则元气升而真阴复，气旺自能生水，故为臣药。《医学衷中参西录》谓："黄芪能大补肺气，以益肾水之上源，使气旺自能生水，而知母又大能滋肺中津液，俾阴阳不至偏胜，即肺脏调和而生水之功益普也。"佐以葛根升阳生津，助脾气上升，散精达肺；鸡内金助脾健运，化水谷为津液；五味子酸收，固肾生津，不使水液急于下趋。诸药相配，共奏益气滋阴、固肾止渴之功。

张锡纯谓："消渴之证，多由于元气不升，此方乃升元气以止渴者也。方中以黄芪为主，得葛根能升元气。而又佐以山药、知母、花粉以大滋真阴，使之阳升而阴应，自有云行雨施之妙也。用鸡内金者，因此证尿中皆含有糖质，用之以助脾胃强健，化饮食中糖质为津液也。用五味者，取其酸收之性，大能封固肾关，不使水饮急于下趋也。"

滋膵[1]饮

【方歌】

滋膵芪生地　山萸蓣薯俱

送服生猪胰　消渴治有奇

【组成】　生箭芪五钱　大生地一两　生怀山药一两　净山萸萸五钱　生猪胰（切碎）三钱

【用法】　上五味，将前四味煎汤，送服猪胰子一半，至煎渣时，再送服余一半。若遇中、上二焦积有实热脉象洪实者，可先服白虎加人参汤数剂，将实热消去强半，再服此汤，亦能奏效。

【功用】　益气养阴，补脾固肾。

【主治】　消渴。

【方解】《圣济总录》论消渴谓："渴而饮水多，小便中有脂，似麸而甘。"谓其证起于中焦，膵病及脾肾。脾气不能散精达肺，则津液少，不能通调水道，则小便无节，是以渴而多饮多溲。

方中以黄芪为主药，其能助脾气上升，散精达肺，生地能助肾中之真阴，上潮以润肺，又能协山萸萸以封固肾关，山药补脾固肾，色白入肺，润肺生水，猪胰子以脏补脏，诸药合为一方，以治消渴屡次见效。

[1] 膵：指膵脏，即胰腺，过去称胰腺为膵脏。

10. 治癃闭方

宣阳汤

【方歌】

　　　　阳虚溺不畅　　爰立宣阳汤

　　　　参麦灵仙肤　　阳宣便汪洋

【组成】野台参四钱　威灵仙钱半　寸麦冬（带心）六钱　地肤子一钱

【用法】水煎服。

【功用】补气宣阳，利尿。

【主治】阳分虚损，气弱不能宣通，致小便不利。

【方解】《内经》谓"州都之官，津液存焉，气化则能出"者是也。今阳虚气弱，不能通调水道，阴亏失润，小便不利，方中以台参为君，补气，麦冬滋阴以济参之热，灵仙以济参之滞，且台参、灵仙并用，治气虚小便不利甚效。少加地肤子利尿为向导之药，名之曰宣阳汤，俾阳气得宣，小便自调。

济阴汤

【方歌】

　　　　张氏济阴汤　　阴虚癃闭方

熟地生龟甲　杭芍地肤加

【组成】　怀熟地一两　生龟甲（捣碎）五钱　生杭芍五钱　地肤子一钱

【用法】　阴分阳分俱虚者，二方并用，轮流换服，小便自利。

【功用】　滋阴养血，利尿。

【主治】　阴分虚损，血亏不能濡润，致小便不利。

【方解】　阴亏失润，致小便不利，方中以熟地为君补阴血，龟甲补阴以助熟地之润，白芍善利小便以行熟地之滞，地肤子利尿为向导之药，诸药配伍，使阴血得濡，气化复司，小便通调。

《易·系辞》曰："日往则月来，月往则日来，日月相推，而明生焉。"此天地之气化，即人身之气化。宣阳汤，以象日象暑；济阴汤，以象月象寒。二方轮流服之，以象日月寒暑相推、往来屈伸相感之义。先服济阴汤，取其贞下起元，似于冬令，培草木之根荄，以厚其生长之基；再服济阴汤，如纯阳月后，一阴二阴甫生，时当五六月大雨沛行，万卉畅茂。

【衷中参西医案摘录】　一妇人，年三十许，因阴虚小便不利，积成水肿甚剧，大便亦旬日不通。一老医投以八正散不效，友人高夷清为出方，用生白芍六两，煎汁两大碗，再用阿胶二两，熔化其中，俾病人尽量饮之。老医甚为骇疑，夷清力主服之，尽剂而二便皆通，肿亦顿消。后老医与愚觌面，为述其事，且问此等药何以能治此病。答曰：此必阴虚不能化阳，以致二便闭塞。白芍善利小便，阿胶能滑大便，二药并用，又大能滋补真阴，使阴分充足，以化其下焦偏胜之阳，则二便自能通利也。

白茅根汤

【方歌】

> 阴虚水肿证　茅根一斤用
>
> 多服溺流通　此剂堪夸功

【组成】　白茅根（掘取鲜者，去净皮与节间小根，细切）一斤

【用法】　将茅根用水四大碗煮一沸，移其锅置炉旁，候十数分钟，视其茅根若不沉水底，再煮一沸，移其锅置炉旁，须臾，视其根皆沉水底，其汤即成。去渣温服多半杯，日服五六次，夜服两三次，使药力相继，周十二时，小便自利。必如此煮法，服之方效；若久煎，其清凉之性及宣通之力皆减，服之即无效。所煮之汤，历一昼夜即变绿色，若无酵味，仍可用。若无鲜茅根，可用药房中干者一斤，浸以开水，至水凉再用微火温之，不可令开，约六十分钟许，漉去渣，徐徐当茶温饮，亦有效验。

禁忌：凡膨胀，无论或气，或血，或水肿，治愈后，皆终生忌食牛肉；慎勿误食，食之可复发。

【功用】　滋阴，清热，利尿。

【主治】　阴虚不能化阳，小便不利，或有湿热壅滞，以致小便不利，积成水肿。

【方解】　鲜茅根其性微凉，味甘而淡，其凉能去实火，其甘能清湿热，其淡能利小便，又能宣通脏腑，畅达经络，治外感之热，利周身之水。

【衷中参西医案摘录】　一妇人，年四十余，得水肿证。其翁固诸生，而精于医者，自治不效，延他医诊治亦不效，偶与愚遇，问有何

奇方，可救此危证。因细问病情，知系阴虚有热，小便不利。遂俾用鲜茅根煎浓汁，饮旬日全愈。

一媪，年六十余，得水肿证。医者用药，治愈三次皆反复，再服前药不效。其子商于梓匠，欲买棺木，梓匠固其亲属，转为求治于愚。因思此证反复数次，后服药不效者，必是病久阴虚生热，致小便不利。细问病情，果觉肌肤发热，心内作渴，小便甚少。俾单用鲜白茅根煎汤，频频饮之，五日而愈。

一妇人，年四十许，得水肿证。其脉象大致平和，而微有滑数之象。俾浓煎鲜茅根汤饮之，数日病愈强半。后自觉病愈，出坐庭中，又兼受风，其证陡然反复，一身尽肿，两门因肿甚不能开视。愚用越婢汤发之，以滑石易石膏（用越婢汤原方。常有不汗者，若以滑石易石膏则易得汗），一剂汗出，小便顿利，肿亦见消。再饮白茅根汤，数日病遂全愈。

温通汤

【方歌】

温通椒目炒　小茴灵仙好

凉甚桂附姜　气虚宜人参

【组成】　椒目（炒捣）八钱　小茴香（炒捣）二钱　威灵仙三钱

【加减】　凉甚者，肉桂、附子、干姜皆可酌加。气分虚者，宜加人参助气分以行药力。

【用法】　水煎服。

【功用】　温阳利尿。

【**主治**】 下焦受寒，小便不通。

【**方解**】 方中椒目之滑而温，茴香之香而热，散其凝寒，即以通其窍络。更佐以灵仙温窜之力，化三焦之凝滞，以达膀胱，俾寒凝散，气化复，溺自通。

加味苓桂术甘汤

【**方歌**】

> 苓桂术甘汤　加味用之良
>
> 参附灵仙姜　式微硫黄裹

【**组成**】 白术三钱　桂枝尖二钱　茯苓片二钱　甘草一钱　干姜三钱　人参三钱　乌附子二钱　威灵仙一钱五分

【**用法**】 肿满之证，忌用甘草，以其性近壅滞也，惟与茯苓同用，转能泻湿满，固方中未将甘草减去。若肿胀甚剧，恐其壅滞，去之亦可。

服药数剂后，小便微利，其脉沉迟如故者，用此汤送服生硫黄末四五厘。若不觉温暖，体验渐渐加多，以服后移时觉微温为度。

【**功用**】 健脾渗湿，温阳利水。

【**主治**】 水肿小便不利，其脉沉迟无力，自觉寒凉者。

【**方解**】 人之水饮，非阳气不能宣通。上焦阳虚者，水饮停于膈上。中焦阳虚者，水饮停于脾胃。下焦阳虚者，水饮停于膀胱。水饮停蓄既久，遂渐渍于周身，而头面肢体皆肿，甚或腹如抱瓮，而鼓胀成矣。此方用苓桂术甘汤，以助上焦之阳。即用甘草协同人参、干姜以助中焦之阳，人参同附子（参附汤）协桂枝更能助下焦之阳。三焦阳气宣通，水饮亦随之宣通，而不复停滞为患。灵仙与人参并用，治气虚小便不利甚效，而其通利之性，又能运化术、草之补力，俾胀满者服之，毫无滞碍，故加之以为佐使也。若药服数剂后，脉仍如故，病虽见愈，实无大效。此真火衰微太甚，恐非草木之品能成功，故又用生硫黄少许，以补助相火，诸家本草，谓其能使大便润、小便长，补火之中大有行水之力，故用之，因凉成水肿者尤良也。

寒通汤

【方歌】

膀胱蓄热证　寒通汤当用

滑石芍知柏　热清溺自来

【组成】　滑石一两　生杭芍一两　知母八钱　黄柏八钱

【用法】　水煎服。滑石煎时宜布包。

【功用】　清热利湿，利水通淋。

【主治】　下焦蕴蓄实热，膀胱肿胀，溺管闭塞，小便滴沥不通。

【方解】　下焦实热蕴结，膀胱气化失司，溺管因热而肿胀不通也。方中滑石利水通淋，能清膀胱热结，通利水道，知母、黄柏苦寒沉降，长于清泄下焦湿热，白芍养阴缓急止痛、利水。诸药合施，使热结去，气化复，小便畅。

【衷中参西医案摘录】　一人，年六十余，溺血数日，小便忽然不通，两日之间滴沥全无。病人不能支持，自以手揉挤，流出血水少许，稍较轻松。揉挤数次，疼痛不堪揉挤。彷徨无措，求为诊治。其脉沉而有力，时当仲夏，身覆厚被，犹觉寒凉，知其实热郁于下焦。

溺管因热而肿胀不通也，为拟此汤，一剂稍通。又加木通、海金沙各二钱，服两剂全愈。

升麻黄芪汤

【方歌】

> 升麻黄芪汤　胞系了戾方
>
> 当归柴胡俱　一剂服之愈

【组成】　生黄芪五钱　当归四钱　升麻二钱　柴胡二钱

【用法】　水煎服。

【功用】　补气，升陷，举胎，利尿。

【主治】　小便滴沥不通，偶因呕吐咳逆，或侧卧欠伸，可通少许，此转胞也（用升提药，提其胞而转正之，胞系不了戾，小便自利）。

【方解】　三焦之气化不升则降。小便不利者，往往因气化下陷，郁于下焦，滞其升降流行之机也。又气虚无力举胎，胎重下坠，压迫膀胱，水道不通，溺不得出，方中黄芪、升麻、柴胡，补气升阳举陷，且黄芪有补气利尿之功，当归补血、活血，以正胞系，全方共奏补气举陷、导溺出窍之效。

【衷中参西医案摘录】　一妇人，产后小便不利，遣人询方。俾用生化汤加白芍，治之不效。复来询方，言有时恶心呕吐，小便可通少许。愚恍悟曰：此必因产时努力太过，或撑挤太甚，以致胞系了戾，是以小便不通。恶心呕吐，则气机上逆，胞系有提转之势，故小便可以稍通也。遂为拟此汤，一剂而愈。

古方有但重用黄芪治小便不利，积成水肿者。陆定圃《冷卢医话》载："海宁许珊林观察，精医理。官平度州时，幕友杜某之戚王某，山阴人。夏秋间，忽患肿胀，自顶至踵，大倍常时，气喘声嘶，大小便不通，危在旦夕。因求观察诊之。令用生黄芪四两，秫米一酒盅，煎一大碗，用小匙逐渐呷服。至盏许，气喘稍平。即于一日间服尽，移时小便大通，溺器易三次，肿亦随消，惟脚面消不及半。自后仍服此方，黄芪自四两至一两，随服随减。佐以祛湿平胃之品，两月复元，独脚面有钱大一块不消。恐次年复发，劝其归，届期果患前证。延绍城医士诊治，痛诋前方，以为不死乃是大幸。遂用除湿猛剂，十数服而气绝。次日，将及盖棺，其妻见其两目微动，呼集众人环视，连动数次。复用芪米汤灌救，至满口不能下，少顷眼忽一睁，汤俱下咽，从此便出声矣。服黄芪至数斤，并脚面之肿全消而愈。观察之弟，辛未曹部，谓此方治验多人。先是嫂吴氏，患子死腹中，浑身肿胀，气喘身直，危在顷刻。余兄遍检名人医案，得此方遵服，便通肿消，旋即产下，一无所苦。后在平度有姬顾姓，患肿胀脱胎，此方数服而愈。继又治愈数人，王某更在后矣。"盖黄芪实表，表虚则水聚皮里膜外，而成肿胀，得黄芪以开通水道，水被祛逐，胀自消矣。

按： 水肿之证，有虚有实，实者似不宜用黄芪。然其证实者甚少，而虚者居多。至其证属虚矣，又当详辨其为阴虚阳虚，或阴阳俱虚。阳虚者气分亏损，可单用重用黄芪，阴虚者其血分枯耗，宜重用滋阴之药，兼取阳生阴长之义，而以黄芪辅之。至阴阳俱虚者，黄芪与滋阴之药，可参半用之。医者不究病因，痛诋为不可用，固属卤莽，至其连用除湿猛剂，其卤莽尤甚。盖病至积成水肿，即病因实者，其气血至此，亦有亏损。猛悍药，或一再用犹可。若不得已而用至数次，亦宜以补气血之药辅之。况其证原属重用黄芪治愈之虚证乎。至今之医者，对于此证，纵不用除湿猛剂，亦恒多用利水之品，不知阴虚者多用利水之药则伤阴，阳虚者多用利水之药亦伤阳。夫利水之药非不可用，然贵深究其病因，而为根本之调治，利水之药，不过用作向导而已。

鸡胵汤

【方歌】

> 张氏鸡胵汤　术芍柴陈姜
>
> 气郁鼓胀证　服下能消病

【组成】　生鸡内金（去净瓦石糟粕，捣碎）四钱　於白术三钱　生杭芍四钱　柴胡二钱　广陈皮二钱　生姜三钱

【用法】　水煎服。

【功用】　健脾消滞，行气利水。

【主治】　气郁成鼓胀，兼治脾胃虚而且郁，饮食不能运化。

【方解】《内经》谓："诸湿肿满，皆属于脾。"脾若失其所司，则津液气化凝滞，肿满即随之矣。是鼓胀者，当以理脾胃为主也。鸡内金为鸡之脾胃，其善化有形瘀积。又以白术之健补脾胃者以驾驭之，则消化之力愈大。柴胡《本经》谓"主肠胃中饮食积聚，能推陈致新"，其能佐鸡内金清瘀可知，且与陈皮并用，一升一降，而气自流通也。用芍药者，因其病虽系气鼓，亦必夹有水气，芍药善利小便，即善行水，且与生姜同用，又能调和营卫，使周身之气化流通也。

鸡胵茅根汤

【方歌】

　　鸡胵茅根汤　　鼓胀用术姜

　　健脾理气机　　利水消鼓胀

【组成】　生鸡内金（去净瓦石糟粕，捣碎）五钱　生於白术分量用时斟酌　鲜茅根（切细）二两

【用法】　先将茅根煎汤数茶盅（不可过煎，一两，沸后慢火温至茅根沉水底汤即成）。先用一盅半，加生姜五片，煎鸡内金末，至半盅时，再添茅根汤一盅，七八沸后，澄取清汤（不拘一盅或一盅多）服之。所余之渣，仍用茅根汤煎服。日进一剂，早晚各服药一次。初服小便即多，数日后大便亦多。若至日下二三次，宜减鸡内金一钱，加於术一钱。又数日，胀见消，大便仍勤，可减鸡内金一钱，加白术一钱。又数日，胀消强半，大便仍勤，可减鸡内金一钱，加白术一钱。如此精心随病机加减，俾其补破之力，适与病体相宜，自能全愈。若无鲜茅根，可用药房中干茅根一两代之。无鲜茅根即可不用生姜。所煎茅根汤，宜当日用尽，煎药后若有余剩，可当茶温饮之。

【功用】　健脾理气，利水。

【主治】　水鼓、气鼓并病，兼治单腹胀，及单水鼓胀，单气鼓胀。

【方解】　凡气郁而不畅者，茅根皆能畅达之，善利水又善理气，故能佐鸡内金以奏殊功也。加生姜者，恐鲜茅根之性微寒。且其味辛能理气，其皮又善利水也。继加白术，减鸡内金者，因胀已见消，即当扶正以祛邪，不敢纯用开破之品，致伤其正气也。

11. 治淋浊方

理血汤

【方歌】

　　理血山药茜　　龙牡海螵蛸

　　胶芍白头翁　　血淋证有功

【组成】 生山药一两　生龙骨（捣细）六钱　生牡蛎（捣细）六钱　海螵蛸（捣细）四钱　茜草二钱　生杭芍三钱　白头翁三钱　真阿胶（不用炒）三钱

【加减】 溺血者，加龙胆草三钱。大便下血者，去阿胶，加龙眼肉五钱。

【用法】 水煎服。

【功用】 补肾滋阴，清热利湿，固涩止血。

【主治】 血淋及溺血，大便下血证之由于热者。

【方解】 血淋之症，大抵出之精道也。其人或纵欲太过而失于调摄，则肾脏因虚生热。或欲盛强制而妄言采补，则相火动无所泄，亦能生热。以致血室中血热妄动，与败精溷合化为腐浊之物，或红，或白，成丝、成块，溺时杜塞牵引作痛。故用山药、阿胶以补肾脏之虚，白头翁以清肾脏之热，茜草、螵蛸以化其凝滞而兼能固其滑脱，龙骨、牡蛎以固其滑脱而兼能化其凝滞，芍药以利小便而兼能滋阴清热，所以投之无不效也。

【衷中参西医案摘录】 一人，年三十许，患血淋。溲时血块杜塞，努力始能溲出，疼楚异常。且所溲者上多浮油，胶黏结于器底，是血淋而兼膏淋也。从前延医调治，经三十五人，服药年余，分毫无效，尪羸已甚。后愚诊视，其脉弦细，至数略数，周身肌肤甲错，足骨凸处，其肉皮皆成旋螺高寸余，触之甚疼。盖卧床不起者，已半载矣。细询病因，谓得之忿怒之余误坠水中，时当秋夜觉凉甚，遂成斯证。知其忿怒之火，为外寒所束，郁于下焦而不散，而从前居室之间，又有失保养处也。拟投以此汤，为脉弦，遂以柏子仁（炒捣）八钱代方中山药，以其善于养肝也。服三剂血淋遂愈，而膏淋亦少减。改用拙拟膏淋汤，连服二十余剂，膏淋亦愈，而小便仍然频数作疼。细询其疼之实状，谓少腹常觉疼而且坠，时有欲便之意，故有尿即不能强忍，知其又兼气淋也。又投以拙拟气淋汤，十剂全愈。周身甲错，足上旋螺尽脱。

膏淋汤

【方歌】

    膏淋芡山药　　龙牡参地芍

    补肾固脱剂　　清热利尿高

【组成】 生山药一两　生芡实六钱　生龙骨（捣细）六钱　生牡蛎（捣细）六钱　大生地（切片）六钱　潞党参三钱　生杭芍三钱

【用法】 水煎服。

【功用】 补肾固脱，清热利尿。

【主治】 膏淋。

【方解】 膏淋之证，小便溷浊，更兼稠黏，便时淋涩作疼。此证由肾脏亏损，暗生内热。肾脏亏损则蛰藏不固，精气易于滑脱；内热暗生，则膀胱熏蒸，小便改其澄清。久之，三焦之气化滞其升降之机，遂至便时牵引作痛，而混浊稠黏矣。故用山药、芡实以补其虚，而兼有收摄之功。龙骨、牡蛎以固其脱，而兼有化滞之用。地黄、芍药以清热利便。潞参以总提气化，而斡旋之也。若其证混浊，而不稠黏者，是但出之溺道，用此方时，宜减龙骨、牡蛎之半。

气淋汤

【方歌】

> 气淋芪母芍　乳没柴胡好
>
> 升补气化药　滋阴利便妙

【组成】 生黄芪五钱　知母四钱　生杭芍三钱　柴胡二钱　生明乳香一钱　生明没药一钱

【用法】 水煎服。

【功用】 益气升阳，滋阴利尿。

【主治】 气淋。

【方解】 气淋之证，少腹常常下坠作疼，小便频数，淋涩疼痛。因其人下焦本虚，素蕴内热，而上焦之气化又复下陷，郁而生热，则虚热与湿热，互相结于太阳之腑，滞其升降流通之机，而气淋之证成矣。故以黄芪、柴胡以升补气化之药为主，并配知母之凉润，以制黄芪之温性，而以白芍、知母、乳香、没药滋阴利便流通气化之药佐之。

劳淋汤

【方歌】

　　劳淋薯为君　阿胶育真阴

　　芡实知母芍　内热此方保

【组成】　生山药一两　生芡实三钱　知母三钱　真阿胶（不用炒）三钱　生杭白芍三钱

【用法】　水煎服。

【功用】　滋补真阴，清热利尿。

【主治】　劳淋。

【方解】　劳淋之证，因劳而成。其人或劳力过度，或劳心过度，或房劳过度，皆能暗生内热，耗散真阴。阴亏热炽，熏蒸膀胱，久而成淋，小便不能少忍，便后仍复欲便，常常作疼。故用山药、阿胶滋补真阴为主，而以芡实补气敛肾之药佐之，知母滋阴清热，白芍利小便作为向导。

　　然此证得之劳力者易治，得之劳心者难治，得之房劳者尤难治。又有思欲无穷，相火暗动而无所泄，积久而成淋者。宜以黄柏、知母以凉肾，泽泻、滑石以泻肾，其淋自愈。

　　理血汤、膏淋汤、劳淋汤，三方皆以山药为君，盖阴虚小便不利者，服山药可利小便。气虚小便不摄者，服山药可摄小便。因山药为滋阴之良药，又为固肾之良药，以治淋证之淋涩频数，诚为有一无二之妙品。再因证而加以他药辅佐之，所以投之辄效也。

砂淋丸

【方歌】

砂淋内金用　芪母芍药共

硼砂与二硝　石淋总能消

【组成】　黄色生鸡内金一两（鸡鸭皆有肫皮，而鸡者色黄宜去净砂石）　生黄芪八钱　知母八钱　生杭白芍六钱　硼砂六钱　朴硝五钱　硝石五钱

【用法】　共轧细，炼蜜为丸桐子大，食前开水送服三钱，日两次。

【功用】　通淋化石，滋阴清热。

【主治】　砂淋，亦名石淋。

【方解】　石淋之证，因三焦气化瘀滞，或又劳心、劳力过度，或房劳过度，膀胱暗生内热，内热与瘀滞煎熬，久而结成砂石，杜塞溺道，疼楚异常。方中鸡内金为鸡之脾胃，能消化砂石；硼砂其性原能柔五金，治骨梗，故亦善消硬物。朴硝、硝石谓其能化七十二种石。然诸药皆消破之品，恐于元气有伤，故加黄芪以补助气分，气分壮旺，益能运化药力。犹恐黄芪性热，与淋证不宜，故又加知母、芍药以解热滋阴，而芍药之性，又善引诸药之力至膀胱也。

寒淋汤

【方歌】

寒淋薯归芍　茴香椒目炒

寒热凝滞证　施之便见功

【组成】 生山药一两　小茴香（炒捣）二钱　当归三钱　生杭白
芍二钱　椒目（炒捣）二钱

【用法】 水煎服。

【功用】 温清并用，利水消肿。

【主治】 寒淋。

【方解】 以上所论五淋，病因不同而证皆兼热。此证实有寒热
凝滞，寒多热少之淋。方用生山药、当归、芍药，滋阴清热、利
尿；更加小茴香、椒目，温中散寒、利水消肿。诸药温清并用，故能
收效。

秘真丸

【方歌】

　　　　淋久遗精浊　　秘真倍草研

　　　　竹叶煎汤送　　服之病转瘥

【组成】 五倍子（去净虫粪）一两　粉甘草八钱

【用法】 上二味共轧细，每服一钱，竹叶煎汤送下，日再服。

【功用】 固精止遗，清心降火。

【主治】 诸淋证已愈，因淋久气化不固，遗精白浊者。

【方解】 方中五倍子固精止遗，甘草益气清热，而竹叶伍甘草可
清心降火、通利小便，药虽三味，可固气化、止遗浊。

毒淋汤

【方歌】

　　　　毒淋二金投　韦蒡芍草梢

　　　　三七鸦胆子　送服痛淋蠲

【组成】　金银花六钱　海金沙三钱　石韦二钱　牛蒡子（炒捣）二钱　甘草梢二钱　生杭白芍三钱　三七（捣细）二钱　鸦胆子（去皮）三十粒

【加减】　此证若兼受风者，可加防风二三钱，若服药数剂后，其疼瘥减，而白浊不除，或更遗精者，可去三七、鸦胆子，加生龙骨、生牡蛎各五钱。

【用法】　上药八味，先将三七末、鸦胆子仁开水送服，再服余药所煎之汤。

禁忌：鸦胆子对胃肠道及肝肾均有损害，不宜多用久服，胃肠出血及肝肾疾病患者，应忌用慎用。

【功用】　清热解毒，利水通淋。

【主治】　花柳毒淋，疼痛异常，或兼白浊，或兼溺血。

【方解】　方中金银花清热解毒，海金沙其性下降，善清小肠、膀胱湿热，功专利尿通淋止痛，尤善止尿道疼痛，为治诸淋涩痛之要药。石韦、牛蒡子利水通淋、清热解毒，甘草用梢者，取其直达茎中而止淋痛，并能调和诸药。恐诸药利尿伤阴，加芍药敛阴利尿。

今人治毒淋，喜用西药猛悍之品，以其善消淋证之毒菌也。不知中药原有善消此等毒菌，即方中鸦胆子是也。盖鸦胆子味至苦，而又善化瘀解毒清热，其能消毒菌之力，全在于此。又以三七之解毒化腐生肌者佐之，协诸药直达病所，故能收功。

清毒二仙丹

【方歌】

　　　清毒二仙丹　毒淋效可堪

　　　丈菊鸦胆子　数剂病转瘥

【组成】　丈菊子（捣碎）一两　鸦胆子（去皮）四十粒（仁破者勿用，服时宜囫囵吞下）

【用法】　上药二味，将丈菊子煎汤一盅，送服鸦胆子。

　　禁忌：鸦胆子对胃肠道及肝肾均有损害，不宜多用久服。胃肠出血及肝肾疾病患者，应忌用或慎用。

【功用】　解毒，清热，通淋。

【主治】　花柳毒淋，无论初起日久，凡有热者，服之皆效。

【方解】　丈菊俗名向日葵，其花善催生，子善治淋，鸦胆子味至苦，善化瘀解毒清热，药虽二味，功专量大，却善治淋，故名二仙。

鲜小蓟根汤

【方歌】

　　　鲜小蓟根汤　治淋是仙方

　　　解毒又利尿　凉血止血效

【组成】　鲜小蓟根（洗净，切细）一两

【用法】　上一味，用水煎三四沸，取清汤一大茶盅饮之，一日宜如此饮三次。若畏寒，其性凉者，一次用六七钱亦可。

【**功用**】　解毒利尿，凉血止血。

【**主治**】　花柳毒淋，兼血淋者。

【**方解**】　《本草拾遗》："小蓟破宿血、止新血，暴下血、血痢、金疮出血、呕血……"《本草图经》："小蓟根……止吐血、衄血、下血皆验……小蓟专主血疾。"方用鲜小蓟根凉血止血、散瘀解毒消痈，且小蓟兼有利尿作用，以治尿血、血淋尤宜。

【**衷中参西医案摘录**】　曾治一少年，患此证，所便者血溺相杂，其血成丝成块，间有脂膜，疼痛甚剧，且甚腥臭。屡次医治无效，授以此方，连服五日全愈。

澄化汤

【**方歌**】

> 澄化汤山药　龙牡牛蒡芍
>
> 甘草车前子　溺浊可煎尝

【**组成**】　生山药一两　生龙骨（捣细）六钱　牡蛎（捣细）六钱　牛蒡子（炒捣）三钱　生杭芍四钱　粉甘草钱半　生车前子（布包）三钱

【**用法**】　水煎服。

【**功用**】　益气养阴，固精止遗，清热通淋。

【**主治**】　小便频数，遗精白浊，或兼疼涩，其脉弦数无力，或咳数，或自汗，或阴虚作热。

【**方解**】　方中生山药既补脾肺之气，又益肺肾之阴，并能固涩肾精。龙骨、牡蛎收敛固涩，牛蒡子、白芍、粉甘草敛阴清热，车前子甘而滑利、寒凉清热、利尿通淋，对小便兼疼涩者尤为适宜。

清肾汤

【方歌】

清肾知柏茜　龙牡泽芍添

山药海螵蛸　溺疼病可蠲

【组成】　知母四钱　黄柏四钱　生龙骨（捣细）四钱　生牡蛎（捣细）三钱　海螵蛸（捣细）三钱　茜草二钱　生杭芍四钱　生山药四钱　泽泻一钱半

【用法】　水煎服。

【功用】　清热通淋，固精止遗。

【主治】　小便频数疼涩，遗精白浊，脉洪滑有力，确系实热者。

【方解】　方中知母、黄柏清热泻火，尤其黄柏长于清肾中相火、退虚热。龙骨、牡蛎敛正气而不恋邪气，凡心气耗散、肺气息贲、肝气浮越、肾气滑脱，用之皆有捷效。海螵蛸固精止遗，白芍、山药益气敛阴，茜草苦寒沉降，泽泻淡渗利水，且性寒能泄肾与膀胱之热，故能收效。

【衷中参西医案摘录】　一叟，年七十余，遗精白浊，小便频数，微觉疼涩。诊其六脉平和，两尺重按有力，知其年虽高，而肾经确有实热也。投以此汤，五剂全愈。

一人，年三十许，遗精白浊，小便时疼如刀割，又甚涩数。诊其脉滑而有力，知其系实热之证。为其年少，疑兼花柳毒淋。遂投以此汤，加没药（不去油）三钱，鸦胆子（去皮）四十粒，药汁送服，数剂而愈。

舒和汤

【方歌】

　　　　肾虚受风寒　　肝盛脉长弦

　　　　舒和芪桂枝　　续断寄生知

【组成】　桂枝尖四钱　生黄芪三钱　续断三钱　桑寄生三钱　知母三钱

【加减】　服此汤数剂后病未全愈者，去桂枝，加龙骨、牡蛎（皆不用煅）各六钱。

【用法】　水煎服。

【功用】　益卫固表，补益肝肾。

【主治】　小便遗精白浊，因受风寒者，其脉弦而长，左脉尤甚。

【方解】　夫脉弦长者，肝木之盛也。木与风为同类，人之脏腑，无论何处受风，其风皆与肝木相应。《素问·阴阳应象大论》所谓"风气通于肝"者是也。脉之现象如此，肝因风助，倍形其盛，而失其和也。肾脏经络虚而不闭，风气乘虚袭入，鼓动肾脏不能蛰藏，而为肾行气之肝木，又与风相应，以助其鼓动，而大其疏泄，方中桂枝、黄芪通阳扶卫、发汗解肌、益卫固表。续断、桑寄生补益肝肾，知母滋阴降火，使脉之弦长者变为舒和。

12. 治痢方

化滞汤

【方歌】

> 化滞治痢方　芍草当归姜
>
> 山楂莱菔子　里急后重尝

【组成】 生杭芍一两　当归五钱　山楂六钱　莱菔子（炒捣）五钱　甘草二钱　生姜二钱

【加减】 若身形壮实者，可加大黄、朴硝各三钱下之。

【用法】 水煎服。若服药后病未全愈，继服后方（燮理汤）。

【功用】 化滞行气，柔肝止痛。

【主治】 下痢赤白，腹疼，里急后重初起者。

【方解】 下痢赤白，后重里急者，必是肝火下迫大肠，白芍苦酸微寒，柔肝和脾、调和气血，能泻肝胆之火，矧肝主藏血，肝胆火戢，则脓血自敛也。山楂、莱菔子化气行滞、消食除胀、行气止痛，当归柔肝和血，使气行血活，积滞得下，则里急后重自解；甘草甘平，益胃和中、调和诸药，与白芍相配，又能缓急止痛，为佐使药，生姜行气。综合全方，共奏化滞行气、和血止痛、柔肝和脾、止痢之功。

燮理汤

【方歌】

　　　　燮理是妙方　痢久可煎尝

　　　　山药金银花　芍草连桂蒡

【组成】　生山药八钱　金银花五钱　生杭芍六钱　牛蒡子（炒捣）二钱　甘草二钱　黄连钱半　肉桂（去粗皮）钱半（将药煎至数十沸再入）

【加减】　单赤痢加生地榆二钱，单白痢加生姜二钱，血痢加鸦胆子（去皮）二十粒，药汁送服。

【用法】　水煎服。另鸦胆子味甚苦，服时若嚼破，即不能下咽，若去皮时破者，亦不宜服。恐服后若下行不速，或作恶心呕吐。故方书中用此药，恒以龙眼肉包之，一颗龙眼肉包七数，以七七之数为剂，以象大衍之用数。然病重身强者，犹可多服，常以八八之粒为剂，然亦不必甚拘。

【功用】　燮理阴阳，柔肝理脾，解毒止痢。

【主治】　下痢服前药未全愈者。若下痢已数日，亦可径服此汤，又治噤口痢。

【方解】　痢证古称滞下，所谓滞下者，诚以寒火凝结下焦，瘀为脓血，留滞不下，而寒火交战之力又逼迫之，以使之下也。故方中黄连以治其火，肉桂以治其寒，二药等分并用，阴阳燮理于顷刻矣。用白芍者，《伤寒论》诸方腹疼必加芍药协同甘草，亦燮理阴阳之妙品。且痢证之噤口不食者，必是胆火逆冲胃口，后重里急者，必是肝火下迫大肠，白芍能泻肝胆之火，故能治之。矧肝主藏血，肝胆火戕，则脓血自敛也。用山药者，滞下久则阴分必亏，山药之多液，可滋脏腑之真阴。且滞下久，则气化不固，山药之收涩，更能固下焦之气化也。又白芍善利小便，自小便以泻寒火之凝结。牛蒡能通大便，自大便以泻寒火之凝结。金银花与甘草同用，善解热毒，可预防肠中之溃烂。单白痢则病在气分，故加生姜以行气。单赤痢则病在血分，故加生地榆以凉血。至痢中多带鲜血，其血分为尤热矣，故加鸦胆子，以大清血分之热。

解毒生化丹

【方歌】

解毒生化芍　银花三七草

送服鸦胆子　痢重此方保

【组成】　金银花一两　生杭芍六钱　粉甘草三钱　三七（捣细）二钱　鸦胆子（去皮，拣成实者）六十粒

【用法】　上药五味，先将三七、鸦胆子，用糖化水送服。次将余药煎汤服。病重者，一日须服两剂始能见效。

【功用】　清热解毒，化腐生肌，凉血止痢。

【主治】　痢久郁热生毒，肠中腐烂，时时切疼，后重，所下多似烂炙，且有腐败之臭。

【方解】　此证，乃痢之最重者。若失治迁延日久，气血两亏，浸至肠者腐烂，生机日减，致所下之物色臭皆腐败，方中金银花甘寒，清热解毒、凉血止痢，芍药、甘草柔肝理脾、缓急止痛，且甘草善解热毒。鸦胆子清热解毒、凉血止痢、化腐生肌，张氏谓："味极苦，

性凉，为凉血解毒之要药。善治热痢赤痢，二便因热下血，最能清血中之热及肠中之热，防腐生肌，诚有奇效。"三七解毒化腐生肌。诸药共奏清热解毒、化腐生肌、凉血止痢之功。

【衷中参西医案摘录】 一人，年五十二，因大怒之后，中有郁热，又寝于冷屋之中，内热为外寒所束，愈郁而不散，大便下血。延医调治，医者因其得于寒凉屋中，谓系脾寒下陷，投以参、芪温补之药，又加升麻提之。服药两剂，病益增重，腹中切疼，常常后重，所便之物，多如烂炙。更延他医，又以为下元虚寒，而投以八味地黄丸，作汤服之，病益加重。后愚诊视，其脉数而有力，两尺愈甚。确知其毒热郁于肠中，以致肠中腐烂也，为拟此方，两剂而愈。

一妇人，年五十许，素吸鸦片，又当恼怒之余，初患赤痢，滞下无度。因治疗失宜，渐至血液腐败，间如烂炙，恶心懒食，少腹切疼。其脉洪数，纯是热象。亦治以此汤，加知母、白头翁各四钱，当日煎渣。又另取鸦胆子六十粒，三七二钱，送服。每日如此服药两次，三日全愈。

天水涤肠汤

【方歌】

天水涤肠汤　痢险是仙方

山药滑石草　白头翁参芍

【组成】 生山药一两　滑石一两　生杭芍六钱　潞党参三钱　白头翁三钱　粉甘草三钱

【用法】 水煎服。

【功用】 滋阴益气，清热解毒，凉血止痢。

【主治】 久痢不愈，肠中浸至腐烂，时时切疼，身体因病久羸弱者。

【方解】 方中生山药、滑石滋阴清热止泻，白头翁，以其归大肠与肝，味苦性寒，能入血分，清热解毒、凉血止痢。白芍、甘草泄肝热、调气血、缓急止痛，且二者皆可利小便，使湿邪从小便而泄。此证亦痢中至险之证，而方中用人参者，因痢久体虚，所下者又多腐败，故于滋阴清火解毒药中，特加人参以助其生机。而其产于潞者，性平不热，于痢证尤宜也。

【衷中参西医案摘录】 一媪，年六十一岁，于中秋痢下赤白，服药旋愈旋又反复，如此数次，迁延两月。因少腹切疼，自疑寒凉，烧砖熨之。初熨时稍觉轻，以为对证。遂日日熨之，而腹中之疼益甚。昼夜呻吟，噤口不食。所下者痢与血水相杂，且系腐败之色。其脉至数略数，虽非洪实有力，实无寒凉之象。舌上生苔，黄而且厚。病人自谓下焦凉甚，若用热药温之疼当愈。愚曰：前此少腹切疼者，肠中欲腐烂也，今为热砖所熨而腹疼益甚，败血淋漓，则肠中真腐烂矣。再投以热药，危可翘足而待。病人亦似会悟，为制此方。因河间天水散原为治热痢之妙药，此方中重用滑石、甘草，故名之天水涤肠汤。连服四剂，疼止，痢亦见愈。减去滑石四钱，加赤石脂四钱，再服数剂，病愈十之八九。因上焦气微不顺，俾用鲜藕四两，切细丝煎汤，频频饮之，数日而愈。

按：此证若服此汤不效，则前方之三七、鸦胆子、金银花亦可酌加，或加生地榆亦可。试观生地榆为末，香油调，涂汤火伤神效，其能治肠中因热腐烂可知也。

通变白头翁汤

【方歌】

> 通变白头翁　山药草芍停
> 秦皮与地榆　鸦胆子三七
> 苦寒能凉血　解毒坚阴奇

【组成】 生山药一两　白头翁四钱　秦皮三钱　生地榆三钱　生杭芍四钱　甘草二钱　旱三七（轧细）三钱　鸦胆子（去皮，拣成实者）六十粒

【用法】 上药共八味，先将三七、鸦胆子用白蔗糖水送服一半；再将余煎汤服。其相去之时间，宜至点半钟。所余一半，至煎汤药渣时，仍如此服法。

【功用】 滋阴固摄，清热解毒，凉血止痢。

【主治】 热痢下重腹疼，及患痢之人，从前曾有鸦片之嗜好者。

【方解】《伤寒论》治厥阴热痢，缘由热毒深陷厥阴血分，气血与热毒相搏，下迫大肠，而见便脓血赤多白少等症，用白头翁汤。张氏而又为之变通。方中白头翁临风偏静，特立不挠，用以为君者，欲平走窍之火，必先定动摇之风也。以其大肠与肝，味苦性寒，能入血分，清热解毒、凉血止痢。秦皮浸水青蓝色，得厥阴风木之化，而性凉能泻肝家之热，归大肠经，苦寒性涩主热痢下重。因其方中尽却病之药，而无扶正之药，于证之兼虚者不宜，且连、柏并用，恐其苦寒之性妨碍脾胃，过浸下焦也。故加山药滋阴固摄气化，芍药、甘草调气血、缓急止痛，生地榆、三七、鸦胆子凉血止痢、化腐生肌。短《伤寒》白头翁汤，原治时气中初得之痢，如此变通之，至痢久而肠

中腐烂者，服之亦可旋愈也。

唐氏论白头翁详矣，而犹有剩义，拙拟理血汤，于白头翁另有发明，可与唐氏之论参观。再者白头翁入药，宜用其根，且宜用其全根，至根上端之白茸，则用不用皆可也。

【衷中参西医案摘录】 陆军团长王剑秋，奉天铁岭人，年四十许。己未孟秋，自郑州病归，先泻后痢，腹疼重坠，赤白稠黏，一日夜十余次。先入奉天东人所设医院中，东人甚畏此证，处以隔离所，医治旬日无效。遂出院归寓，求为诊治。其脉弦而有力，知其下久阴虚，肝胆又蕴有实热也。投以此汤，一剂痢愈。仍变为泻，日四五次，自言腹中凉甚。愚因其疾原先泻，此时痢愈又泻，且恒以温水袋自熨其腹，疑其下焦或有伏寒，遂少投以温补之药。才服一剂，又变为痢，下坠腹疼如故，惟次数少减。知其病原无寒，不受温补，仍改用通变白头翁汤。一剂痢又愈，一日犹泻数次。继用生山药一两，龙眼、莲子各六钱，生杭白芍三钱，甘草、茯苓各二钱，又少加酒曲、麦芽、白蔻消食之品，调补旬日全愈。

奉天省议长李亚侨，年近四旬。因有事，连夜废寝。陡然腹疼，继而泄泻，兼下痢。其痢赤多于白，上焦有热，不能饮食。其脉弦而浮，按之不实。先投以三宝粥，腹疼与泻痢皆见轻，仍不能饮食。继用通变白头翁汤方，连服两剂，痢愈可进饮食，腹疼泄泻犹未全愈。后仍用三宝粥方，去鸦胆子，日服两次，数日病全愈。

三宝汤

【方歌】

　　痢久三宝用　山药煮粥送

　　鸦胆子三七　兼疗下焦虚

【组成】 生山药（轧细）一两　三七（轧细）二钱　鸦胆子（去皮）五十粒

【用法】 上药三味，先用水四盅，调和山药末煮作粥。煮时不住以箸搅之，一两沸即熟，约得粥一大碗。即用其粥送服三七末、鸦胆子。

【功用】 益气固摄，凉血止痢，化腐生肌。

【主治】 痢久，脓血腥臭，肠中欲腐，兼下焦虚惫，气虚滑脱者。

【方解】 方中生山药平补气阴，且性兼涩，煮作粥用，更增其固摄气化之功。鸦胆子，味极苦，性凉，为凉血解毒之要药，善治热痢赤痢，二便因热下血，最能消血中之热及肠中之热，防腐生肌，诚有奇效。张氏生平用此药治愈至险之赤痢，数不胜计。且不但治血痢，诸痢证皆可用。其善清血热，而性非寒凉；善化瘀滞，而力非开破，有祛邪之能，兼补正之功。三七凉血生肌，三者相伍，共奏益气固摄、凉血止痢、化腐生肌之功。

【衷中参西医案摘录】 己巳之岁，愚客居德州，有庐雅雨公曾孙女，年五十六。于季夏下痢赤白，迁延至仲冬不愈。延医十余人，服药百剂，皆无效验，亦以为无药可医矣。其弟月潭，素通医学，偶与愚觌面谈及。愚曰：此病非难，愿用药何如耳。因诊之，脉象微弱，至数略数，饮食减少，头目时或眩晕，心中微觉烦热，便时下坠作疼，然不甚剧。询其平素下焦畏凉，是以从前服药，略加温补，上即烦热，略为清理，下又腹疼泄泻也。为拟此方，一日连服两次，其病遂愈。后旬余，因登楼受凉，旧证陡然反复，日下十余次，腹疼觉剧。其脉象微弱如前，至数不数。俾仍用山药粥，送服生硫黄末三分，亦一日服两次，病愈强半。翌日又服一次，心微觉热。继又改用前方，两剂全愈。

戊午秋日，愚初至奉天，有铁岭李济臣年二十八。下痢四十余日，脓血杂以脂膜，屡次服药，病益增剧，羸弱已甚。诊其脉，数而细弱，两尺尤甚，亦治以此方。服后两点钟腹疼一阵，下脓血若干。病家言从前腹疼不若是之剧，所下者亦不若是之多，似疑药不对证。愚曰：腹中瘀滞下尽即愈矣。俾再用白蔗糖化水，送服去皮鸦胆子五十粒。此时已届晚九点钟，一夜安睡，至明晨，大便不见脓血矣。后间日大便，又少带紫血，俾仍用山药粥送服鸦胆子二十粒，数次全愈。

又斯秋中元节后，愚自汉口赴奉，路过都门小住数日。有刘发起者，下痢两月不愈。持友人名片，造寓求为诊治。其脉近和平，按之无力。日便五六次，血液腐败，便时不甚觉疼，后重亦不剧，亦治以此方，一剂病愈强半。翌日将行，嘱以再按原方服两剂当愈。后至奉，接其来函，言服第二剂，效验不如从前；至三剂，病转似增重。因恍悟，此证下痢两月，其脉毫无数象，且按之无力，其下焦当系寒凉。俾仍用山药粥送服炒熟小茴香末一钱，连服数剂全愈。

或问：西人谓痢为肠中生炎。观此案与治庐姓之案，皆用热药成功，亦可谓之肠炎乎？既非肠炎，何以其肠亦欲腐烂乎？答曰：痢证，原有寒有热。热证不愈，其肠可至腐烂，寒证久不愈，其肠亦可腐烂。譬如疮疡，红肿者阳而热，白硬者阴而寒，其究竟皆可变为脓血。尝观《弢园随笔录》，言其曾患牙疳，医者治以三黄、犀角纯寒之品，满口肉烂尽，而色白不知疼。后医者改用肉桂、附子等品，一服知疼，连服十余剂而愈。夫人口中之肌肉，犹肠中之肌肉也。口中之肌肉，可因寒而腐烂，肠中之肌肉，独不可因寒而腐烂乎？

通变白虎加人参汤

【方歌】

> 白虎加参汤　通变用之良
>
> 膏芍草山药　益气清热妙

【组成】　生石膏（捣细）二两　生杭芍八钱　生山药六钱　人参五钱（用野党参按此分量，若辽东真野参宜减半，至高丽参则断不可用）　甘草二钱

【用法】　上五味，用水四盅，煎取清汤两盅，分二次温饮之。

【功用】　清热益气，滋阴固下。

【主治】　下痢，或赤，或白，或赤白参半，下重腹疼，周身发热，服凉药而热不休，脉象确有实热者。

【方解】　此方即《伤寒论》白虎加人参汤，以芍药代知母、山药代粳米也。痢疾身热不休，服清火药而热亦不休者，方书多诿为不治。夫治果对证，其热焉有不休之理。此乃因痢证夹杂外感，其外感之邪，随痢深陷，永无出路，以致痢为热邪所助，日甚一日而永无愈期。惟治以此汤，以人参助石膏，能使深陷之邪，徐徐上升外散，消解无余。加以芍药、甘草以理下重腹疼，且芍药亦味苦微寒之品，能通利小便，故佐以石膏可以消解阳明之热无余也。山药以滋阴固下，

全方共奏清热益气、滋阴固下之功。

【衷中参西医案摘录】 一叟，年六十七，于中秋得痢证，医治二十余日不效。后愚诊视，其痢赤白胶滞，下行时觉肠中热而且干，小便亦觉发热，腹痛下坠，并迫其脊骨尽处亦下坠作痛。且时作眩晕，其脉洪长有力，舌有白苔甚厚。愚曰：此外感之热挟痢毒之热下迫。故现种种病状，非治痢兼治外感不可。遂投以此汤两剂，诸病皆愈。其脉犹有余热，拟再用石膏清之。病家疑年高，石膏不可屡服，愚亦应聘他往。后二十余日，痢复作。延他医治疗，于治痢药中，杂以甘寒濡润之品，致外感之余热，永留肠胃不去，其痢虽愈，而屡次反复。延至明年仲夏，反复甚剧。复延愚诊治，其脉象、病证皆如此。因谓之曰：去岁若肯多服石膏数两，何至有以后屡次反复，今不可再留邪矣。仍投以此汤，连服三剂，病愈而脉亦安和。

一人，年四十二，患白痢，常觉下坠，过午尤甚，心中发热，间作寒热。医者于治痢药中，重用黄连一两清之，热如故，而痢亦不愈。留连两月，浸至不起。诊其脉，洪长有力，亦投以此汤。为其间作寒热，加柴胡二钱，一剂热退痢止，犹间有寒热之时。再诊其脉，仍似有力，而无和缓之致，知其痢久，而津液有伤也。遂去白芍、柴胡，加玄参、知母各六钱，一剂寒热亦愈。

一媪，年六旬，素多疾病。于夏季晨起，偶下白痢，至暮十余次。秉烛后，忽然浑身大热，不省人事，循衣摸床，呼之不应。其脉洪而无力，肌肤之热烙指。知系气分热痢，又兼受暑，多病之身，不能支持，故精神昏愦如是也。急用生石膏三两，野台参四钱，煎汤一大碗，徐徐温饮下，至夜半尽剂而醒，痢亦遂愈。诘朝煎渣再服，其病脱然。

一人，年五十余，于暑日痢而且泻，其泻与痢俱带红色，下坠腹疼，噤口不食。医治两旬，病热浸增，精神昏愦，气息奄奄。诊其脉，细数无力，周身肌肤发热。询其心中亦觉热，舌有黄苔，知其证夹杂暑温。暑气温热，弥漫胃口，又兼痢而且泻，虚热上逆，是以不能食也。遂用生山药两半，滑石一两，生杭芍六钱，粉甘草三钱，一剂诸病皆见愈，可以进食。又服一剂全愈。此证用滑石不用石膏者，以其证兼泻也。为不用石膏，即不敢用人参，故倍用山药以增其补力。此就通变之方，而又为通变也。

13. 治燥结方

硝菔通结汤

【方歌】

> 硝菔通结汤　便结服之良
>
> 羸弱脉虚甚　加入人参尝

【组成】 净朴硝四两　鲜莱菔五斤

【用法】 将莱菔切片，同朴硝和水煮之。初次煮，用莱菔片一斤，水五斤，煮至莱菔烂熟捞出。就其余汤，再入莱菔一斤。如此煮五次，约得浓汁一大碗，顿服之。若不能顿服者，先饮一半，停一点钟，再温饮一半，大便即通。若脉虚甚，不任通下者，加人参数钱，另炖同服。

【功用】 软坚通结，益气消食。

【主治】 大便燥结久不通，身体兼羸弱者。

【方解】 软坚通结，朴硝之所长也。然其味咸性寒，若遇燥结甚实者，少用之则无效，多用之则咸寒太过，损肺伤肾，其人素有痨疾，或下元虚寒者，尤其所宜也。惟与莱菔同煎数次，则朴硝之咸味，尽被莱菔提出，莱菔之汁浆尽与朴硝融化，夫莱菔味甘，性微温，煨熟食之，善治痨嗽短气，其性能补益可知，取其汁与朴硝同用，其甘温也，也可化朴硝之咸寒，其补益也，可缓朴硝之攻破。若或脉虚不任通下，又借人参之大力者，以为之扶持保护。然后师有节制，虽猛悍亦可用也。

【衷中参西医案摘录】 一媪，年近七旬，伤寒。初得无汗，原是麻黄汤证，因误服桂枝汤，遂成白虎汤证，上焦烦热太甚，闻药气即呕吐，但饮所煎石膏清水亦吐。俾用鲜梨片蘸生石膏细末嚼咽之。药用石膏两半，阳明之大热遂消，而大便旬日未通，其下焦余热仍无出路，欲用硝黄降之，闻药气仍然呕吐。且其人素患痨嗽，身体羸弱，过用咸寒，尤其所忌。为制此方，煎汁一大碗，仍然有朴硝余味，复用莱菔一个，切成细丝，同葱添油醋，和药汁调作羹。病人食之香美，并不知是药，大便得通而愈。

一媪，年七旬，痨嗽甚剧。饮食化痰涎，不化津液，致大便燥结，十余日不行，饮食渐不能进，亦拟投以此汤，为羸弱已甚，用人参三钱另炖汁，和药服之。一剂便通，能进饮食。复俾煎生山药稠汁，调柿霜饼服之，痨嗽亦见愈。

赭遂攻结汤

【方歌】

赭遂攻结汤　朴硝伍干姜

食结便不通　寒火皆能攻

【组成】 生赭石（轧细）二两　朴硝五钱　干姜二钱　甘遂（轧细，药汁送服）钱半

【用法】 热多者，去干姜。寒多者，酌加干姜数钱。呕多者，可先用赭石一两，干姜半钱煎服，以止其呕吐。呕吐止后，再按原方煎汤，送甘遂末服之。

【功用】 镇逆降气，软坚攻结。

【主治】 宿食结于肠间不能下行，大便多日不通。其证或因饮食过度，或因恣食生冷，或因寒火凝结，或因呕吐既久，胃气、冲气皆上逆不下降。

【方解】 朴硝虽能软坚，然遇大便燥结过甚，肠中毫无水分者，其软坚之力，将无所施。甘遂辛窜之性，最善行水，能引胃中之水直达燥结之处，而后朴硝因水气流通，乃得大施其软坚之力，燥结虽久，亦可变为溏粪，顺流而下也。特是甘遂力甚猛悍，以攻决为用，能下行亦能上达，若无以驾驭之，服后恒至吐泻交作。况此证多得之涌吐之余，或因气机不能下行，转而上逆，未得施其攻决之力，而即吐出者。故以赭石之镇逆，干姜之降逆，协力下行，以参赞甘遂成功也。且干姜性热，朴硝性寒，二药并用，善开寒火之凝滞。寒火之凝滞于肠间者开，宿物之停滞于肠间者亦易开也。

【衷中参西医案摘录】 乙卯之岁，客居广平，忽有车载病人，造寓求诊者。其人年过五旬，呻吟不止，言自觉食物结于下脘，甚是痛楚，数次延医调治，一剂中大黄用至两半不下。且凡所服之药，觉行至所结之处，即上逆吐出，饮食亦然。此时上焦甚觉烦躁，大便不通者已旬日矣。诊其脉，虽微弱，至数不数，重按有根，知犹可任攻下，因谓之曰：此病易治。特所服药中，有猛悍之品，服药时必吾亲自监视方妥。然亦无须久淹，能住此四点钟，结处即通下矣。遂用此汤去干姜，方中赭石改用三两，朴硝改用八钱。服后须臾，腹中作响，迟两点半钟，大便通下而愈。后月余，又患结证如前，仍用前方而愈。

附：族侄孙云倬，患肠结证，缠绵两月有余。城内外及德州附近各名医，无人不请，更医数十人，服药百余剂，不但无效，转大增剧。伊亦以为无人能治，无药可医。气息奄奄，殓服已备。后接夫子信（曾为去信，言服《衷中参西录》中赭遂攻结汤），即携《衷中参西录》往视，幸伊心神未昏，将赭遂攻结汤方查出示之。伊素知医，卧观一小时，即猛起一手拍腑，言我病即愈，幸不当死。立急派人取药，服后片刻，腹中大响一阵，自觉其结已开，随即大泻两三盆，停约两点钟，又泻数次，其病竟愈。随即食山药粉稀粥两茶杯，继用补益濡润之药数剂以善其后。伊之全家，至今永感不忘。（山东德州卢月潭治验）

通结用葱白熨法

【方歌】

葱白熨法妙　通阳散寒效

内结便不通　外治用有功

【组成】　大葱白（切作细丝）四斤　干米醋多备待用

【用法】　将葱白丝和醋炒至极热，分作两包，乘热熨脐上。凉则互换，不可间断。其凉者，仍可加醋少许再炒热，然炒葱时，醋之多少须加斟酌，以炒成布包后，不至有汤为度。熨至六点钟，其结自开。

【功用】　通阳散寒。

【主治】　宿食结于肠间不能下行，大便多日不通。其证或因饮食过度，或因恣食生冷，或因寒火凝结，或因呕吐既久，胃气、冲气上逆不下降。

【方解】 葱白辛散温通，宣通阳气、解散寒凝，以米醋调和，兼具散结之功，外敷脐上可通阳散寒、散结通络。

【衷中参西医案摘录】 一孺子，年六岁。因食肉过多，不能消化，郁结肠中，大便不行者六七日，腹中胀满，按之硬如石，用一切通利药皆不效。为用此法熨之，至三点钟，其腹渐软。又熨三点钟，大便通下如羊矢，其胀遂消。

一童子，年十五六。因薄受外感，腹中胀满，大便数日不通。然非阳明之实热燥结也。医者投以承气汤，大便仍不通，而腹转增胀。自觉为腹胀所迫，几不能息，且时觉心中怔忡。诊其脉甚微细，按之即无。脉虚证实，几乎束手。亦用葱白熨法，腹胀顿减。又熨三点钟觉结开，行至下焦。继用猪胆汁导法，大便得通而愈。

一人，年四十许，素畏寒凉。愚俾日服生硫黄如黑豆粒大两块，大见功效，已年余矣。偶因暑日劳碌，心中有火，恣食瓜果，又饱餐肉食，不能消化，肠中结而不行，且又疼痛，时作呕吐。医者用大黄附子细辛汤降之不效，又用京都薛氏保赤万应散，三剂并作一剂服之，腹疼减，而仍不通行。后愚诊视，其脉近和平，微弦无力。盖此时不食数日，不大便十日矣。遂治以葱白熨法，觉腹中松畅，且时作开通之声，而仍然恶心，欲作呕吐，继用赭石二两，干姜钱半，俾煎服以止其恶心。仍助以葱白熨法，通其大便。外熨内攻，药逾五点钟，大便得通而愈。

按：《金匮》大黄附子细辛汤，诚为开结良方。愚尝用以治肠结腹疼者甚效。即薛氏保赤万应散，三剂作一剂服之，以治大人，亦为开结良方，愚用过屡次皆效。而以治此证，二方皆不效者，以其证兼呕吐，二方皆不能止其呕吐故也。病人自言，从前所服之药，皆觉下行未至病所，即上逆吐出。独此次服药，则沉重下达，直抵病结之处，所以能攻下也。

一人，年四十三。房事后，恣食生冷，忽然少腹抽疼，肾囊紧缩。大便四日不通，上焦兼有烦躁之意。医者投以大黄附子细辛汤，两胁转觉疼胀。诊其脉弦而沉，两尺之沉尤甚。先治以葱白熨法，腹中作响，大有开通之意，肾囊之紧缩见愈，而大便仍未通。又用赭石二两，附子五钱，当归、苏子各一两煎汤，甫饮下，即觉药力下坠。俾复煎渣饮之，有顷降下结粪若干，诸病皆愈。

按：此证用葱白熨之虽未即通，而肠中之结已开。至所服之药，重用赭石者，因此证原宜用热药以温下焦，而上焦之烦躁与大便之燥结，又皆与热药不宜，惟重用赭石以佐之，使其热力下达，自无潜上之患。而其重坠之性，又兼有通结之功，上焦之浮热因之归根，下焦之凝寒因之尽化矣。

14. 治泄泻方

益脾饼

【方歌】

> 益脾白术姜　内金枣肉裹
>
> 脾胃湿寒证　研末制饼用

【组成】　白术四两　干姜二两　鸡内金二两　熟枣肉半斤

【用法】　上药四味，白术、鸡内金皆用生者，每味各自轧细焙熟（先轧细而后焙者，为其焙之易匀也）。再将干姜轧细，共和枣肉，同捣如泥，作小饼。木炭火上炙干，空心时当点心，细嚼咽之。临轧此药时，鸡内金且洗净瓦石方可用。

【功用】　温中益气，健脾燥湿。

【主治】　脾胃湿寒，饮食减少，长作泄泻，完谷不化。

【方解】　方中白术甘温，补气健脾、燥湿，干姜辛热，温中散寒，两者相伍，温中健脾，以治脾胃湿寒泄泻；鸡内金健胃消食，大枣补中益气。诸药组方服之，可使脾运健、湿寒除、完谷化、泄泻止。

【衷中参西医案摘录】　一妇人，年三十许，泄泻数月。用一切治泻诸药皆不效。其脉不凉，亦非完谷不化。遂单用白术、枣肉，如法为饼，服之而愈，此证并不用鸡内金者，因鸡内金虽有助脾胃消食之力，而究与泻者不宜也。

扶中汤

【方歌】

> 扶中白术炒　山药元肉好
>
> 补脾益气血　虚匡泄泻停

【组成】　白术（炒）一两　生山药一两　龙眼肉一两

【加减】　小便不利者加椒目（炒捣）三钱。

【用法】　水煎服。

【功用】　健脾止泻，补益气血。

【主治】　泄泻久不止，气血俱虚，身体羸弱，将成痨瘵之候。

【方解】　方中白术补气健脾、燥湿，山药平补气阴，且性兼涩，龙眼肉，味甘能补脾，气香能醒脾，诚为脾家要药，且色赤入心，又能补益心脏，俾母旺自能荫子也。诸药相配，共奏健脾止泻、补益气血之效。

【衷中参西医案摘录】　一妇人，年四十许。初因心中发热，气分不舒，医者投以清火理气之剂，遂泄泻不止。更延他医，投以温补之剂，初服稍轻，久服则泻仍不止。一日夜四五次，迁延半载，以为无药可治。后愚为诊视，脉虽濡弱，而无弦数之象，知犹可治。但泻久身弱，虚汗淋漓，心中怔忡，饮食减少。踌躇久之，为拟此方，补脾兼补心肾。数剂泻止，而汗则加多。遂于方中加生龙骨、生牡蛎各六钱，两剂汗止，又变为漫肿。盖从前泻时，小便短少，泻止后，小便仍少。水气下无出路，故蒸为汗，汗止又为漫肿也。斯非分利小便，使水下有出路不可。特其平素常觉腰际凉甚，利小便之药，凉者断不可用。前用此方，加椒目三钱，连服十剂全愈。

薯蓣粥

【方歌】

    山药熬作粥　　大便滑泻餐

    补脾肾涩肠　　羸弱服之良

【组成】 生怀山药（轧细，过罗）一斤

【用法】 上药一味，每服用药七八钱，或至一两，和凉水调入锅内，置炉上，不住以箸搅之，二三沸，即成粥服之。若小儿服，或少调以白糖亦可。

【功用】 补脾肾，涩肠。

【主治】 阴虚发热，或喘，或嗽，或大便滑泻，小便不利，一切羸弱虚损之证。

【方解】 山药之功效，一味薯蓣饮后曾详言之。至治泄泻，必变饮为粥者，诚以山药，其性收涩，汁本稠黏，若更以之作粥，则稠黏之力愈增，大有留恋肠胃之功也。张锡纯谓："山药脾肾双补，在上能消，在下能固，利小便而止大便，真良药也。"

【衷中参西医案摘录】 一妇人，年三十余。泄泻数月不止，病势垂危。遣人送信于其父母，其父将往瞻视，询方于愚。言从前屡次延医治疗，百药不效。因授以山药煮粥方，日服三次，两日全愈。又服数日，身亦康健。

一娠妇，日发痫风。其脉无受娠滑象，微似弦而兼数。知阴分亏损，血液短少也。亦俾煮山药粥服之即愈。又服数次，永不再发。

奉天大东关，关氏少妇，素有痨疾。因产后暴虚，喘嗽大作。治以此粥，日服两次，服至四五日，喘嗽皆愈。又服数日，其痨疾自此除根。

奉天大东关，学校教员郑子绰之女，年五岁。秋日为风寒所束，心中发热。医者不知用辛凉表散，而纯投以苦寒之药，连服十余剂，致脾胃受伤。大便滑泻，月余不止，而上焦之热益炽。医者皆辞不治，始求愚为诊视。其形状羸弱已甚，脉象细微浮数，表里俱热，时时恶心，不能饮食，昼夜犹泻十余次。治以此粥，俾随便饮之，日四五次，一次不过数羹匙，旬日全愈。

薯蓣鸡子黄粥

【方歌】

> 山药熬粥后　调入鸡子黄
>
> 补脾肾涩肠　泄泻服之良

【组成】　生怀山药（轧细，过罗）一斤　熟鸡子黄三枚

【用法】　山药每服用药七八钱，或至一两，和凉水调入锅内，置炉上，不住以箸搅之，二三沸，即成粥服之。遂俾用鸡子数枚煮熟，取其黄捏碎，调粥中服之。

【功用】　补脾肾，涩肠。

【主治】　泄泻久，而肠滑不固者。

【方解】　山药脾肾双补，性本收涩，故煮粥食之，其效更捷；鸡子黄有固涩大肠之功，且较鸡子白易消化也。二者相伍，共奏补脾益肾、涩肠止泻之功。

【衷中参西医案摘录】　一人，年近五旬。泄泻半载不愈，羸弱已甚。遣人来询方，言屡次延医服药，皆分毫无效，授以薯蓣粥方。数日又来，言服之虽有效验，泻仍不止。遂俾用鸡子数枚煮熟，取其黄

捏碎，调粥中服之，两次而愈。盖鸡子黄，有固涩大肠之功，且较鸡子白易消化也。以后此方用过数次，皆随手奏效。

　　附：河间刘君仲章，久仕鄂，年五十余岁。漏疮甚剧，屡治不痊，后兼泄泻不止，盖肠滑不固，故医药无灵。诊其脉甚小弱，渐已成痨。嘱其用薯蓣鸡子黄粥，一剂泻止，三服，精神焕发。十数日后，身体复原。此后凡遇虚泻久不愈者，用之屡收特效。（直隶青县张相臣治验）

薯蓣芣苢粥

【方歌】
　　　薯蓣芣苢粥　滑泻服之验
　　　滋阴补脾肾　又可利小便

【组成】　生山药（轧细）一两　生车前子四钱

【用法】　上二味，同煮作稠粥服之，一日连服三次。治虚劳有痰者，车前子宜减半。

【功用】　滋阴补肾，利湿止泻。

【主治】　阴虚肾燥，小便不利，大便滑泻，兼治虚劳有痰作嗽。

【方解】　山药能固大便，而阴虚小便不利者服之，又能利小便。车前子能利小便，而性兼滋阴，可为补肾药之佐使，又能助山药以止大便。况二药皆汁浆稠黏，同作粥服之，大能留恋肠胃，是以效也。治虚劳痰嗽者，车前宜减半。盖用车前者，以其能利水，即能利痰，且性兼滋阴，于阴虚有痰者尤宜。而仍不敢多用者，恐水道过利，亦能伤阴分也。

　　编者按： 益脾饼、薯蓣粥、薯蓣鸡子黄粥、薯蓣苤苜粥皆药食双疗之方。

加味天水散

【方歌】

　　　　加味天水散　清暑滋阴效

　　　　山药滑石草　暑湿施之好

【组成】　生山药一两　滑石六钱　甘草三钱

【用法】　水煎服。

【功用】　清暑滋阴，利湿止泻。

【主治】　暑日泄泻不止，肌肤烧热，心中燥渴，小便不利，或兼喘促。小儿尤多此证，用此方更佳。

【方解】　此久下亡阴，又兼暑热之证也。故方中用天水散以清溽暑之热。而甘草分量，三倍原方（原方滑石六，甘草一，故亦名六一散），其至浓之味，与滑石之至淡者相济，又能清阴虚之热。又重用山药之大滋真阴、大固元气者以参赞之。真阴足，则小便自利；元气固，则泄泻自止。且其汁浆稠黏，与甘草之甘缓者同用，又能逗留滑石，不至速于淡渗。俾其清凉之性由胃输脾，由脾达肺，水精四布，下通膀胱，则周身之热与上焦之燥渴喘促，倏然顿除。

　　小儿少阳之体，最不耐热，故易伤暑。而饮食起居，喜寒凉，故又易泄泻。泻久则亡阴作热，必愈畏暑气之热，病热循环相因，所以治之甚难也。此方药止三味而用意周匝，内伤外感兼治无遗。一两剂后，暑热渐退，即滑石可以渐减，随时斟酌用之，未有不应手奏效者。小儿暑月泻久，虚热上逆，与暑热之气相并，填塞胃口，恒至恶心呕吐，不受饮食。此方不但清暑滋阴、和中止泻，其重坠之性，又能镇胃安冲，使上逆之热与暑气之热，徐徐下行，自小便出，其恶心呕吐自止，

加味四神丸

【方歌】

四神故纸萸　　加味椒黄须

肉蔻五味子　　姜枣为丸服

温肾暖脾剂　　五更肾泄宜

【组成】 补骨脂（酒炒）六两　吴茱萸（盐炒）三两　五味子（炒）四两　肉豆蔻（面裹煨）四两　花椒（微焙）一两　生硫黄六钱　大枣八十一枚　生姜（切片）六两

【用法】 先煮姜十余沸，入枣同煮，至烂熟去姜，余药为细末，枣肉为丸，桐子大。

【功用】 温肾暖脾，固肠止泻。

【主治】 黎明腹疼泄泻。

【方解】 黎明泄泻又称肾泄、五更泻、鸡鸣泻。人禀天地之气而生，人身一小天地也。天地之一阳生于子，故人至夜半之时，肾系命门之处，有气息息萌动，即人身之阳气也。至黎明寅时，为三阳之候，人身之阳气，亦应候上升，自下焦而将达中焦，其人或元阳之根柢素虚，当脐之处，或兼有凝寒遮蔽，即互相薄激，致少腹作疼。久之阳气不胜凝寒，上升之机转为下降，大便亦即溏下，此黎明作泻之所由来也。夫下焦之阳气少火也，即相火也，其火生于命门，而寄于

肝胆。故四神方中，用补骨脂辛苦大温，补命门之火以温养脾土，吴茱萸辛苦大热以补肝胆，温暖肝脾肾以散阴寒，此培火之基也。然泻者关乎下焦，实又关乎中焦，故又用肉豆蔻之辛温者，以暖补脾胃，且其味辛而涩，协同五味之酸收者，又能固涩大肠，摄下焦气化。生姜暖胃散寒，大枣补脾养胃，且姜、枣同煎，而丸以枣肉，使辛甘化合，自能引下焦之阳，以达于中焦。然此药病轻者可愈，病重者服之，间或不愈，以其补火之力犹微也，故又加花椒、硫黄之大补元阳者以助之，而后药力始能胜病也。

坎中丹

【方歌】

坎中用硫黄　赤石脂涩肠

温肾助命火　五更肾泄宜

【组成】　硫黄（用纯黄者）一两　赤石脂一两

【加减】　若以治女子血海虚寒不孕者，宜于方中加炒熟小茴香末二钱。

【用法】　共为细末和匀，每服五分，食前服，一日两次。不知则渐渐加多，以服后移时微觉温暖为度。

【功用】　补助相火，温肾暖脾，涩肠止泻。

【主治】　下焦寒凉泄泻及五更泻。

【方解】　下焦寒凉泄泻及五更泻者，皆系命门相火虚衰。确能补助相火之药，莫如硫黄，且更莫如生硫黄。为其石质之药，沉重下达耳，不经水煮火烁，而其热力全也（硫黄无毒，其毒即其热，故可生用）。然愚向用硫黄治寒泻证，效者固多，兼有服之泻更甚者，因本草原谓其大便润、小便长，岂以其能润大便即可作泻乎。于可用硫黄时，于石质药中，择一性温且饶有收涩之力者佐之（赤石脂），即无斯弊。

或问：五更泻证，虽一日大便止此一次，久则身体必然虚弱，其故何也？答曰：人身之气化与天地同，一日之阳气生于子时，是以人当夜半之时，身中之阳气即由肾徐徐上升；五更寅时，乃三阳出土之时，肾中上升之阳已达中焦，乃因阳微力弱，不能透过中焦，遂复转而下降，以成五更泄泻。夫人身之气化，原朝升暮降，以随天地气化之自然，而后脏腑始调和无病。非然者，则脏腑中之气化，上下不能相济，其人将何以堪乎？是知五更泄泻，原为紧要之证，不可不急为治愈也。

15. 治痰饮方

理饮汤

【方歌】

　　张氏理饮汤　橘红朴芍姜

　　苓桂术甘剂　温阳化饮去

【组成】　白术四钱　干姜五钱　桂枝尖二钱　炙甘草二钱　茯苓片二钱　生杭芍二钱　橘红钱半　川厚朴钱半

【加减】　服数剂后，饮虽开通，而气分若不足者，酌加生黄芪数钱。

【用法】　水煎服。

【功用】　通阳化饮，健脾利湿。

【主治】　心肺阳虚，致脾湿不升，胃郁不降，饮食不能运化精微，亦为饮邪，停于胃口为满闷，溢于膈上为短气，渍满肺窍为喘促，滞腻咽喉为咳吐黏涎；甚或阴霾布满上焦，心肺之阳不能畅舒，转郁而作热。或阴气逼阳外出为身热，迫阳气上浮为耳聋，然脉必弦迟细弱方可。

【方解】　心肺阳虚，不能宣通脾胃，致多生痰饮。脾胃属土若地，心肺临上，正当太阳。阳气宣通，天光下照，胃中水谷运化，清升浊降。惟心肺阳虚，不能离照当空，脾胃失其宣通，饮食停滞，若阴雾污淖，则痰饮生。痰饮郁塞上焦则胸闷，渍满肺窍则喘，阻遏心肺阳气四布则热。方中桂枝、干姜以助心肺之阳而宣通之；白术、茯苓、甘草以理脾胃之湿而淡渗之；厚朴，叶天士谓"厚朴多用则破气，少用则通阳"，欲借温通之性降胃通阳；橘红，助白术、茯苓、甘草以利痰饮。白芍，滋肝阴、敛虚火，况其善利小便，小便利而痰饮自减乎。全方共奏通阳化痰、健脾利湿之效。

【衷中参西医案摘录】 一妇人，年三十许。身形素丰，胸中痰涎郁结，若碍饮食，上焦时觉烦热，偶服礞石滚痰丸有效，遂日日服之。初则饮食加多，继则饮食渐减，后则一日不服，即不能进饮食。又久服之，竟分毫无效，日仅一餐，进食少许，犹不能消化。且时觉热气上腾，耳鸣欲聋，始疑药不对证。求愚诊治，其脉象浮大，按之甚软。愚曰："此证心肺阳虚，脾胃气弱，为服苦寒攻泻之药太过，故病证脉象如斯也。"拟治以理饮汤。病家谓，从前医者，少用桂、附即不能容受，恐难再用热药。愚曰："桂、附原非正治心肺脾胃之药，况又些些用之，病重药轻，宜其不受。若拙拟理饮汤，与此证针芥相投，服之必无他变。若畏此药，不敢轻服，单用干姜五钱试服亦可。"病家依愚言，煎服干姜后，耳鸣即止，须臾觉胸次开通。继投以理饮汤；服数剂，心中亦觉凉甚。将干姜改用一两，又服二十余剂，病遂除根。

一妇人，年四十许。上焦满闷烦躁，思食凉物，而偶食之，则满闷益甚，且又黎明泄泻。日久不愈，满闷益甚，将成鼓胀。屡次延医服药，多投以半补半破之剂，或佐以清凉，或佐以收涩，皆分毫无效。后愚诊视，脉象弦细而迟。知系寒饮结胸，阻塞气化。欲投以理饮汤，病家闻而迟疑，似不敢服。亦俾先煎干姜数钱服之，胸中烦躁顿除。为其黎明泄泻，遂将理饮汤去厚朴、白芍，加生鸡内金钱半，补骨脂三钱，连服十余剂，诸病皆愈。

一妇人，年近五旬，常觉短气，饮食减少。屡次延医服药，或投以宣通，或投以升散，或投以健补脾胃，兼理气之品，皆分毫无效，浸至饮食日减，羸弱不起，奄奄一息，延愚诊视。其脉弦细欲无，频吐稀涎。询其心中，言觉有物杜塞胃口，气不上达，知其为寒饮凝结也。遂投以理饮汤，方中干姜改用七钱，连服三剂，胃口开通。又觉呼吸无力，遂于方中加生黄芪三钱，连服十余剂，病全愈。方书谓，饮为水之所结，痰为火之所凝，是谓饮凉而痰热也。究之饮证，亦自分凉热。其热者，多由于忧思过度，甚则或至癫狂，虽有饮而恒不外吐。其凉者，则由于心肺阳虚，如方名下所言种种诸情状。且其证，时吐稀涎，常觉短气，饮食廉少，是其明征也。

邑韩蕙圃医学传家，年四十有四，偶得奇疾。卧则常常发搐，旋发旋止，如发寒战之状，一呼吸之间即愈。即不发搐时，人偶以手抚之，又辄应手而发。自治不效，广求他医治疗皆不效。留连半载，病势浸增。后愚诊视，脉甚弦细，询其饮食甚少，知系心肺脾胃阳分虚惫，不能运化精微，以生气血。血虚不能荣筋，气虚不能充体，故发搐也。必发于卧时者，卧则气不顺也。人抚之而辄发者，气虚则畏人按也。授以理饮汤方数剂，饮食加多，搐亦见愈。二十剂后，病不再发。

理痰汤

【方歌】

锡纯理痰汤　芡实夏陈襄
芝麻柏仁俱　苓芍小便利
降逆兼理气　痰湿自能去

【组成】 生芡实一两　清半夏四钱　黑芝麻（炒捣）三钱　柏子仁（炒捣）二钱　生杭芍二钱　陈皮二钱　茯苓片二钱

【用法】 水煎服。

【功用】 降胃敛肾。

【主治】 痰涎郁塞胸膈，满闷短气。或渍于肺中为喘促咳逆；停于心下为惊悸不寐；滞于胃口为胀满哕呃；溢于经络为肢体麻木或偏枯；留于关节，着于筋骨为俯仰不利、牵引作痛；随逆气肝火上升为眩晕不能坐立。

【方解】 痰湿之证，多由脾肺功能失调所致。脾为生痰之源，肺为贮痰之器，脾失健运，则停湿生痰。世医治痰，习用宋《局方》二陈汤，谓为治痰之总剂。而寿甫治痰独出机杼，灵活化裁，颇具特色，他认为："二陈汤能治痰之标，不能治痰之本，痰之标在胃，痰之本原在肾。肾主闭藏，以膀胱为腑者也。其闭藏之力，有时不固，必注其气于膀胱。膀胱膨胀，不能空虚若谷，即不能吸引胃中水饮，速于下行而为小便，此痰之所由来也。又肾之上为血海，奇经之冲脉也。其脉上隶阳明，下连少阴。为其下连少阴也，故肾中气化不摄，则冲气易于上干。为其上隶阳明也，冲气上干，胃气亦多上逆，不能息息下行以运化水饮，此又痰之所由来也。"

方中半夏为君，以降冲胃之逆。即重用芡实，以收敛冲气，更以收敛肾气，而厚其闭藏之力。肾之气化治，膀胱与冲之气化，自无不治，痰之本原清矣。用芝麻、柏实者，润半夏之燥，兼能助芡实补肾。用芍药、茯苓者，一滋阴以利小便，一淡渗以利小便也。用陈皮者，非借其化痰之力，实借其行气之力，佐半夏以降逆气，并以行芡实、芝麻、柏实之滞腻。

【衷中参西医案摘录】 友人毛仙阁，曾治一妇人，年四十余。上盛下虚，痰涎壅滞，饮食减少，动则作喘。他医用二陈汤加减治之，三年，病转增剧。后延仙阁诊视，投以此汤，数剂病愈强半。又将芡实减去四钱，加生山药五钱，连服二十余剂，痰尽消，诸病皆愈。至今数年，未尝反复。

仙阁又尝治一少妇，患痫风。初两三月一发，浸至两三日一发。脉滑体丰，知系痰涎为羔。亦治以此汤，加赭石三钱，数剂竟能拔除病根。后与愚觌面述之，愚喜曰："向拟此汤时，原不知能治痫风，经兄加赭石一味，即建此奇功，大为此方生色矣。"

按： 此方若治痫风，或加朱砂，或加生铁落，或用磨刀水煎药，皆可。

龙蚝理痰汤

【方歌】
> 龙蚝理痰汤　赭石朴硝尝
>
> 夏陈茯苓芍　芝麻柏仁炒
>
> 肾虚痰上扰　此方用之好

【组成】 清半夏四钱　生龙骨（捣细）六钱　生牡蛎（捣细）六钱　生赭石（轧细）三钱　朴硝二钱　黑芝麻（炒捣）三钱　柏子仁（炒捣）三钱　生杭芍三钱　陈皮二钱　茯苓二钱

【用法】 水煎服。

【功用】 宁心固肾，降逆清痰，滋阴润燥。

【主治】 因思虑生痰，因痰生热，神志不宁。

【方解】 此方即理痰汤，以龙骨、牡蛎代芡实，又加赭石、朴硝而成。主治思虑生痰，因痰生热，神志不宁。肾虚，冲气挟痰气上冲，而乱心之神明，乃虚而兼实之痰。心肾，原为相助为理。肾虚则水精不能上输以镇心，而心易生热，是由肾而病及心；心因思虑过度生热，必暗吸肾之真阴以自救，则肾易亏耗，由心而病及肾。于是心肾交病，思虑愈多，热炽液凝，痰涎壅滞。方中龙骨、牡蛎，能开痰亦能补虚，宁心固肾，安神清热。二药并用，陈修园又称为治痰之神品，犹恐痰涎过盛，消之不能尽，又加赭石、朴硝以引之下行。半夏降冲胃之逆。芝麻、柏仁润半夏之燥，补肾。白芍、茯苓滋阴、淡渗利小便。陈皮佐半夏降逆，并行芝麻、柏仁之滞腻。

【衷中参西医案摘录】 一人，年三十余。常觉胆怯，有时心口或少腹动后，须臾觉有气起自下焦，上冲胸臆，郁而不伸，连作呃逆，脖项发热，即癫狂唱呼。其夹咽两旁内，突起若瘰疬，而不若瘰疬之硬。且精气不固，不寐而遗，上焦觉热，下焦觉凉。其脉左部平和，微嫌无力，右部直上直下（李士材《脉诀》云直上直下，冲脉昭昭），仿佛有力，而按之非真有力。从前屡次医治皆无效。此肾虚，致冲气挟痰上冲，乱其心之神明也。投以此汤，减厚朴之半，加山萸肉五钱，数剂诸病皆愈，惟觉短气。知系胸中大气下陷，投以拙拟升陷汤，去升麻、柴胡，加桂枝尖二钱，两剂而愈。盖此证，从前原有逆气上干，升麻、柴胡能升大气，恐兼升逆气，桂枝则升大气，兼降逆气，故以之代升、柴也。

一媪，年六十二，资禀素羸弱。偶当外感之余，忽然妄言妄见，惊惧异常，手足扰动，饥渴不敢饮食，少腹塌陷，胸膈突起。脉大于平时一倍，重按无力。知系肝肾大虚，冲气上逆，痰火上并，心神扰乱也。投以此汤，去朴硝，倍赭石，加生山药、山萸肉、生地黄各六钱，又磨取铁锈水煎药，一剂即愈。又服一剂，以善其后。

健脾化痰丸

【方歌】

　　　健脾化痰丸　　白术内金研

　　　炼蜜和丸服　　脾健痰湿蠲

【组成】　生白术二两　生鸡内金（去净瓦石糟粕）二两

【用法】　上药二味，各自轧细过罗，各自用慢火焙熟（不可焙过），炼蜜为丸，梧桐子大。每服三钱，开水送下。

【功用】　健脾，燥湿，化痰。

【主治】　脾胃虚弱，不能运化饮食，以至生痰。

【方解】　脾为生痰之源，肺为贮痰之器，脾胃虚弱，失其健运，停湿生痰。方中白术纯禀土德，为健补脾胃之主药，然土性壅滞，故白术多服久服，亦有壅滞之弊；有鸡内金之善消瘀积者以佐之，则补益与宣通并用。俾中焦气化，壮旺流通，精液四布，清升浊降，痰之根柢蠲除。

　　此方不但治痰甚效，凡廉于饮食者，服之莫不饮食增多。且久服之，并可消融腹中一切积聚。初拟此方时，原和水为丸。而久服者，间有咽干及大便燥结之时，后改用蜜丸，遂无此弊。

期颐饼

【方歌】

　　　胸闷痰气郁　　期颐饼能医

　　　芡实鸡内金　　面糖和之匀

【组成】 生芡实六两　生鸡内金三两　白面半斤　白砂糖不拘多少

【用法】 先将芡实用水淘去浮皮，晒干，轧细，过罗。再将鸡内金（中有瓦石糟粕去净，分量还足）轧细，过罗，置盒内浸以滚水，半日许。再入芡实、白糖、白面，用所浸原水，和作极薄小饼，烙成焦黄色，随意食之。然芡实、鸡内金须自监视，如法制好，不可委之于坊间也。

【功用】 健脾化积，敛冲固气。

【主治】 老人气虚不能行痰，致痰气郁结，胸次满闷，胁下作疼。凡气虚痰盛之人，服之皆效，兼治疝气。

【方解】 方中鸡内金补助脾胃，大能运化饮食，消磨瘀积。食化积消，痰涎自除。再者，老人痰涎壅盛，多是下焦虚惫，气化不摄，痰涎随气上泛。芡实大能敛冲固气，统摄下焦气化。且与麦面同用，一补心，一补肾，使心肾相济，水火调和，而痰气自平。

凡补气之药，久服转有他弊，此方所用药品，二谷食（芡实、白面）一肉食（鸡内金），复以砂糖调之，可作寻常服食之物，与他药饵不同。且食之，能令人饮食增多，则气虚者自实也。

此方去芡实，治小儿疳积痞胀、大人癥瘕积聚。

编者按：期颐饼亦药食双疗之方。

明矾汤

【方歌】

一味明矾汤　热痰服之良

【组成】 生白矾二钱

【用法】 化水饮之。

【功用】 化痰。

【主治】 顽痰、热痰。脉左手沉濡，右三部皆无。

【方解】 白矾性寒，归肺、肝、脾、大肠，能清化痰涎，故对顽痰、热痰杜塞者服之有效。

16. 治癫狂方

荡痰汤

【方歌】

荡痰赭石黄　硝夏郁金尝

癫狂失心证　脉滑实者用

【组成】生赭石（轧细）二两　大黄一两　朴硝六钱　清半夏三钱　郁金三钱

【用法】水煎服。

【功用】泻火荡痰，解郁清心。

【主治】癫狂失心，脉滑实者。

【方解】癫狂之证，乃痰火上泛，瘀塞其心与脑相连窍络，以致心脑不通，神明皆乱。故方中重用赭石，借其重坠之力，摄引痰火下行；大黄苦寒，荡涤实热，开痰火下行之路；朴硝软坚润燥，使结滞之伏痰清解而下泄；半夏燥湿化痰；郁金辛散苦泄，能解郁开窍，且其性寒，兼有清心之功，故对于癫狂失心、脉滑实者尤宜。

荡痰加甘遂汤

【方歌】

荡痰赭石黄　硝夏郁金尝

顽痰凝结甚　加遂病能医

【组成】　生赭石（轧细）二两　大黄一两　朴硝六钱　清半夏三钱　郁金三钱　甘遂末二钱

【用法】　凡用甘遂，宜为末，水送服，或用其末，调药汤中服。若入汤剂煎服，必然吐出。又凡药中有甘遂，不可连日服之，必隔两三日方可再服，不然亦多吐出。

禁忌：其性与甘草相反，用者须切记。

【功用】　泻火逐痰，解郁清心。

【主治】　癫狂失心，脉滑实者。顽痰凝结之甚者，非其证大实不可轻投。

【方解】　癫狂之证，乃痰火上泛，瘀塞其心与脑相连窍络，以致心脑不通，神明皆乱。故方中重用赭石，借其重坠之力，摄引痰火下行，俾窍络之塞者皆通，则心与脑能相助为理，神明自复其旧。且能镇甘遂使之专于下行，不至作呕吐也。大黄苦寒，荡涤实热，开痰火下行之路；朴硝咸寒属水，为心脏对宫之药，以水胜火，以寒胜热，能使心中之火热消解无余，心中之神明，自得其养，非仅取朴硝之能开痰也。半夏燥湿化痰；郁金辛散苦泄，能解郁开窍，且其性寒，兼有清心之功；甘遂性猛烈走窜，能逐痰涎，后世本草，称其以攻决为用，为下水之圣药。痰亦水也，故其行痰之力，亦百倍于他药。

调气养神汤

【方歌】

调气养神汤　龙牡元肉菖

柏仁远志砂　地冬甘松加

麦芽舒肝气　铁锈水煎宜

【组成】 龙眼肉八钱　柏子仁五钱　生龙骨（捣碎）五钱　生牡蛎（捣碎）五钱　远志（不炙）二钱　生地黄六钱　天门冬四钱　甘松二钱　生麦芽三钱　菖蒲二钱　甘草钱半　镜面朱砂（研细用头次煎药汤，两次送服）三分

【用法】 磨取铁锈浓水煎药，服之。

【功用】 养神明，滋心血，理肝气，清虚热。

【主治】 其人思虑过度，伤其神明。或更因思虑过度，暗生内热，其心脏之血消耗日甚，以至心火肝气上冲头部，扰乱神经，致神经失其所司，知觉错乱，以是为非，以非为是，而不至于疯狂过甚者。

【方解】 方中龙眼肉色赤入心，且多津液，最能滋补血分，兼能保和心气之耗散，故以之为主药；柏树杪向西北，禀金水之精气，其实采于仲冬，饱受霜露，且多含油质，故善养肝，兼能镇肝（水能养木，金能镇木）。又与龙骨、牡蛎之善于敛戢肝火、肝气者同用，则肝火、肝气自不挟心火上升，以扰乱神经也；用生地黄者，取其能泻上焦之虚热，更能助龙眼肉生血也；用天门冬者，取其凉润之性，能清心宁神，即以开燥痰也；用远志、菖蒲者，取其能开心窍、利痰涩，且能通神明也；用朱砂、铁锈水者，以其能镇安神经，又能定心平肝也；用生麦芽者，诚以肝为将军之官，中寄相火，若但知敛之镇之，或激动其反应之力，故又加生麦芽，以将顺其性。盖麦芽炒用能消食，生用则善舒肝气也。至于甘松，用之以清热、开瘀、逐痹；俾虚热得清、肝气得舒、心血得滋、神明得靖，则诸证自除。

17. 治大气下陷方

升陷汤

【方歌】

　　　升陷黄芪须　　升柴桔梗知

　　　大气下陷证　　服之功独胜

【组成】　生箭芪六钱　知母三钱　柴胡一钱五分　桔梗一钱五分　升麻一钱

【加减】　气分虚极下陷者，酌加人参数钱，或再加山萸肉（去净核）数钱，以收敛气分之耗散，使升者不至复陷更佳。若大气下陷过甚，至少腹下坠，或更作疼者，宜将升麻改用钱半，或倍作二钱。

【用法】　水煎服。

【功用】　益气升陷。

【主治】　胸中大气下陷，气短不足以息，或努力呼吸，有似乎喘，或气息将停，危在顷刻。其兼证或有寒热往来、咽干作渴、满闷怔仲、神昏健忘等症。脉沉迟微弱，关前尤甚。其剧者，或六脉不全，或参伍不调。

【方解】　人之大气，斡旋全身，为诸气之纲领。寿甫创升陷汤，阐发大气理论，乃张氏学术上一大贡献。方中以黄芪为主，因黄芪既善补气，又善升气。且其质轻松，与胸中大气有同气相求之妙，惟其性稍热，故以知母之凉润者济之，寒热同调；知母原不甚寒，亦不甚苦，常与黄芪配伍，百用不厌，实为独创。用黄芪补气之方，恐有热不受者，亦恒辅以知母。凡阴虚有热之证，于方中重用黄芪配知母，莫不随手奏效。黄芪温升补气，乃将雨时上升之阳气也；知母凉润滋阴，乃将雨时四合之阴云也。二药并用，大具阳升阴应云行雨施之妙。又黄芪大补肺气，以益肾水之源，使气旺自能生水，而知母又能滋肺中津液，俾阴阳不至偏胜。故以知母凉润，佐黄芪之温热，是配伍的主要目的。尤二药等分用之，可久服不伤正，又无寒热偏胜之弊也。

黄芪与柴胡伍用一法，书中介绍甚少。仅就片语论述也可受益，黄芪性温而升，少佐柴胡理气之品，借以补肝气。因肝气素喜条达者宜升发，运用黄芪有同气相求之妙用，二药并用，覆杯之顷，即见效验，甚为莫测。医者用黄芪补气，升提时用升麻，而张氏重视与柴胡伍用。因升麻升发肝气之力过猛，恐气过而致阳亢，非但治病而致病，此乃医之过也。柴胡为少阳之药，能引大气之陷者自左上升。升麻为阳明之药，能引大气之陷者自右上升，二者相伍，可升提举陷。桔梗为药中之舟楫，能载诸药之力上达胸中，用为向导。对气分虚极者，酌加人参以加强益气之力，或更加萸肉以收敛气分之耗散。若少腹下坠或更作疼，其人大气直陷至九渊，必需升麻之大力者，以升提之，故又加升麻五分或倍作二钱。方中之用意如此，随时要灵活加减，临证须善于变通。

【衷中参西医案摘录】 有兄弟二人，其兄年近六旬，弟五十余。冬日畏寒，共处一小室中，炽其煤火，复严其户牖。至春初，二人皆觉胸中满闷，呼吸短气。盖因户牖不通外气，屋中氧气全被煤火着尽，胸中大气既乏氧气之助，又兼受碳气之伤，日久必然虚陷，所以呼吸短气也。因自觉满闷，医者不知病因，竟投以开破之药。迨开破益觉满闷，转以为药力未到，而益开破之。数剂之后，其兄因误治，竟至不起。其弟服药亦增剧，而犹可支持，遂延愚诊视。其脉微弱而迟，右部尤甚，自言心中发凉，小腹下坠作疼，呼吸甚觉努力。知其胸中大气下陷已剧，遂投以升陷汤，升麻改用二钱，去知母，加干姜三钱。两剂，少腹即不下坠，呼吸亦顺。将方中升麻、柴胡、桔梗，皆改用一钱，连服数剂而愈。

一人，年二十余。因力田劳苦过度，致胸中大气下陷。四肢懒动，饮食减少，自言胸中满闷。其实非满闷，乃短气也。粗人不善述病情，往往如此。医者不能自审病因，投以开胸理气之剂，服后增重。又改用半补半破之剂，两剂后，病又见重。又延他医，投以桔梗、当归、木香各数钱，病大见愈，盖全赖桔梗，升提气分之力也。医者不知病愈之由，再服时，竟将桔梗易为苏梗，升降异性，病骤反复。自此不敢服药，迟延二十余日，病势垂危，喘不能卧，昼夜倚壁而坐，假寐片时，气息即停，心下突然胀起，急呼醒之，连连喘息数口，始觉气息稍续，倦极偶卧片时，觉腹中重千斤，不能转侧，且不敢仰卧。延愚诊视，其脉乍有乍无，寸关尺三部，或一部独见，或两部同见，又皆一再动而止，此病之危，已至极点。因确知其为大气下陷，遂放胆投以生箭芪一两，柴胡、升麻、萸肉（去净核）各二钱。煎服片时，腹中大响一阵，有似昏愦苏息，须臾恍然醒悟，自此呼吸复常，可以安卧，转侧轻松。其六脉皆见，仍有雀啄之象。自言百病皆除，惟觉胸中烦热。遂将方中升麻、柴胡，皆改用钱半，又加知母、玄参各六钱，服后脉遂复常，惟左关参伍不调，知其气分之根柢犹未实也。遂改用野台参一两，玄参、天冬、麦冬（带心）各三钱，两剂全愈。

或问：喘者皆系气上逆，而不能下达。此证系胸中大气下陷，何以亦作喘乎？答曰：人之胸中大气，实司肺脏之呼吸，此证因大气下陷过甚，呼吸之机关将停，遂勉强鼓舞肺脏，努力呼吸以自救，其迫促之形有似乎喘，而实与气逆之喘有天渊之分。观此证假寐之时，肺脏不能努力呼吸，气息即无，其病情可想也。设以治气逆作喘者治此证，以治此证之喘者治气逆作喘，皆凶危立见。临证者当细审之。

按：大气下陷之甚者，其努力呼吸，迫促异常之状，与喘之剧者，几无以辨。然喘证无论内伤外感，其剧者必然肩息（《内经》谓喘而肩动者为肩息）；大气下陷者，虽至呼吸有声，必不肩息。盖肩息者，因喘者之吸气难；不肩息者，因大气下陷者之呼气难也。欲辨此证，可作呼气难与吸气难之状，以默自体验，临证自无差谬。又喘者之脉多数，或有浮滑之象，或尺弱寸强；大气下陷之脉，皆与此成反比例，尤其明征也。

一人，年四十八。素有喘病，薄受外感即发，每岁反复二三次。医者投以小青龙加石膏汤辄效。一日反复甚剧，大喘昼夜不止。医者投以从前方两剂，分毫无效。延愚诊视，其脉数至六至，兼有沉濡之象。疑其阴虚不能纳气，故气上逆而作喘也。因其脉兼沉濡，不敢用降气之品。遂用熟地黄、生山药、枸杞、玄参大滋真阴之品，大剂煎汤，送服人参小块二钱。连服三剂，喘虽见轻，仍不能止。复诊视时，见令人为其捶背，言背常发紧，捶之则稍轻，呼吸亦稍舒畅。此时，其脉已不数，仍然沉濡。因细询此次反复之由，言曾努力搬运重物，当时即觉气分不舒，迟二三日遂发喘。乃恍悟，此证因阴虚不能纳气，故难于吸。因用力太过，大气下陷，故难于呼。其呼吸皆须努力，故呼吸倍形迫促。但用纳气法治之，止治其病因之半，是以其喘亦止愈其半也。遂改用升陷汤，方中升麻、柴胡、桔梗，皆不敢用，以桂枝尖三钱代之。又将知母加倍，再加玄参四钱，连服数剂全愈。

按：此证虽大气下陷，而初则实兼不纳气也。升麻、柴胡、桔梗虽能升气，实与不纳气之证有碍，用之恐其证仍反复。惟桂枝性本条达，能引脏腑之真气上行，而又善降逆气。仲景苓桂术甘汤，用之以治短气，取其能升真气也。桂枝加桂汤，用之以治奔豚，取其能降逆气也。且治咳逆上气吐吸（喘也），《本经》原有明文。既善升陷，又善降逆，用于此证之中，固有一无二之良药也。

或问：桂枝一物耳，何以既能升陷又能降逆？答曰：其能升陷者，以其为树之枝，原在上，桂之枝又直上而不下垂，且色赤属火，而性又温也；其能降逆者，以其味辛，且华于秋，得金气而善平肝木，凡逆气之缘肝而上者（逆气上升者多由于肝），桂枝皆能镇之。大抵最良之药，其妙用恒令人不测。

一人，年二十余。动则作喘，时或咳嗽。医治数年，病转增剧，皆以为痨疾不可治。其脉非微细，而指下若不觉其动。知其大气下陷，不能鼓脉外出，以成起伏之势也。投以升陷汤，加人参、天冬各三钱，连服数剂而愈。其父喜曰："族人向有患此证者，四年而亡。今此子病已三年，得遇先生而愈，是果何处得此神方，而能挽回人命也？"因其病久，俾于原方中减去升麻，为末炼蜜作丸药，徐服月余，以善其后。

一人，年二十四。胸中满闷，昼夜咳嗽，其咳嗽时，胁下疼甚。诊其脉象和平，重按微弦无力。因其胁疼，又兼胸满，疑其气分不舒，少投以理气之药；为其脉稍弱，又以黄芪佐之，而咳嗽与满闷益甚，又兼言语声颤动。乃细问病因，知其素勤稼穑，因感冒懒食，犹枵腹力作，以致如此。据此病因，宜又服理气之药不受，其为大气下陷无疑。遂投以升陷汤四剂，其病脱然。

一人，年四十许。失音半载，渐觉咽喉发紧，且常溃烂，畏风恶寒，冬日所着衣服，至孟夏犹未换。饮食减少，浸成虚劳。多方治疗，病转增剧。诊其脉，两寸微弱，毫无轩起之象，知其胸中大气下陷也。投以升陷汤，加玄参四钱，两剂咽喉即不发紧。遂减去升麻，又连服十余剂，诸病皆愈。

一人，年四十许。每岁吐血二三次，如此四年，似有一年甚于一年之势，其平素常常咳嗽，痰涎壅滞，动则作喘，且觉短气。其脉沉迟微弱，右部尤甚。知其病源系大气下陷，投以升陷汤，加生龙骨、生牡蛎、生地黄各六钱，又将方中知母改用五钱，连服三剂，诸病皆愈。遂减去升麻，又服数剂以善其后。

或问：吐血之证，多由于逆气上干而血随气升。此证既大气下陷，当有便血、溺血之证，何以竟吐血乎？答曰：此证因大气陷后，肺失其养，痨嗽不已，以致血因嗽甚而吐出也。究之胸中大气，与上逆之气原迥异。夫大气为诸气之纲领，大气陷后，诸气无所统摄，或更易于上干。且更有逆气上干过甚，排挤胸中大气下陷者。至便血、溺血之证，由于大气下陷者诚有之，在妇女更有因之血崩者。又转有因大气下陷，而经血倒行，吐血、衄血者。是知大气既陷，诸经之气无所统摄，而或上或下错乱妄行，有不能一律论者。

或问：龙骨、牡蛎为收涩之品，大气陷者宜升提，不宜收涩。今方中重用二药皆至六钱，独不虑其收涩之性，有碍大气之升乎？答曰：龙骨、牡蛎最能摄血之本源。此证若但知升其大气，恐血随升气之药复妄动，于升陷汤中加此二药，所以兼顾其血也。且大气下陷后，虑其耗散，有龙骨、牡蛎以收敛之，转能辅升陷汤之所不逮。况龙骨善化瘀血（《本经》主癥瘕），牡蛎善消坚结，二药并用，能使血之未离经者永安其宅，血之已离经者尽化其滞。加于升陷汤中，以治气陷兼吐血之证，非至稳善之妙药乎！

按： 吐血证最忌升麻。此证兼吐血，服升陷汤时，未将升麻减去者，因所加之龙骨、牡蛎原可监制之，而服药之时，吐血之证犹未反复也。若恐升麻有碍血证时，亦可减去之，多加柴胡一钱。

一人，年四十余。小便不利，周身漫肿，自腰以下，其肿尤甚。上焦痰涎杜塞，剧时几不能息。咳嗽痰中带血，小便亦有血色。迁延半载，屡次延医服药，病转增剧。其脉滑而有力，疑是湿热壅滞，询之果心中发热。遂重用滑石、白芍以渗湿清热，佐以柴胡、乳香、没药以宣通气化。为其病久，不任疏通，每剂药加生山药两许以固气滋阴。又用药汁送服三七末二钱，以清其血分。数剂热退血减，痰涎亦少，而小便仍不利。偶于诊脉时，见其由卧起坐，因稍费力，连连喘息十余口，呼吸始顺。且其脉从前虽然滑实，究在沉分。此时因火退，滑实既减，且有濡象，恍悟此证确系大气下陷。遂投以升陷汤，知母改用六钱，又加玄参五钱，木通二钱，一剂小便即利。又服数剂，诸病全愈。

一人，年四十七。咳嗽短气，大汗如洗，昼夜不止，心中怔忡，病势危急。遣人询方，俾先用山萸肉二两煎服，以止其汗。翌日迎愚诊视，其脉微弱欲无，呼吸略似迫促。自言大汗虽止，而仍有出汗之时，怔忡见轻，仍觉短气。知其确系大气下陷，遂投以升陷汤，为其有汗，加生龙骨、牡蛎各五钱，三剂而愈。

一人，年二十。卧病两月不愈，精神昏愦，肢体酸懒，亦不觉有所苦。屡次延医诊视，莫审病情，用药亦无效。一日忽然不能喘息，张口呼气外出，而气不上达，其气蓄极之时，肛门突出，约二十呼吸之顷，气息方通。一昼夜之间，如此者八九次。诊其脉，关前微弱不起，知其大气下陷，不能司肺脏呼吸之枢机也。遂投以人参一两，柴胡三钱，知母二钱，一剂而呼吸顺。又将柴胡改用二钱，知母改用四钱，再服数剂，宿病亦愈。

按：此证卧病数月，气分亏损太甚，故以人参代黄芪。且此时系初次治大气下陷证，升陷汤方犹未拟出也。

又按：此证初得时，当系大气下陷，特其下陷未剧，故呼吸之间不觉耳。人参、黄芪皆补气兼能升气者也，然人参补气之力胜于黄芪，黄芪升气之力胜于人参。故大气陷而气分之根柢犹未伤者，当用黄芪；大气陷而气分之根柢兼伤损者，当用人参。是以气分虚极下陷者，升陷汤方后，曾注明酌加人参数钱也。

一妇人，年二十余。动则自汗，胸胁满闷，心中怔忡。其脉沉迟微弱，右部尤甚。为其脉迟，疑是心肺阳虚，而询之不觉寒凉，知其为大气下陷也。其家适有预购黄芪一包，且证兼自汗，升、柴亦不宜用，遂单用生黄芪一两煎汤，服后诸病皆愈。有习医者董生捷亭在座，疑而问曰："《本经》黄芪原主大风，有透表之力，生用则透表之力益大，与自汗证不宜。其性升而能补，有膨胀之力，与满闷证不宜。今单用生黄芪两许，而两证皆愈，并怔忡亦愈，其义何居？"答曰："黄芪诚有透表之力，故气虚不能逐邪外出者，用于发表药中即能得汗。若其阳强阴虚者，误用之则大汗如雨，不可遏抑。惟胸中大气下陷，致外卫之气无所统摄而自汗者，投以黄芪则其效如神。至于证兼满闷而亦用之者，确知其为大气下陷，呼吸不利而作闷，非气郁而作闷也。至于心与肺同悬胸中，皆大气之所包举，大气升则心有所依，故怔忡自止也。"继加桔梗二钱，知母三钱，又服两剂，以善其后。

一妇人，因临盆努力过甚，产后数日，胁下作疼，又十余日，更发寒热。其翁知医，投以生化汤两剂，病大见愈。迟数日，寒热又作。遂延他医调治，以为产后瘀血为恙，又兼受寒，于活血化瘀药中，重加干姜。数剂后，寒热益甚，连连饮水不能解渴。时当仲夏，身热如炙，又复严裹厚被，略以展动即觉冷气侵肤。后愚诊视，左脉沉细欲无，右脉沉紧，皆有数象。知其大气下陷，又为热药所伤也。其从前服生化汤觉轻者，全得芎䓖升提之力也。治以升陷汤，将方中知母改用八钱，又加玄参六钱，一剂而寒热已，亦不作渴。从前两日不食，至此遂能饮食。惟胁下微疼，继服拙拟理郁升陷汤，二剂全愈。

按：产后虽有实热，若非寒温外感之热，忌用知母而不忌用玄参，以玄参原为治产乳之药，《本经》有明文也。此证虽得之产后，时已逾月，故敢放胆重用知母。

或问：紧为受寒之脉，故《伤寒》麻黄汤证其脉必紧。此证既为热药所伤，何以其右脉沉紧？答曰：脉沉紧者，其脉沉而有力也。夫有力当作洪象，此证因大气下陷，虽内有实热，不能鼓脉作起伏之势，故不为洪而为紧，且为沉紧也。其独见于右部者，以所服干姜之热胃先受之也。

按：脉无起伏为弦，弦而有力，即紧脉也。若但弦则为寒矣。仲景《平脉篇》谓"双弦者寒，偏弦者饮"。究之饮为稀涎，亦多系因寒而成也。

一妇人，年三十余。得下痿证，两腿痿废，不能屈伸，上半身常常自汗，胸中短气，少腹下坠，小便不利，寝不能寐。延医治疗数月，病热转增。诊其脉细如丝，右手尤甚。知其系胸中大气下陷，欲为疏方，病家疑而问曰："大气下陷之说，从前医者皆未言及。然病之本源既为大气下陷，何以有种种诸证乎？"答曰：人之大气虽在胸中，实能统摄全身，今因大气下陷，全身无所统摄，肢体遂有废而不举之处，此两腿之所以痿废也。其自汗者，大气既陷外卫之气亦虚也。其不寐者，大气既陷神魂无所依附也。小便不利者，三焦之气化不升则不降，上焦不能如雾，下焦即不能如渎也。至于胸中短气，少腹下坠，又为大气下陷之明征也。遂治以升陷汤，因其自汗，加生龙骨、生牡蛎各五钱，两剂汗止，腿稍能屈伸，诸病亦见愈。继服拙拟理郁升陷汤数剂，两腿渐能着力。然痿废既久，病在筋脉，非旦夕所能脱然。俾用舒筋通脉之品，制作丸药，久久服之，庶能全愈。

一妇人，产后四五日，大汗淋漓，数日不止，形势危急，气息奄奄，其脉微弱欲无。问其短气乎？心中怔忡且发热乎？病人不能言而颔之。知其大气下陷，不能吸摄卫气，而产后阴分暴虚，又不能维系阳分，故其汗若斯之脱出也。遂用生黄芪六钱，玄参一两，山萸肉、生杭芍各五钱，桔梗二钱，一剂汗减，又服两剂，诸病皆愈。从前六七日未大便，至此大便亦通。

一妇人，年三十许。胸中满闷，不能饮食。医者纯用开破之药数剂，忽发寒热，脉变为迟。医者见脉迟，又兼寒热，方中加黄芪、桂枝、干姜各数钱，而仍多用破气之药。购药未服，愚应其邻家延请，适至其村，病家求为诊视，其脉迟而且弱。问其呼吸觉短气乎？答曰：今于服药数剂后，新添此证。知其胸中大气因服破气之药下陷。时医者在座，不便另为疏方。遂谓医曰：子方中所加之药，极为对证，然此对其胸中大气下陷，破气药分毫不可再用。遂单将所加之黄芪、桂枝、干姜煎服。寒热顿已，呼吸亦觉畅舒。后医者即方略为加减，又服数剂全愈。

一妇人，年二十余。资禀素羸弱，因院中失火，惊恐过甚，遂觉呼吸短气，心中怔忡，食后更觉气不上达，常作太息。其脉近和平，而右部较沉。知其胸中大气因惊恐下陷，《内经》所谓恐则气陷也。遂投以升陷汤，为心中怔忡，加龙眼肉五钱，连服四剂而愈。

一妇人，年二十余。因境多拂郁，常作恼怒，遂觉呼吸短气，咽干作渴，剧时觉气息将停，努力始能呼吸。其脉左部如常，右部来缓去急，分毫不能鼓指。《内经》谓宗气贯心脉，宗气即大气也。此证盖因常常恼怒，致大气下陷，故不能鼓脉外出，以成波澜也。遂投以升陷汤，为其作渴，将方中知母改用六钱，连服三剂，病愈强半，右脉亦较前有力。遂去升麻，又服数剂全愈。

门人高如璧曾治一人，年三十余。因枵腹劳力过度，致大气下陷。寒热往来，常常短气，大汗淋漓，头疼咽干，畏凉嗜睡，迁延日久，不能起床。医者误认为肝气郁结，投以鳖甲、枳实、麦芽诸药，病益剧。诊其脉，左寸关尺皆不见，右部脉虽见，而微弱欲无。知其为大气下陷，投以升陷汤，加人参三钱，一剂左脉即见，又将知母改用五钱，连服数剂全愈。

如璧又治一妇人，年三十许。胸中短气，常常出汗，剧时觉气不上达，即昏不知人，移时始苏，睡时恒自惊痪。诊其脉，微弱异常，知其胸中大气下陷甚剧。遂投以升陷汤，知母改用五钱，又加人参、萸肉各三钱，连服数剂全愈。

大气下陷之证，不必皆内伤也，外感证亦有之。一人年四十许，于季春得温证，延医调治不愈，留连两旬，病益沉重。后愚诊视，其两目清白无火，竟昏愦不省人事，舌干如磋，却无舌苔。问之亦不能言语，周身皆凉，其五六呼吸之顷，必长出气一口。其脉左右皆微弱，至数稍迟，此亦胸中大气下陷也。盖大气不达于脑中则神昏，大气不潮于舌本则舌干，神昏舌干，故问之不能言也。其周身皆凉者，大气陷后，不能宣布于营卫也。其五六呼吸之顷，必长出气者，大气陷后，胸中必觉短气，故太息以舒其气也。遂用野台参一两，柴胡二钱，煎汤灌之，一剂见轻，两剂全愈。

一人，年三十余。于初夏得温病，医者用凉药清解之，兼用枳实、青皮破气诸品，连服七八剂，谵语不省人事，循衣摸床，周身颤动。再延他医，以为内风已动，辞不治。后愚诊视，其脉五至，浮分微弱，而重按似有力，舌苔微黄，周身肌肤不热，知其温热之邪，随破气之药下陷已深，不能外出也。遂用生石膏二两，知母、野台参各一两，煎汤两茶杯，分二次温服。自午至暮连进二剂，共服药四次，翌日精神清爽，能进饮食，半日进食五次，犹饥而索食。看护者不敢复与，则周身颤动，复发谵语，疑其病又反复，求再诊视。其脉象大致和平，而浮分仍然微弱。恍悟其胸中大气因服破气之药下陷，虽用参数次，至此犹未尽复，故亟亟求助于水谷之气，且胃中之气，因大气下陷无所统摄，或至速于下行，而饮食亦因之速下也。遂用野台参两许，佐以麦门冬带心三钱，柴胡二钱，煎汤饮下，自此遂愈。

或问：子所治大气下陷证，有两日不食者，有饮食减少者，此证亦大气下陷，何以转能多食？答曰：事有常变，病亦有常变。王清任《医林改错》载有所治胸中瘀血二案，一则胸不能着物，一则非以物重压其胸不安，皆治以血府逐瘀汤而愈。夫同一胸中瘀血，其病状竟若斯悬殊，故同一大气之下陷也。其脾胃若因大气下陷，而运化之力减者，必然少食；若大气下陷，脾胃之气亦欲陷者，或转至多食。曾治一少妇，忽然饮食甚多，一时觉饥不食，即心中怔忡。医者以为中消证，屡治不效，向愚询方。疑其胸中大气下陷，为开升陷汤方，加生龙骨、生牡蛎各五钱，数剂而愈。盖病因虽同，而病之情状，恒因人之资禀不同而有变易。斯在临证者，细心体察耳。

按：此证与前证，虽皆大气下陷，而实在寒温之余，故方中不用黄芪而用人参。因寒温之热，最能铄耗津液，人参能补气，兼能生津液，是以《伤寒论》方中，凡气虚者皆用人参，而不用黄芪也。

上所列者，皆大气下陷治验之案也。然此证为医者误治及失于不治者甚多，略登数则于下，以为炯戒。

庚戌秋，在沧州治病，有开药坊者赵姓，忽过访，言有疑事欲质诸先生。问何疑？曰：予妹半月前来归宁，数日间，无病而亡，未知何故？愚曰：此必有病，子盖未知耳。渠曰：其前一日，觉咽喉发闷，诊其脉沉细，疑其胸有郁气，俾用开气之药一剂，翌日不觉轻重，惟自言不再服药，斯夕即安坐床上而逝。其咽喉中发闷，并不甚剧，故曰无病也。愚曰：此胸中大气下陷耳。时行箧中有治大气下陷诸案，因出示之，且为剖析其理。渠泫然流涕曰：斯诚为药误矣。

一人，年三十余。呼吸短气，胸中满闷。医者投以理气之品，似觉稍轻，医者以为药病相投，第二剂，遂放胆开破其气分。晚间服药，至夜如厕，便后遂不能起。看护者，扶持至床上，昏昏似睡，呼之不应，须臾张口呼气外出，若呵欠之状，如斯者日余而亡。后其兄向愚述之，且问此果何病？因历举大气下陷之理告之。其兄连连太息，既自悔择医不慎，又痛恨医者误人，以后不敢轻于延医服药。

一农家媪,年五十余。因麦秋农家忙甚,井臼之事皆自任之,渐觉呼吸不利,气息迫促。医者误认为气逆作喘,屡投以纳气降气之药,气息遂大形迫促,其努力呼吸之声,直闻户外,延愚诊视。及至,诊其脉左右皆无,勉为疏方,取药未至而亡,此亦大气下陷也。其气息之迫促,乃肺之呼吸将停,努力呼吸以自救。医者又复用药,降下其气,斯何异韩昌黎所谓"人落陷阱,不一引手救,反挤之"者乎!愚触目伤心,不觉言之过激,然志在活人者,自当深思愚言也。

一诸生,年五十六,为学校教员,每讲说后,即觉短气,向愚询方。愚曰,此胸中大气虚而欲陷,为至紧要之证,当多服升补气分之药。彼欲用烧酒炖药,谓朝夕服之甚便。愚曰,如此亦可,然必须将药炖浓,多饮且常饮耳。遂为疏方,用生黄芪四两,野台参二两,柴胡、桔梗各八钱,先用黄酒斤许,煎药十余沸,再用烧酒二斤,同贮瓶中,置甑中炖开,每饭前饮之,旬日而愈。后因病愈,置不复饮。隔年,一日步行二里许,自校至家,似有气息迫促之状,不能言语,倏忽而亡。盖其身体素胖,艰于行步,胸中大气,素有欲陷之机,因行动劳苦,而遂下陷,此诚《内经》所谓"大气入于脏腑,不病而猝死"者也。方书有气厥、中气诸名目,大抵皆大气下陷之证,特未窥《内经》之旨,而妄为议论耳。按:《内经》原有气厥二字,乃谓气厥逆上行,非后世所谓气厥也。

或问:案中所载大气下陷证,病因及其病状,皆了如指掌矣。然其脉之现象,或见于左部,或见于右部,或左右两部皆有现象可征,且其脉多迟,而又间有数者,同一大气之下陷也,何以其脉若是不同乎?答曰:胸中大气包举肺外,原与肺有密切之关系,肺之脉诊在右部，故大气下陷，右部之脉多微弱者其常也。然人之元气自肾达肝，自肝达于胸中，为大气之根本。其人或肝肾素虚，或服破肝气之药太过，其左脉或即更形微弱，若案中左部寸关尺皆不见，左脉沉细欲无，左关参伍不调者是也。至其脉多迟，而又间有数者，或因阴分虚损，或兼外感之热，或为热药所伤，乃兼证之现脉，非大气下陷之本脉也。

或问：人之胸中上不通咽喉，下有膈膜承之，与膈下脏腑亦不相通，此中所积之大气，何以能主持人之全身？答曰：此胸中大气，虽不与全身相通，实息息与全身相通，其气化之透达也。况人身之经络，原无处不相贯彻，大气所以能主持全身者，正赖其与他处相通耳。设有显然隧道通于他处，其气即不能抟结胸中，又何以主持全身乎！

或问：大气下陷者，常觉胸中发闷，子谓非真发闷，实呼吸不利，而有似发闷耳。然吾见患此证者，其胸中恒满闷异常，不识果何理由？答曰：大气之在胸中，若胸中大气下陷，其胸中空虚，外气必来排挤，不胜其排挤之力，即觉胸中逼窄而满闷。由是观之，仍非真满闷也。若真满闷，则胸多郁气，而可受开破药矣，何以误服破药，即凶危立见乎？况呼吸不利，原自易觉发闷耳。

或问：人之胸中，原多积血。故王清任《医林改错》谓胸中为血府，因制血府逐瘀汤，以治上焦瘀血诸证，今子于胸中，专推重大气，岂胸中之血于身无关紧要乎？答曰：膻中为气海，《内经》原有明文，膻中即胸中也，此诚万古不易之圣训也。王氏《医林改错》一书，皆从目力视验而得，但见胸中有形之积血，不见胸中无形之积气，遂敢轻易《内经》气海之名为血府。夫血为气之配，胸中无血，大气将无所留连，血之所关非不重，究不如大气之斡旋全身，关于人者尤重也。因王氏不知大气，故其书中未尝言及，此诚王氏之遗漏也。愚著斯篇，原以发前人所未发，期吾中华医学渐有进步，恒于前人遗漏之处，喜为补缀之，故于胸中大气三致意焉。不复论及胸中之血者，诚以王氏之书，遍行天下，业医者大抵皆熟悉其说，无庸再为之赘语也。

或问：李东垣补中益气汤所治之证，若身热恶寒，心烦懒言，或喘，或渴，或阳虚自汗，子所治大气下陷案中，类皆有之。至其内伤外感之辨，谓内伤则短气不足以息，尤为大气下陷之明征。至其方中所用之药，又与子之升陷汤相似。何以其方名为补中益气，但治中气之虚陷，而不言升补大气乎？答曰：大气之名，虽见于《内经》，然《素问》中所言之大气，乃指外感之邪气而言，非胸中之大气也。至《灵枢》所言，虽系胸中大气，而从来读《内经》者，恒目《灵枢》为针经而不甚注意。即王氏注《内经》，亦但注《素问》而不注《灵枢》。后人为其不易索解，则更废而不读。至仲景《伤寒》《金匮》两书，惟《金匮》水气门有"大气一转，其气乃散"之语。他如《难经》《千金》《外台》诸书，并未言及大气。是以东垣于大气下陷证，亦多误认为中气下陷，故方中用白术以健补脾胃，而后来之调补脾胃者，皆以东垣为法。夫中气诚有下陷之时，然不若大气下陷之尤属危险也。间有因中气下陷，泄泻日久，或转致大气下陷者，可仿补中益气汤之意，于拙拟升陷汤中，去知母加白术数钱。若但大气下陷，而中气不下陷者，白术亦可不用，恐其气分或有郁结，而芪术并用，易生胀满也。

按：补中益气汤所治之喘证，即大气下陷者之努力呼吸也。若果系真喘，桔梗尚不宜用，况升麻乎？愚少时观东垣书，至此心尝疑之，后明大气下陷之理，始觉豁然，而究嫌其立言欠妥。设医者真以为补中益气汤果能治喘，而于气机上逆之真喘亦用之，岂不足偾事乎！此有关性命之处，临证者尚审辨之。

或问：大气与元气孰重？答曰：元气者，禀受先天，为胚胎之根基，故道书尊之曰"祖气"。大气肇始于先天，而培养于后天，为身体之桢干，故《内经》尊之曰"宗气"，有如树上之果。元气乃其树之根也，大气乃其树之身也。根之关于果者至重，身之关于果者亦非轻也。

回阳升陷汤

【方歌】

　　　　　阳虚气下陷　　回阳升陷荐

　　　　　芪归桂草姜　　煎服效更彰

【组成】　生黄芪八钱　　干姜六钱　　当归身四钱　　桂枝尖三钱　　甘草一钱

【用法】　水煎服。

【功用】　益气升陷，温阳化气。

【主治】　心肺阳虚，大气又下陷者。其人心冷，背紧恶寒，常觉短气。

【方解】　张锡纯谓："周身之热力，借心肺之阳，为之宣通，心肺之阳，尤赖胸中之气，为之保护。大气一陷，则心肺阳分素虚者，至此而益虚。"

心为君火，全身热力之司命，肺与心同居膈上，一系相连，血脉之循环又息息相通，是以与心相助为理，同主上焦之阳气。然此气随在上焦，实如日丽中天，照临下土，是以其热力适至中焦，胃中之饮食因之腐熟，命门之火因之生旺，内温脏腑，外暖周身，实赖此阳气为布护宣通。心与肺皆在胸中大气包举之中，其布护宣通之原动力，实又赖于大气。故方中黄芪益气升陷，干姜辛热宣通，补助上焦、中焦阳分，与甘草同用，能调其辛辣之味，使无刺激，其温补之力却能悠长。当归身温辛，宣通气分又生血活血，其力能升能降。随药上升，并润肺金之燥。桂枝辛温宣通，能升大气、和脾胃，使脾气陷者上升，且与干姜同用，有温阳之功，是方以升补胸中大气为主，以培养心肺之阳为辅，病药针芥相投，故能奏效。

【衷中参西医案摘录】 一童子，年十三四，心身俱觉寒凉，饮食不化，常常短气，无论服何热药，皆分毫不觉热。其脉微弱而迟，右部兼沉。知其心肺阳分虚损，大气又下陷也。为制此汤，服五剂，短气已愈，身心亦不若从前之寒凉。遂减桂枝之半，又服数剂全愈。俾停药，日服生硫黄分许，以善其后。

一人，年五十余。大怒之后，下痢月余始愈。自此胸中常觉满闷，饮食不能消化。数次延医服药，不外通利气分之品，即间有温补脾胃者，亦必杂以破气之药，愈服病愈增重。后愚诊视，其脉沉细微弱，至数甚迟。询其心中，常有觉凉之时，知其胸中大气下陷，兼上焦阳分虚损也。遂投以此汤，十剂全愈。后因怒病又反复，医者即愚方加厚朴二钱，服后少腹下坠作疼，彻夜不能寐，复求为诊治，仍投以原方而愈。

一妇人，年四十余。忽然昏倒不语，呼吸之气，大有滞碍，几不能息，其脉微弱而迟。询其生平，身体羸弱，甚畏寒凉。知其心肺阳虚，寒痰结胸，而大气又下陷也。然此时形势将成痰厥，取药无及，遂急用胡椒二钱捣碎，煎二三沸，澄取清汤灌下，须臾胸中作响，呼吸顿形顺利。又用干姜八钱，煎汤一盅，此时已自能饮下，须臾气息益顺，精神亦略清爽，而仍不能言，且时作呵欠，十余呼吸之顷，必发太息。知其痰饮虽开，大气之陷者犹未复也。遂投以回阳升陷汤数剂，呵欠与太息皆愈，渐能言语。

或问：心脏属火，西人亦谓周身热力皆发于心，其能宣通周身之热宜矣。今论周身热力不足，何以谓心肺之阳皆虚？答曰：肺与心同居膈上，左心房之血脉管，右心房之回血管，皆与肺循环相通，二脏之宣通热力，原有相助为理之妙。然必有大气以斡旋之，其功用始彰耳。

按： 喻嘉言《医门法律》最推重心肺之阳，谓心肺阳旺，则阴分之火自然潜伏。至陈修园推广其说，谓心肺之阳下济，大能温暖脾胃消化痰饮，皆确论也。

理郁升陷汤

【方歌】

理郁升陷汤　气陷郁结方

芪归乳没知　柴桂佐之良

胁胀加龙牡　腹坠添升麻

【组成】 生黄芪六钱　知母三钱　当归身三钱　桂枝尖钱半　柴胡钱半　乳香（不去油）三钱　没药（不去油）三钱

【加减】 胁下撑胀，或兼疼者，加龙骨、牡蛎（皆不用煅）各五钱，少腹下坠者，加升麻一钱。

【用法】 水煎服。

【功用】 理郁升陷，通络止痛。

【主治】 胸中大气下陷，又兼气分郁结，经络湮瘀者。

【方解】 方中黄芪升补胸中下陷之气，知母与黄芪同用，寒热同调，其凉润之性以制黄芪之温性；桂枝宣通，不但能升大气，又能温通经脉，柴胡既能升阳举陷，又能疏肝解郁、条达肝气，故对气陷而又兼气分郁结者尤宜，当归活血生血，能升能补，乳香、没药行气化瘀止痛。

黄芪与乳没配伍，为宣通脏腑、流通经脉之要药，虽为开通之品，不至耗伤气血，生用其流通力更大。凡气虚者，因动力低下，血运不畅，其经络多瘀滞，选配乳没活泼气血，化其经络之瘀滞，病易自除也。再者，黄芪虽为补气之圣药，恐已补之气，失于活泼流行之力，故佐以乳没行气运血、疏通血脉，以达到补而不滞的目的，却病自易也。另外，二药可赞助黄芪以化腐生肌，治疗疮疡破溃多年不愈者，迅捷力足，每获良效。三药并用，治疗肝郁之胁痛，乃医家少用之独特配伍法，细细斟酌，亦能悟出道理。因肝气素喜升发条达，凡肝气之郁，必血滞不畅，不通则胁痛。此配伍法，既能活泼肝气，又能疏通血脉，自然痛止。

胁为肝之部位，胁下胀疼者，肝气之横恣也，原当用泻肝之药，又恐与大气下陷者不宜。用龙骨、牡蛎，以敛戢肝火，肝气自不至横恣，此敛之即以泻之，张氏谓："盖龙骨、牡蛎性虽收涩，而实有开通之力。"少腹下坠者加升麻，取其升提之功，以防大气陷之过甚。

【衷中参西医案摘录】 一妇人，年三十许。胸中满闷，时或作疼，鼻息发热，常常作渴。自言得之产后数日，劳力过度。其脉迟而无力，筹思再三，莫得病之端绪。姑以生山药一两，滋其津液，鸡内金二钱，陈皮一钱，理其疼闷，服后忽发寒热。再诊其脉，无力更甚，知其气分郁结，又下陷也。遂为制此汤，一剂诸病皆觉轻，又服四剂全愈。

一少女，年十五。脐下左边起一癥瘕，沉沉下坠作疼，上连腰际，亦下坠作疼楚，时发呻吟。剧进常觉小便不通，而非不通也。诊其脉，细小而沉。询其得病之由，言因小便不利，便时努力过甚，其初腰际坠疼，后遂结此癥瘕。其方结时，揉之犹软，今已五阅月，其患处愈坚结。每日晚四点钟，疼即增重，至早四点钟，又渐觉轻。愚闻此病因，再以脉象参之，知其小便时努力过甚，上焦之气陷至下焦而郁结也。遂治以理郁升陷汤，方中乳香、没药皆改用四钱，又加丹参三钱，升麻钱半，二剂而坠与疼皆愈。遂去升麻，用药汁送服朱血竭末钱许，连服数剂，癥瘕亦消。

醒脾升陷汤

【方歌】
　　　醒脾升陷汤　芪术甘草尝
　　　草薢龙牡萸　寄生川断续

【组成】 生箭黄芪四钱　白术四钱　桑寄生三钱　川续断三钱　山茱萸（去净核）四钱　龙骨（煅捣）四钱　牡蛎（煅捣）四钱　川草薢二钱　甘草（蜜炙）二钱

【用法】 水煎服。

【功用】 补脾升陷，固涩小便。

【**主治**】 脾气虚极下陷，小便不禁。

【**方解**】《内经》曰："饮入于胃，游溢精气，上输于脾，脾气散精，上归于肺，通调水道，下输膀胱。"是脾也者，原位居中焦，为水饮上达下输之枢机，枢机不旺，则不待上达而即下输，此小便之所以不禁也。张氏又曰："水饮又由胃入肝，而下达膀胱也。至胃中所余水饮，传至小肠渗出，此又人所共知。"故方中黄芪、白术、甘草以升补脾气，即用黄芪同寄生、续断以补肝气，更用龙骨、牡蛎、山茱萸、萆薢以固涩小肠、收摄小便。且萆薢为固涩下焦之要药，其能治失溺，故此证用之尤宜。又人之胸中大气旺，自能吸摄全身之气化不使下陷，黄芪与寄生并用，又为填补大气之要药也。

18. 治气血郁滞肢体疼痛方

升降汤

【方歌】

> 升降参术芪　朴陈内金知
>
> 芎芍桂与姜　升脾降胃方
>
> 实脾理肝气　胸胁胀满去

【组成】　野台党参二钱　生黄芪二钱　白术二钱　广陈皮二钱　川厚朴二钱　生鸡内金（捣细）二钱　知母三钱　生杭白芍三钱　桂枝尖一钱　川芎一钱　生姜二钱

【用法】　水煎服。

【功用】　健脾胃，舒肝气。

【主治】　肝郁脾弱，胸胁胀满，不能饮食。

【方解】　世俗医者，动曰平肝，故遇肝郁之证，多用开破肝气之药。至遇木盛侮土，以致不能饮食者，更谓伐肝即可扶脾。不知人之元气，根基于肾，而萌芽于肝。凡物之萌芽，皆嫩脆易于伤损，肝既为元气萌芽之脏，而开破之，若是独不虑损伤元气之萌芽乎？《内经》曰："厥阴（肝经）不治，求之阳明（胃经）。"《金匮要略》曰："见肝之病，当先实脾。"先圣后圣，其揆如一。方中台参、白术、黄芪健脾补气，恐诸药性燥，故加知母滋阴润燥，且合黄芪升补脾气，陈皮、厚朴、鸡内金能助胃气之降，清升浊降满闷自去，用生姜者，取其辛散温通，能融肝脾之气化于无间也。

少用桂枝、川芎以舒肝气，白芍柔肝敛阴，以解芪桂之热。诸药合用，无非升脾降胃、培养中土，俾中宫气化敦厚，以听肝气之自理。实师《内经》求之阳明，与《金匮要略》当先实脾之奥旨。

【衷中参西医案摘录】 一媪，年近六旬。资禀素弱，又兼家务劳心，遂致心中怔忡，肝气郁结，胸腹胀满，不能饮食，舌有黑苔，大便燥结，十数日一行。广延医者为治，半载无效，而羸弱支离，病势转增。后愚诊视，脉细如丝，微有弦意，幸至数如常，知犹可治。遂投以升降汤，为舌黑便结，加鲜地骨皮一两，数剂后，舌黑与便结渐愈，而地骨皮亦渐减。至十剂病愈强半，共服百剂，病愈而体转康健。

按： 人之脏腑，脾胃属土，原可包括金、木、水、火诸脏。是故肝气宜升，非脾土之气上行，则肝气不升。胆火宜降，非胃土之气下行，则胆火不降。所以《内经》论厥阴治法，有"调其中气，使之和平"之语。所谓"中气"者，指"脾胃"而言也。所谓"使之和平"者，指"厥阴肝经"而言也。厥阴之治法如斯，少阳之治法亦不外斯。至仲景祖述《内经》，继往开来，作《伤寒论》一书，于治少阳寒热往来有小柴胡汤，方中用人参、甘草、大枣、半夏以调理脾胃，所谓调其中气使之和平也。治厥阴干呕、吐涎沫，有吴茱萸汤，方中亦用人参、大枣以调理脾胃，亦所谓调其中气使之和平也。且小柴胡汤中，以柴胡为君，虽系少阳之药，而《本经》谓其主肠胃中结气、饮食积聚、寒热邪气，推陈致新。细绎《本经》之文，则柴胡实亦为阳明之药，而兼治少阳也。观《本经》《内经》与《伤寒》《金匮》诸书，自无疑于拙拟之升降汤矣。

培脾舒肝汤

【方歌】

　　培脾舒肝剂　　芪术陈朴俱

　　柴桂姜白芍　　麦芽舒肝好

【组成】　於白术三钱　　生黄芪三钱　　陈皮二钱　　川厚朴二钱　　桂枝尖钱半　　柴胡钱半　　生麦芽二钱　　生杭白芍四钱　　生姜二钱

【用法】　水煎服。

【功用】　培脾舒肝，升清降浊。

【主治】　因肝气不舒，木郁克土，致脾胃之气不能升降，胸中满闷，常常短气。

【方解】　脾主升清，所以运津液上达。胃主降浊，所以运糟粕下行。白术、黄芪为补脾胃之正药，同桂枝、柴胡，能助脾气上升，同陈皮、厚朴，能助胃气下降。清升浊降满闷自去，无事专理肝气，而肝气自理。况桂枝、柴胡与麦芽，又皆为舒肝之妙品乎。用芍药者，恐肝气上升，胆火亦随之上升，且以解黄芪、桂枝之热也。用生姜者，取其辛散温通，能浑融肝脾之气化于无间也。

　　方书中，麦芽皆是炒熟用之，惟陈修园谓麦芽生用，能升发肝气，可谓特识。盖人之元气，根基于肾，萌芽于肝，培养于脾，积贮于胸中为大气以斡旋全身。麦芽为谷之萌芽，与肝同气相求，故能入肝经，以条达肝气，然必生煮汁饮之，则气善升发，而后能遂其条达之用也。

肝脾双理丸

【方歌】

　　　　肝脾双理丸　甘草芍药先

　　　　桂朴二冰[1]全　朱砂为衣团

【组成】　甘草（细末）十两　生杭芍（细末）二两　广条桂（去粗皮，细末）两半　川紫朴（细末）两半　薄荷冰（细末）三钱　冰片（细末）二钱　朱砂（细末）三两

【用法】　上药七味，将朱砂一两与前六味和匀，水泛为丸，桐子大，晾干（忌晒），用所余二两朱砂为衣，勿令余剩，上衣时以糯米浓汁代水，且令坚实光滑方不走气。常时调养，每服二十粒至三十粒；急用除病时，可服至百粒，或一百二十粒。

【功用】　柔肝理肝，疏调木土。

【主治】　肝脾不和，饮食不消，满闷胀疼，或呃逆、嗳气、呕吐，或泄泻，或痢疾，或女子月事不调，行经腹疼，诸肝脾种种之证。

【方解】　肝脾者，相助为理之脏也。人多谓肝木过盛可以克伤脾土，即不能消食；不知肝木过弱不能疏通脾土，亦不能消食。盖肝之系下连气海，兼有相火寄生其中。为其连气海也，可借火以生土，脾胃之饮食更赖之熟腐。故曰：肝与脾相助为理之脏也。特是肝为厥阴，中见少阳，其性刚果，其气条达，故《素问·灵兰秘典论》名为将军之官。有时调摄失宜，拂其条达之性，恒至激发其刚果之性而近于横恣，于斯脾胃先当其冲，向之得其助者，至斯反受其损。而其横恣所及，能排挤诸脏腑之气致失其和，故善作疼也。

方中用甘草之甘以缓肝，甘者主和，故有调和脾胃之功；若轧末生服，消肿除满。芍药之润以柔肝，为其味酸，故能入肝以生肝血；其味酸而兼苦，且又性凉，又善泄肝胆之热；与甘草同用，则调和气血，善治腹疼。川紫朴味苦辛，辛者属金，且金能治木，又能入肝，平肝木之横恣以愈胁下掀疼。冰片、薄荷片以通其血管之闭（香能通窍，辛能开瘀，故善通血管）。木得桂则枯，肉桂故善平肝，以抑肝木之横恣。朱砂以制肝中相火妄行（朱砂内含真汞，故能镇肝中所寄之相火）。诸药共奏柔肝理脾、疏调木土之效，肝脾种种诸证，服之莫不奏效。

[1] 二冰：即薄荷冰、冰片。

新拟和肝丸

【方歌】

新拟和肝丸　药取双理方

甘草量减半　去朴连翘裹

【组成】　粉甘草（细末）五两　生杭白芍（细末）三两　青连翘（细末）三两　广肉桂（去粗皮，细末）两半　冰片（细末）三钱　薄荷冰（细末）四钱　片朱砂（细末）三两

【用法】　上药七味，将前六味和匀，水泛为丸，梧桐子大，晾干（不宜晒），用朱砂为衣，勿余剩。务令坚实光滑，始不走味。每天饭后一点钟服二十粒至三十粒，日再服。病急剧者，宜空心服；或于服两次之后，临睡时又服一次更佳。若无病者，但以为健胃消食药，则每饭后一点钟服十粒即可。

【功用】　和肝柔肝，行气活血，醒脾健胃。

【主治】 肝体木硬，肝气郁结，肝中血管闭塞，及肝木横恣侮克脾土。其现病或胁下胀疼，或肢体串疼，或饮食减少、呕哕、吞酸，或噫气不除，或呃逆连连，或头疼目胀、眩晕、痉痫，种种诸证。

【方解】 此方即肝脾双理丸甘草用量减半以连翘易川紫朴而成。数年来肝之为病颇多，而在女子为尤甚。医者习用香附、青皮、枳壳、延胡开气之品，及柴胡、川芎升气之品。连连服之，恒有肝病未除，元气已弱，不能支持，后遇良医，亦殊难为之挽救，若斯者良可慨也。此方用甘草之甘以缓肝，芍药之润以柔肝，连翘以散其气分之结（尝单用以治肝气郁结有殊效），冰片、薄荷冰以通其血管之闭（香能通窍，辛能开瘀，故善通血管），肉桂以抑肝木之横恣（木得桂则枯，故善平肝），朱砂以制肝中之相火妄行（朱砂内含真汞，故能镇肝中所寄之相火），且合之为丸，其味辛香甘美，能醒脾健胃，使饮食加增，又其药性平和，在上能清，在下能温（此药初服下觉凉，及行至下焦则又变为温性）。故凡一切肝之为病，服他药不愈者，徐服此药，自能奏效。

金铃泻肝汤

【方歌】

> 金铃泻肝汤　遵河间化方
> 川楝共乳没　棱莪甘草良
> 舒肝行气血　心腹胁痛匡

【组成】 川楝子（捣）五钱　生明乳香四钱　生明没药四钱　三棱三钱　莪术三钱　甘草一钱

【用法】 水煎服。

【功用】 疏肝泄热，活血止痛。

【主治】 胁下掀疼。

【方解】 刘河间有金铃子散，即楝子之核与延胡索等分，为末服之，以治心腹胁下作疼。其病因由于热者甚效。诚以金铃子能引心包之火及肝胆所寄之相火下行，又佐以延胡索以开通气血，故其疼自止。张氏用此方，效者固多，而间有不效者，后拟此方，盖金铃子佐以延胡索，虽能开气分之郁，而实不能化气。所谓化气者，无事开破，能使气之郁者，融化于无形，方中之乳香、没药是也。去延胡索，加三棱、莪术者，因延胡索性过猛烈，且其开破之力多趋下焦，不如三棱、莪术性较平和，且善于理肝也，用甘草者，所以防金铃子有小毒也。此方不但治胁疼甚效，凡心腹作疼，而非寒凉者，用之皆甚效验。

【衷中参西医案摘录】 去岁仲冬，吾邑西崔庄刘耀南兄，系弟之同学，病左胁掀疼。诸治无效，询方于弟。授以活络效灵丹方，服之不应，因延为诊视。脉象他部皆微弱，惟左关沉而有力。治以金铃泻肝汤，加当归数钱。服一剂，翌日降下若干绿色黏滞之物，遂豁然而愈。盖此汤原注明治胁下掀疼，由此知兄所拟方各有主治，方病相投，莫不神效也。(直隶盐山李曰纶治验)

活络效灵丹

【方歌】

> 活络效灵丹　诸痛效如仙
> 丹参归乳没　加味治多般

【组成】 当归五钱　丹参五钱　生明乳香五钱　生明没药五钱

【加减】 腿疼加牛膝；臂疼加连翘；妇女瘀血腹疼加生桃仁（带皮尖，作散服，炒用）、生五灵脂；疮红肿属阳者加金银花、知母、连翘，白硬属阴者加肉桂、鹿角胶（若恐其伪可代以鹿角霜），疮破后生肌不速者加生黄芪、知母（但加黄芪恐失于热）、甘草；脏腑内痈加三七（研细冲服）、牛蒡子。

【用法】 上药四味作汤服。若为散，一剂分作四次服，温酒送下。

【功用】 活血祛瘀，通络止痛。

【主治】 气血凝滞，疭癖癥瘕，心腹疼痛，腿疼臂疼，内外疮疡，一切脏腑积聚，经络湮瘀。

【方解】 方中当归补血活血、调经止痛，其既能活血消肿止痛，又能补血生肌，丹参《妇人明理论》有"一味丹参，功同四物汤"之说，本品为活血活瘀之要药；乳香、没药，活血行气止痛、消肿生肌。诸药皆入血分，通经络，故对气血郁滞诸证，效果可靠。

【衷中参西医案摘录】 一人，年三十许。当脐忽结癥瘕，自下渐长而上，其初长时稍软，数日后即硬如石，旬日长至心口。向愚询方，自言凌晨冒寒，得于途间，时心中有惊恐忧虑，遂觉其气结而不散。按此病因甚奇，然不外气血凝滞。为制此方，于流通气血之中，大具融化气血之力，连服十剂全消。以后用此方治内外疮疡、心腹四肢疼痛，凡病之由于气血凝滞者，恒多奇效。

邻村高鲁轩，年近五旬。资禀素羸弱，一日访友邻村，饮酒谈宴，彻夜不眠，时当季冬，复清晨冒寒，步行旋里，行至中途，觉两腿酸麻且出汗，不能行步，因坐凉地歇息，至家遂觉腿痛，用热砖熨之疼益甚。其人素知医，遂自服发汗之药数剂，病又增剧，因服药过

热，吐血数口，大便燥结，延愚诊视。见其仰卧屈膝，令两人各以手
托其两腿，忽歌忽哭，疼楚之态万状，脉弦细，至数微数。因思此
证，热砖熨而益疼者，逼寒内陷也；服发汗药而益疼者，因所服之
药，散肌肉之寒，不能散筋骨之寒，且过汗必伤气血，血气伤愈不能
胜病也。遂用活络效灵丹，加京鹿角胶四钱（另炖兑服），明天麻二
钱，煎汤饮下。托其左腿者，觉自手指缝中冒出凉气，左腿遂愈。而
右腿疼如故，因恍悟曰：人之一身，左阳右阴，鹿名斑龙，乃纯阳之
物，故其胶入左不入右。遂复用原方，以虎骨胶易鹿角胶，右腿亦出
凉气如左而愈。《礼》有之，"左青龙，右白虎"，用药本此，即建奇
功，古人岂欺我哉。苟悟医理之妙，六经皆我注脚也。

一少妇，左胁起一疮，其形长约五寸，上半在乳，下半在胁，皮
色不变，按之甚硬，而微热于他处。延医询方，调治两月不效，且渐
大于从前。后愚诊视，阅其所服诸方，有遵林屋山人治白疽方治者，
有按乳痈治者。愚晓病家曰：此证硬而色白者阴也，按之微热者阴中
有阳也。统观所服诸方，有治纯阴阳之方，无治半阴半阳之方，勿怪
其历试皆不效也。用活络效灵丹，俾作汤服之，数剂见轻，三十剂
后，消无芥蒂。

一妇人，年五十许。脑后发一对口疮。询方于愚，时初拟出活络
效灵丹方，即书而予之，连服十剂全愈。

一妇人，年五十余。项后筋缩作疼，头向后仰，不能平视，腰背
强直，下连膝后及足跟大筋皆疼，并牵周身皆有疼意。广延医者诊治，
所用之药，不外散风、和血、润筋、通络之品。两载无效，病转增剧，
卧不能起，起不能坐，饮食懒进。后愚诊视，其脉数而有力，微有弦
意，知其为宗筋受病。治以活络效灵丹，加生薏米八钱，知母、玄参、

白芍各三钱，连服三十剂而愈。盖筋属于肝，独宗筋属胃，此证因胃腑素有燥热，致津液短少，不能荣养宗筋。夫宗筋为筋之主，故宗筋拘挛，而周身牵引作疼也。薏米性味冲和，善能清补脾胃，即能荣养宗筋。又加知母、玄参以生津滋液。活络效灵丹，以活血舒筋。因其脉微弦，恐其木盛侮土，故又加芍药以和肝，即以扶脾胃也。

薏米主筋急拘挛，《本经》原有明文。活络效灵丹中加薏米，即能随手奏效。益叹《本经》之精当不可及。

活络效灵丹，治心腹疼痛，无论因凉、因热、气郁、血郁皆效。同里有一少年，脐下疼甚剧。医者投以温药益甚，昼夜号呼不止。又延他医，以药下之稍轻，然仍昼夜呻吟，继又服药数剂，亦不见效。适愚自津门旋里，诊其脉，两尺洪实。询其得病之由，言夜晚将寝觉饥，因食冷饼一块，眠起遂疼。晓之曰，此虽由于食凉物，然其疼非凉疼，乃下焦先有蕴热，又为凉物所迫，其热愈结而不散也。投以活络效灵丹，加龙胆草、川楝子各四钱，一剂而愈。

或问：此证医者曾用药下之，何以其下焦之郁热不随之俱下？答曰：热在大肠者，其热可随降药俱下，然又必所用之下药为咸寒之品，若承气汤是也。今其热原郁于奇经冲任之中，与大肠无关，冲任主血，而活络效灵丹诸药品，皆善入血分，通经络，故能引龙胆草、川楝子直入冲任，而消解其郁热。况其从前所服之下药，原非咸寒之品，是以从前不效，而投以此药，则随手奏效也。

又邻村一妇人，年三十许。心腹疼痛异常，服药不效，势近垂危。其家人夜走五六里，叩门求方。适愚他出，长子荫潮为开活络效灵丹方授之，亦一剂而愈。自拟得此方以来，数年之间，治愈心腹疼痛者，不可胜计矣。

活络祛寒汤

【方歌】

> 活络祛寒汤　黄芪桂芍姜
> 丹参归乳没　益气温经良

【组成】　生黄芪五钱　当归四钱　丹参四钱　桂枝尖二钱　生杭白芍三钱　生明乳香四钱　生明没药四钱　生姜三钱

【加减】　寒甚者，加干姜三钱。

【用法】　水煎服。

【功用】　益气温经，活血通络。

【主治】　经络受寒，四肢发搐，妇女多有此证。

【方解】　证寒在经络不在脏腑，经络多行于肌肉之间，故用黄芪之温补肌肉者为君，甘温益气，补在表之卫气，俾其形体壮旺自能胜邪。又佐以温经络、通经络之桂枝、当归、丹参、芍药、乳香、没药、生姜诸品，不但能祛寒，且能散风。且桂枝散风寒而温经通痹，与黄芪配伍，益气温阳、和血通经，桂枝得黄芪而振奋卫阳；黄芪得桂枝，固表而不留邪。此所谓血活风自去也。风寒既去，血脉流通，其搐焉有不止。

健运汤（健运丸）

【方歌】

> 健运参芪归　知冬乳没随
> 棱莪少量佐　补气血自活

知冬减量研　又名健运丸

【组成】　生黄芪六钱　野台参三钱　当归三钱　寸麦冬（带心）三钱　知母三钱　生明乳香三钱　生明没药三钱　莪术一钱　三棱一钱

【用法】　水煎服。

又此方减麦冬、知母三分之一，合数剂为一剂，轧细炼蜜为丸，名健运丸，治同前证。

【功用】　补气，活血止痛。

【主治】　腿疼、臂疼因气虚者，亦治腰痛。

【方解】　从来治腿疼、臂疼者，多责之风寒湿痹，或血瘀、气滞、痰涎凝滞，不知人身之气化壮旺流行，而周身痹者、瘀者、滞者，不治自愈，即偶有不愈，治之亦易为功也。方中黄芪、台参大补元气，当归补血活血，恐参芪性燥，知母、麦冬滋阴济之。乳香、没药、莪术、三棱，行气活血止痛。故凡腿疼、臂疼，历久调治不愈者，补其元气以流通之，数载沉疴可随手奏效。

振中汤

【方歌】

振中术朴陈　乳没当归身

健脾活血药　脾虚腿疼效

【组成】　於白术（炒）六钱　当归身二钱　陈皮二钱　厚朴钱半　生明乳香钱半　生明没药钱半

【用法】　水煎服。

【功用】 健补脾胃，通活气血。

【主治】 腿疼、腰疼，饮食减少者。

【方解】 土居中央，分主四季，人之脾胃属土，故亦旁主四肢。人身之气化壮旺流行，而周身痹者、瘀者、滞者，不治自愈；即偶有不愈，治之亦易为功。方中重用白术以健补脾胃，脾胃健则气化自能旁达。且白术主风寒湿痹，陈皮、厚朴健脾理气。又辅以当归身、乳香、没药通活气血之药，不惟风寒湿痹开，而气血之痹作疼者亦自开。

【衷中参西医案摘录】 一媪，年近七旬。陡然腿疼，不能行动，夜间疼不能寐。其家人迎愚调治，谓脉象有力，当是火郁作疼。及诊其脉，大而且弦，问其心中亦无热意。愚曰：此脉非有火之象。其大也，乃脾胃过虚，真气外泄也；其弦也，乃肝胆失和，木盛侮土也。治以振中汤，加人参、白芍、山萸肉各数钱，补脾胃之虚，即以抑肝胆之盛，数剂而愈。

曲直汤

【方歌】

> 曲直知母萸　乳没丹参归
>
> 补肝活气血　肝虚腿疼医

【组成】 山茱萸（去净核）一两　知母六钱　生明乳香三钱　生明没药三钱　当归三钱　丹参三钱

【加减】 服药数剂后，左脉仍不起者，可加续断三钱，或更加生黄芪三钱，以助气分亦可。觉凉者，可减知母。

【用法】 水煎服。

【**功用**】 补肝理气，活血通络。

【**主治**】 肝虚腿疼，左部脉微弱者。

【**方解**】《内经》谓"过怒则伤肝"，所谓伤肝，乃伤肝经之气血，非必郁肝经之气血也。气血伤，则虚弱随之，故其脉象如斯。其腿疼觉热者因肝主疏泄，中藏相火，相火生于命门，寄于肝胆，肝虚不能疏泄，相火即不能逍遥流行于周身，以致郁于经络之间，与气血凝滞，而作热作疼，热剧之处疼亦剧。方中山茱萸补肝，其得木气最厚，酸收之中，大具开通之力，以木性喜条达。《神农本经》谓主寒湿痹，诸家本草，多谓其能通利九窍，其性不但补肝，而兼能利通气血。以知母泻热，更以当归、乳香、没药、丹参诸流通气血之药佐之，且乳香、没药不但流通经络气血，诸凡脏腑中有气血凝滞，二药皆能流通之，有调脏腑气血之功。肝之气血得补，疏泄有度，气通血活，疼痛自止。

脾居左，而其气化实先行于右，故脾脉诊于右关；肝虽居右，而其气化实先行于左，故肝脉诊于左关。此阴阳互根，刚柔错综之妙也。《内经》论脏腑，以发明其气化，兼研究其性情为宗旨，对于形迹之粗，恒有简略不详者。人禀天地之灵，人身亦小天地，欲明人身之气化，可先观天地之气化。肝脏具生发之气，于岁应春，于日应朝。其气化之行，若春之东来，日之东升，天地之升，即人身之左也。左脉之微弱如是，投以补肝之剂，脉即旋起。

人之膈上属天，膈下属地。地道上右，其气化自西而东；天道上左，其气化自东而西。

【**衷中参西医案摘录**】 安东友人刘仲友，年五十许。其左臂常觉发热，且有酸软之意。医者屡次投以凉剂，发热如故，转觉脾胃消化力减少。后愚诊之,右脉和平如常,左脉微弱,较差于右脉一倍。询其心中不觉凉热,知其肝木之气虚弱,不能条畅敷荣,其中所寄之相火,郁于左臂之经络而作热也。遂治以曲直汤,加生黄芪八钱,佐萸肉以壮旺肝气,赤芍药三钱,佐当归、丹参诸药以流通经络,服两剂,左脉即见起,又服十剂全愈。

奉天本溪湖煤铁公司科员王云生,年四十余,两胁下连腿作疼,其疼剧之时,有如锥刺,且尿道艰涩滴沥,不能成溜,每小便一次,须多半点钟,其脉亦右部如常,左部微弱。亦投以曲直汤,加生黄芪八钱,续断三钱,一剂其疼减半,小便亦觉顺利。再诊之,左脉较前有力。又按原方略为加减,连服二十余剂,胁与腿之疼皆愈,小便亦通利如常。

盖两胁为肝之部位,肝气壮旺上达,自不下郁而作疼。至其小便亦通利者,因肾为二便之关,肝气既旺,自能为肾行气也(古方书有肝行肾之气之语)。

逐风通痹汤

【方歌】

> 逐风通痹汤　芪归没乳香
>
> 麻黄蝎丹参　痹证屈能伸

【组成】 生箭黄芪六钱　麻黄三钱　全当归五钱　丹参三钱　乳香三钱　没药三钱　全蝎二钱

【加减】 脉象迟弱无力恶寒者,将黄芪重用一两,再照加乌头二三钱;脉象有力恶热者,以薄荷易麻黄,再加天花粉一两。初服以遍体皆得微汗为佳；至汗后再服，宜将麻黄减半，或止用一钱；筋骨软弱者，加明天麻三钱；口眼歪斜者，加蜈蚣二条，其病剧者，可加三条。

【用法】 水煎服。

【功用】 逐风通痹。

【主治】 风袭肌肉经络，初则麻木不仁，浸至肢体关节不利。

【方解】 此风中身之外廓，未入于脏腑也。是以心中无病，而病在于肌肉、肢体、经络、关节之处。《素问·风论》谓："风气与太阳俱入行诸脉俞，散于分肉之间，与卫气相干，其道不利，故使肌肉愤而有疡，卫气有所凝而不行，故其肉有不仁也。"又《素问·痹论》曰："风寒湿三气杂至，合而为痹也。其风气胜者为行痹，寒气胜者为痛痹，湿气胜者为着痹。"据《内经》二节之文观之，则风袭人之肌肉经络，可使麻木不仁，浸至肢体关节不利可知也。是以方中以黄芪为主药，取其能升补胸中大气以通于卫气，自能逐风外出。故《本经》谓：黄芪能主大风，而又以最善发表之麻黄辅之。一则扶正以祛邪，一则发汗以透邪，二药相济为用，其逐风之力虽猛，而实不至伤正气也。至当归、丹参、乳没、全蝎诸药，或活血以祛风，或通络以祛风，皆所以赞助黄芪、麻黄以成功也。至于病偏凉者加乌头，更将黄芪增重；病偏热者加花粉，更以薄荷易麻黄，此随病机之所宜，以细为调剂，不使服药后有觉凉觉热之龃龉也。筋骨软弱者加明天麻，取其能壮筋骨兼能祛风也；口眼歪斜者加蜈蚣，取其善理脑髓神经，而有牵正口眼之力也。

【衷中参西医案摘录】 曾治一人，夏月开轩当窗而寝，为风所袭，其左半身即觉麻木，肌肉渐形消瘦，左手足渐觉不遂，为拟此方。其病偏于左，又加鹿角胶二钱作引（若偏于右宜用虎骨胶作引），一剂周身得汗，病愈强半，即方略为加减，又服二剂全愈。后屡试其方莫不随手奏效。

19. 治伤寒方

麻黄加知母汤

【方歌】

麻黄加知汤　桂杏甘草良

恶寒无汗证　兼喘服之康

【组成】　麻黄四钱　桂枝尖二钱　甘草一钱　杏仁（去皮炒）二钱　知母三钱

【用法】　先煮麻黄五六沸，去上沫，纳诸药，煮取一茶盅，温服，覆被取微似汗，不须啜粥，余如桂枝法将息。

【功用】　发汗解表，宣肺平喘。

【主治】　伤寒无汗。

【方解】　伤寒者，伤于寒水之气也。在天有寒水之气，冬令之严寒是也。在人有寒水之经，足太阳膀胱之经是也。外感之来以类相从，故伤寒之证，先自背受之，背者足太阳所辖之部位。其证初得，周身虽皆恶寒，而背之恶寒尤甚，周身虽觉疼，而背下连腿之疼痛尤甚。其脉阴阳俱紧者，诚以太阳为周身外卫之阳，陡为风寒所袭，逼其阳气内陷，与脉相并，其脉当有力，而作起伏迭涌之势；而寒气之收引凝滞，又将外卫之气缩紧，逼压脉道，使不得起伏成波澜，而惟现弦直有力之象，甚或因不能起伏，而至左右弹动，故方中麻黄之性热中空者，直走太阳之经，外达皮毛，借汗解以祛外感之寒。桂枝之辛温微甘者，偕同甘草以温肌肉、实腠理，助麻黄托寒外出，杏仁之苦降者，入胸中以降逆定喘。原方止四味，而愚为加知母者，诚以服此汤后，间有汗出不解者，非因汗出未透，实因余热未清也。佐以知母于发表之中，兼寓清热之意，自无汗后不解之虞。

胸中亦太阳部位，其中所积之大气，原与周身卫气息息相通。卫气既为寒气所束，则大气内郁，必膨胀而上逆冲肺，此喘之所由来也。又风寒袭于皮毛，必兼入手太阴肺经，挟痰涎凝郁肺窍，此又喘之所由来也。麻黄兼入手太阴经，散其在经之风寒，更能直入肺中，以泻其郁满。所以能发太阳之汗者不仅麻黄，而仲景独取麻黄，为治足经之药，而手经亦兼顾无遗，此仲景制方之妙也。

凡利小便之药，其中空者，多兼能发汗，萹蓄、木通之类是也。发汗之药，其中空者，多兼能利小便，麻黄、柴胡之类是也。太阳经病，往往兼及于膀胱，以其为太阳之腑也。麻黄汤治太阳在经之邪，而在腑者亦兼能治之。盖在经之邪，由汗而解，而在腑之邪，亦可由小便而解。

加味桂枝代粥汤

【方歌】

　　　加味桂枝汤　　芪防代粥尝

　　　芍药偕知草　　生姜同大枣

　　　解肌调营卫　　表虚有汗施

【组成】 桂枝尖三钱　生杭芍三钱　甘草钱半　生姜三钱　大枣（掰开）三枚　生黄芪三钱　知母三钱　防风二钱

【用法】 煎汤一茶盅，温服，覆被令一时许，遍身絷絷微似有汗者益佳。不可如水流漓，病必不除。禁生冷、黏滑、肉面、五辛、酒酪及臭恶等物。

【功用】 解肌发表，调和营卫，补气。

【主治】 伤寒有汗。

【方解】 人之营卫，皆为周身之外廓。卫譬则郭也，营譬则城也。有卫以为营之外围，外感之邪，何能越卫而伤营乎？盖人之胸中大气，息息与卫气有关，大气充满于胸中，则饶有吸力，以密护于周身，捍御外感，使不得着体，即或着体，亦止中于卫，而不中于营，此理显然。有时胸中大气虚损，不能吸摄卫气，卫气散漫，不能捍御外邪，则外邪之来，直可透卫而入营。是知凡桂枝汤证，皆因大气虚损，其汗先有外越之机，而外邪之来，又乘卫气之虚，直透营分，扰其营中津液，外泄而为汗也。究之，风寒原不相离，即系伤风，其中原有寒气，若但中于卫亦能闭汗。故所用桂枝汤中，不但以祛风为务，而兼有散寒之功。

陈古愚曰："桂枝辛温阳也，芍药苦平阴也。桂枝又得生姜之辛，同气相求，可恃之调周身之阳气。芍药而得大枣、甘草之甘苦化合，可恃之以滋周身之阴液。既取大补阴阳之品，养其汗源，为胜邪之本，又啜粥以助之，取水谷之津以为汗，汗后毫不受伤，所谓立身于不败之地，以图万全也。"张锡纯谓：此解甚妙，而于啜粥之精义，犹欠发挥。盖桂枝汤所主之证，乃外感兼虚之证，所虚者何，胸中大气是也。《内经》曰："谷始入于胃，其精微者，先出于胃之两焦，以溉五脏，而其大气之抟而不行者，积于胸中，命曰气海。"由斯观之，大气虽本于先天，实赖后天水谷之气培养而成。桂枝汤证，既因大气虚损，致卫气漫散，邪得越卫而侵营，故于服药之后，即啜热粥，能补助胸中大气以胜邪，兼能宣姜、桂以逐邪，此诚战则必胜之良方也。乃后世医者勿不加察，虽用其方，多不啜粥，致令服后无效，病转深陷，是以张锡纯用此方时，加黄芪升补大气，以代粥补益之力，防风宣通营卫，以代粥发表之力，服后啜粥固佳，即不啜粥，亦可奏效。而又恐黄芪温补之性，服后易至生热，故又加知母以预为之防也。

【衷中参西医案摘录】 按：凡服桂枝汤原方，欲其出汗者，非啜粥不效。赵初晴曰：族侄柏堂，二十一岁时，酒后寐中受风，遍身肌肤麻痹，搔之不知疼痒，饮食如常。时淮阴吴鞠通适寓伊家，投以桂枝汤，桂枝五钱，白芍四钱，甘草三钱，生姜三片，大枣两枚，水三杯，煎二杯，先服一杯，得汗止后服，不汗再服。并嘱弗夜膳，临睡腹觉饥，服药一杯，须臾啜热稀粥一碗，覆被取汗。柏堂如其法，只一服，便由头面至足，遍身漐漐得微汗，汗到处以手搔之，辄知疼痒，次日病若失。观此医案，知欲用桂枝汤原方发汗者，必须啜粥，若不啜粥，即能发汗，恐亦无此功效。

从龙汤

【方歌】

新订从龙汤　外感痰喘方

龙牡夏白芍　苏子牛蒡炒

【组成】 生龙骨（捣）一两　生牡蛎（捣）一两　生杭白芍五钱　清半夏四钱　苏子（炒捣）四钱　牛蒡子（炒捣）三钱

【加减】 热者，酌加生石膏数钱或至一两。

【用法】 水煎服。

【功用】 降逆化痰，疏风平喘。

【主治】 外感痰喘，服小青龙汤，病未全愈，或愈而复发者，继服此汤。

【方解】 张氏从来治外感痰喘，遵《伤寒论》小青龙汤加减法，去麻黄加杏仁，热者更加生石膏，莫不随手而愈。然间有愈而复发，再服原方不效者，自拟得此汤后，凡遇此等证，服小青龙汤一二剂即愈者，继服从龙汤一剂，必不再发。未全愈者，服从龙汤一剂或两剂，必然全愈。名曰从龙汤者，为其最宜用于小青龙汤后也。

或疑方中重用龙骨、牡蛎，收涩太过，以治外感之证，虽当发表之余，仍恐余邪未尽，被此收涩之药固闭于中，纵一时强制不喘，恐病根益深，异日更有意外之变。后曰：若是以品龙骨、牡蛎，浅之于视龙骨、牡蛎是也，斯可征之以前哲之说。

陈修园曰：痰水也，随火而上升。龙属阳而潜于海，能引逆上之火，泛滥之水，下归其宅。若与牡蛎同用，为治痰之神品。

故方中龙骨、牡蛎，降逆化痰，芍药酸寒敛阴、和营养血，半夏燥湿化痰、和胃降逆，苏子、牛蒡子降气化痰、疏风止喘，药虽六味，降中有敛，宣降有权，使风寒解、营卫和、水饮去，则诸证自平。

馏水石膏饮

【方歌】

馏水石膏饮　内热而喘良

麻甘能清肺　定喘除热彰

【组成】 生石膏（轧细）二两　甘草三钱　麻黄二钱

【用法】 上药三味，用蒸馏水煎二三沸，取清汤一大碗，分六次温服下。前三次，一点钟服一次，后三次，一点半钟服一次。病愈则停服，不必尽剂，下焦觉凉者，亦宜停服。若无蒸馏水，可用甘澜水代之。

作甘澜水法：用大盆盛水，以杓扬之，扬久水面起有若干水泡，旁有人执勺逐取之，即甘澜水。

【功用】 辛凉宣肺，清热平喘。

【主治】 胸中先有蕴热，又受外感，胸中烦闷异常，喘息迫促，其脉浮洪有力，按之未实，舌苔白而未黄者。

【方解】 此方为太阳未罢，邪入阳明而拟，方中取蒸馏水轻浮之力，能引石膏上升，以解胸中之烦热。甘草甘缓之性，能逗留石膏不使下趋，以专其上行之力。又少佐以麻黄解散太阳之余邪，兼以泻肺定喘，而胸中满闷可除。

通变大柴胡汤

【方歌】

通变大柴胡　薄黄共知母

表证兼腑实　内攻并外攘

【组成】 柴胡三钱　薄荷三钱　知母四钱　大黄四钱

此方若治伤寒，以防风易薄荷。

【用法】 水煎服。

【功用】 和解少阳，内泻热结。

【主治】 伤寒温病，表证未罢，大便已实者。

【方解】 张锡纯曰："《伤寒论》大柴胡汤，治少阳经与阳明腑同病之方也。故方中用柴胡以解在经之邪，大黄以下阳明在腑之热，方中以此二药为主，其余诸药，可加可减，不过参赞以成功也。然其方宜于伤寒，而以治温病与表证不在少阳者，又必稍为通变，而后所投皆宜也。"

凡表证未罢，遽用降药下之，恒出两种病证，一为表邪乘虚入里，《伤寒论》所载下后胸满心下痞硬，下后结胸是也；一为表邪乘虚入里且下陷，《伤寒论》所谓下之利不止者是也。此方防风、薄荷散表邪，防邪之内陷，用柴胡升散表邪，防邪之下陷，且解少阳经邪，知母滋阴清热，大黄下阳明腑热，使表里双解，一举两得。

【衷中参西医案摘录】 一人，年二十余。伤寒六七日，头疼恶寒，心中发热，咳吐黏涎。至暮尤寒热交作，兼眩晕，心中之热亦甚。其脉浮弦，重按有力，大便五日未行。投以此汤，加生石膏六钱，芒硝四钱，下大便二次。上半身微见汗，诸病皆见轻，惟心中犹觉发热，脉象不若从前之浮弦，而重按仍有力。拟投以白虎加人参汤，恐当下后，易作滑泻，遂以生山药代粳米，连服两剂全愈。

加味越婢加半夏汤

【方歌】

　　越婢加半夏　麻石甘枣姜
　　山药玄麦蒡　加味治嗽恙

【组成】 麻黄二钱　石膏（煅捣）三钱　生山药五钱　寸麦冬

（带心）四钱　清半夏三钱　牛蒡子（炒捣）三钱　玄参三钱　甘草一钱五分　大枣（擘开）三枚　生姜三片

【用法】　水煎服。

【功用】　解表清热，养阴止嗽。

【主治】　素患痨嗽，因外感袭肺，而痨嗽益甚，或兼喘逆，痰涎壅滞者。

【方解】　《伤寒论》有桂枝二越婢一汤，治太阳病发热恶寒，热多寒少，《金匮要略》有越婢汤，治受风水肿。有越婢加半夏汤，治外感袭肺，致肺中痰火壅滞，胀而作喘。今因其人素患痨嗽，外感之邪与肺中蕴蓄之痰，互相胶漆，壅滞肺窍，而痨嗽益甚。故用越婢加半夏汤，解表、清热、降饮，以祛外袭之邪。而复加山药、玄参、麦冬、牛蒡子，以治其痨嗽。此内伤外感兼治之方。

此方所主之病，外感甚轻，原无大热。方中麻黄祛肺邪，少加石膏佐之，且取煅者收敛之力，能将肺中痰涎凝结成块，易于吐出。此理从用煅石膏点豆腐悟出，用之果甚效验。无论痰涎如何壅盛，如何杜塞，投以此汤，使痰涎结成小块，连连吐出，皆煅石膏与麻黄并用之效。也是张锡纯独取煅石膏之性，活用于外感袭肺之范例。

煅石膏用于此方，止三钱，自无妨。若以治寒温大热，则断不可煅用。张氏著中，用煅石膏只此一方，并告诫：后有用此方者，若改用生石膏四钱更佳。乃张氏此后之愿也。

【衷中参西医案摘录】　一叟，年近七旬。素有痨嗽，初冬宿病发动，又兼受外感，痰涎壅滞胸间，几不能息。剧时昏不知人，身躯后挺。诊其脉，浮数无力。为制此汤，一剂气息通顺，将麻黄、石膏减半，又服数剂而愈。

20. 治温病方

清解汤

【方歌】

> 清解用薄荷　石甘蝉蜕偕
>
> 重用石膏量　又名凉解汤
>
> 去薄加翘芍　和解效亦好
>
> 发表清热剂　温病热可去

【组成】 薄荷叶四钱　蝉蜕（去足土）三钱　生石膏（捣细）六钱　甘草一钱五分

【用法】 水煎服。

【功用】 解表清（里）热。

【主治】 温病初得，头疼，周身骨关节痠疼，肌肤壮热，背微恶寒无汗，脉浮滑者。

【方解】 《伤寒论》曰："太阳病，发热而渴，不恶寒者，为温病。若发汗已，身灼热者，名曰风温。风温为病，脉阴阳俱浮，自汗出，身重，多眠睡，息必鼾，言语难出。"此仲景论温病之提纲。六十一节云："发汗后，不可更行桂枝汤。汗出而喘，无大热者，可与麻黄杏仁甘草石膏汤主之。"此证既用辛热之药，误发于前，仲景恐医者见其自汗，再误认为桂枝汤证，故特戒之曰：不可更行桂枝汤，而宜治以麻杏甘石汤。然麻杏甘石汤，诚为治温病初得之方。而张锡纯于发表药中不用麻黄，而用薄荷、蝉蜕，实有深意。

方中薄荷叶，宜用其嫩绿者。若其色不绿而苍，则其力尤减。若果嫩绿之叶，方中用三钱即可。

薄荷气味近于冰片，最善透窍。其力内至脏腑筋骨，外至腠理皮毛，皆能透达。故能治温病中之筋骨作疼者。若谓其气质清轻，但能发皮肤之汗，则浅视薄荷矣。

蝉蜕去足者，去其前之两大足也。此足甚刚硬，有开破之力。若用之退目翳疮疡，带此足更佳。若用之发汗，则宜去之。

蝉蜕性微凉味淡，原非辛散之品，而能发汗者，故其以皮达皮也。此乃发汗中之妙药，有身弱不任发表者，用之最佳。且温病恒有兼瘾疹者，蝉蜕尤善托瘾疹外出。

石膏性微寒，《本经》原有明文，虽系石药，实为平和之品。且其质甚重，六钱不过一大撮。其凉力，不过与知母三钱等。其清火之力则倍之，因其凉而能散。然必须生用方妥，煅者用至一两，即足偾事，甘草和中，与石膏相合能生津止渴。又此方所主之证，或兼背微恶寒，乃热郁于中，不能外达之证，非真恶寒也。

【衷中参西医案摘录】 或问：外感中于太阳则恶寒，中于阳明则不恶寒而发热。时至春夏，气候温热，故外感之来，不与寒水相感召，而与燥金相感召，直从身前阳明经络袭人，而为温病。后世论温病者，多是此说。而《伤寒论》温病提纲，冠之以太阳病者何也？答曰：温病初得，亦多在太阳，特其转阳明甚速耳。曾治一人，年二十余。当仲夏夜寝，因夜凉，盖单衾冻醒，发懒，仍如此睡去。须臾又冻醒，晨起微觉恶寒。至巳时已觉表里大热，兼喘促，脉洪长而浮。投以清解汤，方中生石膏，改用两半，又加牛蒡子（炒捣）三钱，服后得汗而愈。由斯观之，其初非中于太阳乎，然不专在太阳也。人之所以觉凉者，由于衣衾之薄。其气候究非寒凉，故其中于人不专在太阳，而兼在阳明。且当其时，人多蕴内热，是以转阳明甚速也。然此所论者风温耳，若至冬受春发，或夏发之温，恒有与太阳无涉者。故《伤寒论》温病提纲中，特别之曰"风温之为病"，明其异于冬伤于寒，春必病温之温病也。又杏仁与牛蒡子，皆能降肺定喘，而杏仁性温、牛蒡子性凉。伤寒喘证，皆用杏仁，而温病不宜用温药，故以牛蒡子代之。

附方

1. 凉解汤　即清解汤生石膏用量加至一两，薄荷叶、蝉蜕减量而成。

【组成】薄荷叶三钱　蝉蜕（去足土）二钱　生石膏（捣细）一两　甘草一钱五分

【用法】水煎服。

【功用】清（里）热解表。

【主治】温病，表里俱觉发热，脉洪而兼浮者。风温证，两三日间，亦多见有此证脉者，此汤皆能治之，得汗即愈。

2. 和解汤　即清解汤去薄荷叶，加连翘五钱、生杭芍五钱而成。

【组成】连翘五钱　蝉蜕（去足土）二钱　生石膏（捣细）六钱　生杭芍五钱　甘草一钱

【用法】水煎服。

【功用】清（里）热解表。

【主治】温病表里俱热，时有汗出，舌苔白，脉浮滑者。若脉浮滑，而兼有洪象者，生石膏当用一两。

寒解汤

【方歌】

> 里热表留邪　寒解法堪宗
>
> 膏知清内热　翘蝉达表尝

【组成】 生石膏（捣细）一两　知母八钱　连翘一钱五分　蝉蜕（去足土）一钱五分

【用法】 水煎服。

【功用】 清热生津，疏风达表。

【主治】 周身壮热，心中热而且渴，舌上苔白欲黄，其脉洪滑。或头犹觉疼，周身犹有拘束之意者。

【方解】 此汤为发表之剂，而重用石膏、知母，微用连翘、蝉蜕，何以能得汗？张锡纯曰：用此方者，特恐其诊脉不真，审证不确。果如方下所注脉证，服之覆杯可汗，勿庸虑此方之不效。盖脉洪滑而渴，阳明腑热已实，原是白虎汤证。特因头或微疼，外表犹似拘束，是犹有一分太阳流连未去。故方中重用石膏、知母以清胃腑之热；而复少用连翘、蝉蜕之善达表者，行胃中化而欲散之热，仍还太阳作汗而解。斯乃调剂阴阳，听其自汗，非强发其汗。

【衷中参西医案摘录】 曾治一少年，孟夏长途劳役，得温病，医治半月不效。后愚诊视，其两目清白，竟无所见。两手循衣摸床，乱动不休，谵语不省人事。其大便从前滑泻，此时虽不滑泻，每日仍溏便一两次。脉浮数，右寸之浮尤甚，两尺按之即无。因此证目清白无见者，肾阴将竭也。手循衣摸床者，肝风已动也。病势之危，已至极点。幸喜脉浮，为病还太阳。右寸浮尤甚，为将汗之势。其所以将汗而不汗者，人身之有汗，如天地之有雨。天地阴阳和而后雨，人身亦阴阳和而后汗。此证尺脉甚弱，阳升而阴不能应，汗何由作。当用大润之剂，峻补真阴，济阴以应其阳，必能自汗。遂用熟地、玄参、阿胶、枸杞之类，约重六七两，煎汤一大碗，徐徐温饮下，一日连进二剂，即日大汗而愈。审是则发汗原无定法，当视其阴阳所虚之处，而调补之，或因其病机而利导之，皆能出汗，非必发汗之药始能汗也。
按：寒温之证，原忌用黏泥滋阴、甘寒清火，以其能留邪也。而用以为发汗之助，则转能逐邪外出，是药在人用耳。

一人，年四十余。为风寒所束不得汗，胸中烦热，又兼喘促。医者治以苏子降气汤，兼散风清火之品，数剂病益进。诊其脉，洪滑而浮，投以寒解汤，须臾上半身即出汗。又须臾，觉药力下行，至下焦及腿亦皆出汗，病若失。

一人，年三十许。得温证，延医治不效，迁延十余日。愚诊视之，脉虽洪而有力，仍兼浮象。问其头疼乎？曰：然。渴欲饮凉水乎？曰：有时亦饮凉水，然不至燥渴耳。知其为日虽多，而阳明之热犹未甚实，太阳之表犹未尽罢也。投以寒解汤，须臾汗出而愈。

一人，年三十余。于冬令感冒风寒，周身恶寒无汗，胸间烦躁。原是大青龙汤证，医者投以麻黄汤，服后汗无分毫，而烦躁益甚，几至疯狂。诊其脉，洪滑异常，两寸皆浮，而右寸尤甚。投以寒解汤，覆杯之顷，汗出如洗而愈。审是则寒解汤不但宜于温病，伤寒现此脉者，投之亦必效也。

一叟，年七旬。素有痨疾，薄受外感，即发喘逆。投以小青龙汤去麻黄，加杏仁、生石膏辄愈。上元节后，因外感甚重，旧病复发，五六日间，热入阳明之腑。脉象弦长浮数，按之有力，而无洪滑之象（此外感兼内伤之脉）。投以寒解汤，加潞参三钱，一剂汗出而喘愈。再诊其脉，余热犹炽，继投以白虎加人参以山药代粳米汤一大剂，分三次温饮下，尽剂而愈。

一妊妇，伤寒两三日。脉洪滑异常，精神昏愦，间作谵语，舌苔白而甚厚。为开寒解汤方，有一医者在座，问方中之意何居？愚曰：欲汗解耳。曰：此方能汗解乎？愚曰：此方遇此证，服之自能出汗。若泛作汗解之药服之，不能汗也。饮下须臾，汗出而愈，医者讶为奇异。

门人高如璧曾治一媪，年近七旬。于春初得伤寒证，三四日间，烦热异常，又兼白痢，昼夜滞下无度，其脉洪滑兼浮。如璧投以寒解汤，加生杭芍三钱，一剂微汗而热解，痢亦遂愈。按：用凉药发汗，自古有之。唐志曰：袁州天庆观，主首道士王自正伤寒旬余，四肢乍冷乍热，头重气塞，唇寒面青，累日不能食，势已甚殆。医者诊之曰：脉极细虚，是为阴证，必须桂枝汤乃可。及医者去后，方将煎桂枝汤，若有语之者曰：何不服竹叶石膏汤。四顾无人，惟小童在侧。自正惑焉，急邀医者还，告之曰：或教我服竹叶石膏汤何如？医者曰：竹叶石膏汤与桂枝汤，寒燠如冰炭。君之疾状已危，不可再为药误。方酬答间，复闻人语如前。自正心悚然。医者去后，即买竹叶石膏汤煎之，又闻所告如初。于是断然曰：神明三次告我，是赐我再生之路也，汤成即服其半。先时身体重千斤，倏而轻清，唇亦渐暖，咽膈通畅。遂悉服之，少顷汗出如洗，径就睡，平旦脱然。自正为人素谨饬，常茹素，与人齐醮尽诚，故为神明所佑如此。按：此虽阳证，状与阴证无异。然当时若问其小便，必黄热短涩，且必畏见沸汤，是其明证也。医者不知辨此，竟欲以桂枝汤强发其汗，危哉。幸邀神佑，得服竹叶石膏汤，大汗而愈。此即拙拟寒解汤，所谓调其阴阳，听其自汗也。又按：桂枝汤亦非治阴证之药，乃治伤风有汗之药。然桂枝下咽，阳盛则毙，叔和之言，诚千古不易之论。故伤寒无汗者，误服桂枝汤，犹大热烦渴，变为白虎汤证，况内蕴实热者乎！

又洪吉人曰：昔一名医，成化年，新野疫疠，有邻妇卧床数日，忽闻其家，如羊嘶声，急往视之。见数人用被覆其妇，床下置火一盆，令其出汗，其妇面赤声哑，气息几断。因叱之曰：急放手，不然命殆矣。众不从，乃强拽被。其妇跃起，倚壁而喘，口不能言。曰：饮凉水否？颔之。与水一碗，一饮而尽，始能言。又索水，复与之。饮毕，汗出如雨，其病遂愈。或问其故，曰彼发热数日，且不饮食，肠中枯涸，以火蒸之，是速其死也，何得有汗。试观以火燃空鼎，虽赤而气不升，沃之以水，则气四达矣。遇此等证，不可不知。

按： 此案与案后之论皆妙，是知用之得当，凉水亦大药也。其饮凉水而得汗之理，亦即寒解汤能发汗之理也。

又吴又可曰："里证下后，脉浮而微数，身微热，神思或不爽。此邪热浮于肌表，里无壅滞也。虽无汗，宜白虎汤，邪可从汗而解。若下后，脉空虚而数，按之豁然如无者，宜白虎加人参汤，覆杯则汗解。"

按： 白虎汤与白虎加人参汤，皆非解表之药。而用之得当，虽在下后，犹可须臾得汗，况在未下之前乎！不但此也，即承气汤，亦可为汗解之药，亦视乎用之何如耳。又洪吉人曰："余尝治热病八九日，用柴葛解之、芩连清之、硝黄下之，俱不得汗。昏愦扰乱，撮空摸床，危在顷刻。以大剂地黄汤（必系减去桂、附者），重加人参、麦冬进之。不一时，通身大汗淋漓，恶证悉退，神思顿清。"

按：此条与愚用补阴之药发汗相似，所异者，又加人参以助其气分也。上所论者皆发汗之理，果能汇通参观，发汗之理，无余蕴矣。

附：天津锅店街东口义合胜皮店学徒奎禄，得温病，先服他医清解之药数剂无效。弟诊其脉象，沉浮皆有力，表里壮热无汗。投以书中寒解汤原方，遍身得汗而愈。由斯知方中重用生石膏、知母以清热，少加连翘、蝉蜕以引热透表外出，制方之妙远胜于银翘散、桑菊饮诸方矣，且由此知石膏生用诚为妙药。从治愈此证之后，凡遇寒温实热诸证，莫不遵书中方论，重用生石膏治之。其热实脉虚者，亦莫不遵书中方论，用白虎加人参汤，或用白虎加人参以生山药代粳米汤，皆能随手奏效，以之救人多矣。（直隶盐山李曰纶治验）

民国十三年初冬，因兵革不靖，请假旋里。适生佃户郭姓之女得伤寒证，三四日间阳明热势甚剧，面赤气粗，六脉洪数，时作谵语。为开寒解汤，因胸中觉闷，加瓜蒌仁一两，一剂病愈。（直隶盐山孙香荪治验）

石膏阿司匹林汤

【方歌】

　　　石膏匹林汤　　清热解表良
　　　中西结合用　　堪称第一方

【组成】　生石膏（轧细）二钱　阿司匹林一瓦

【用法】　上药两味，先用白蔗糖冲水，送服阿司匹林。再将石膏煎汤一大碗，待周身正出汗时，乘热将石膏汤饮下三分之二，以助阿司匹林发表之力。迫至汗出之后，过两三点钟，犹觉有余热者，可仍将所余石膏汤温饮下。若要服完，热犹未尽者，可但用生石膏煎汤，或少加粳米煎汤，徐徐温饮之，以热全退净为度，不用再服阿司匹林。

【功用】 清热解表。

【主治】 周身壮热，心中热而且渴，舌上苔白欲黄，其脉洪滑。或头犹觉疼，周身犹有拘束之意者。

【方解】 生石膏与阿司匹林并用临床，是张锡纯根据二者特性及并用后表里双解功效而组方，这也是张氏第一次将中西药物结合在一起组方应用，可称是中西药物结合应用的开先河之作，他认为："盖西医用药在局部，是重在病之标也；中医用药求原因，是重在本也。究之标本原宜兼顾。"故而应当"取西药之长，以济吾中医之所短"。同时，张氏还把临床上合用中西药物，看作是汇通整个中西医药理论的一条途径，"中药与西药相助为理，诚能相得益彰。能汇通中西药品，即渐能汇通中西病理"。

张氏认为，石膏之性，最宜与西药阿司匹林并用，盖石膏清热力虽大，而发表之力稍轻，阿司匹林味酸性凉，最善达表，使内郁之热由表而解，实有相得益彰之妙。

方中用生石膏清胃腑实热，西药阿司匹林发表解热，阿司匹林药有优劣，其结晶坚实，粒粒若针尖形者，服一瓦必能出汗。若无甚结晶，多半似白粉末者，其发表之力稍弱，必服至一瓦强，或至一瓦半，方能出汗。用者视其药之优劣，斟酌适宜方好。

又：此汤不但可以代寒解汤，并可以代凉解汤。若以代凉解汤时，石膏宜减半。

【衷中参西医案摘录】 小儿悦生，今年秋夏之交，陡起大热，失常神呆，闭目不食，家慈见而骇甚。锡光因胸有成竹定见，遂曰："此无忧。"即用书中石膏阿司匹林汤，照原方服法，服后即神清热退。第二日午际又热，遂放胆再用原方，因其痰多而咳，为加清半夏、牛蒡子，服之全愈。（江苏平台王锡光治验）

宣解汤

【方歌】

热蓄膀胱经　小便赤涩痛

宣解滑石草　翘蝉生白芍

【组成】 滑石一两　甘草二钱　连翘三钱　蝉蜕（去足土）三钱　生杭白芍四钱

【加减】 若滑泻者，甘草须加倍。

【用法】 水煎服。

【功用】 清热利湿，滋阴发表。

【主治】 感冒久在太阳，致热蓄膀胱，小便赤涩，或因小便秘，而大便滑泻。兼治湿温初得，憎寒壮热，舌苔灰色滑腻者。

【方解】 此乃风温之热，由太阳经入膀胱之腑，阻塞水道，而阳明胃腑将实之证。方中滑石能清胃、膀胱之热，淡渗利窍，连翘、蝉蜕引胃中之热还表，白芍、甘草清热、滋阴，且甘草味甘性平，能益气和中泻火，与滑石相伍，使小便利而津液不伤，且可防滑石之寒滑重坠以伐胃。诸药相合，可使内蕴之湿从下而泄，则热可退，表可解，渴可止，小便利。

【衷中参西医案摘录】 一叟，年六十五，得风温证。六七日间，周身悉肿，肾囊肿大似西瓜，屡次服药无效。旬日之外，求为诊视。脉洪滑微浮，心中热渴，小便涩热，痰涎上泛，微兼喘息，舌苔白厚。投以此汤，加生石膏一两，周身微汗，小便通利，肿消其半，犹觉热渴。遂将方中生石膏加倍，服后又得微汗，肿遂尽消，诸病皆愈。

按：此乃风温之热，由太阳经入于膀胱之腑，阻塞水道，而阳明胃腑亦将实也。由是观之，彼谓温病入手经不入足经者，何其谬哉。

滋阴宣解汤

【方歌】

滋阴宣解妙　重用生山药

滑石匹甘草　翘蝉与白芍

若去连翘蝉　滋阴清燥安

【组成】 滑石一两　生山药一两　甘草三钱　连翘三钱　蝉蜕（去足土）三钱　生杭白芍四钱

【用法】 水煎服。

【功用】 滋阴解表，清热利湿。

【主治】 温病，太阳未解，渐入阳明。其人胃阴素亏，阳明腑证未实，已燥渴多饮。饮水过多，不能运化，遂成滑泻，而燥渴益甚，或喘，或自汗，或小便秘。温疹中多有此类证者，尤属危险之候，用此汤亦宜。

【方解】 本方乃宣解汤加生山药一两，甘草改用三钱而成。此胃腑与膀胱同热，又兼虚热之证。滑石性近石膏，能清胃腑之热；淡渗利窍，能清膀胱之热；同甘草生天一之水，又能清阴虚之热；一药而三善备，为君。重用山药大滋真阴，大固元气，为佐使；且山药生用，汁浆稠黏，同甘草之甘缓，能逗留滑石于胃中，使由胃输脾，由脾达肺，水精四布，循三焦而下通膀胱，则烦热除，小便利，滑泄止。芍药滋阴、利小便。连翘、蝉蜕之善达表者，解未罢之太阳，使膀胱蓄热，不为外感所束，则热更易于消散。蝉之性，饮而不食，有小便，无大便，故其蜕，又能利小便，而止大便。连翘、蝉蜕，又表散温疹。

【衷中参西医案摘录】 一媪，年近七旬，素患漫肿。为调治月余，肿虽就愈，而身体未复。忽于季春得温病，上焦烦热。病家自剖鲜地骨皮，煮汁饮之稍愈，又饮数次，遂滑泻不止，而烦热益甚。其脉浮滑而数，重诊无力。病家因病者年高，又素有疾病，加以上焦烦热，下焦滑泻，惴惴惟恐不愈，而愚毅然以为可治。投以滋阴宣解汤，一剂泻止，烦热亦觉轻。继用拙拟白虎加人参以山药代粳米汤，煎汁一大碗，一次只温饮一大口，防其再滑泻也，尽剂而愈。

一室女，感冒风热，遍身瘾疹，烦渴滑泻，又兼喘促。其脉浮数无力。愚踌躇再四，亦投以滋阴宣解汤，两剂诸病皆愈。

按： 服滋阴宣解汤，皆不能出大汗，且不宜出大汗，为其阴分虚也。间有不出汗者，病亦可愈。

附方：
滋阴清燥汤　即滋阴宣解汤去连翘、蝉蜕而成。
【组成】 滑石一两　生山药一两　甘草三钱　生杭白芍四钱
【用法】 水煎服。

【功用】 滋阴清燥。

【主治】 治同前证。外表已解，其人或不滑泻，或兼喘息，或兼咳嗽，频吐痰涎，确有外感实热，而脉象甚虚数者。若前证，服滋阴宣解汤后，犹有余热者，亦可继服此汤。

滋阴固下汤

【方歌】

> 滋阴固下汤　滑泻气损伤
> 山药滑石草　参地同白芍
> 一枚酸石榴　先煎药中尝

【组成】 生山药两半　怀熟地两半　野台党参八钱　滑石五钱　生杭白芍五钱　甘草二钱　酸石榴（连皮捣烂）一个

【加减】 汗多者，加山萸萸（去净核）六钱。

【用法】 上药七味，用水五盅，先煎酸石榴十余沸，去滓再入诸药，煎汤两盅，分二次温饮下。若无酸石榴，可用牡蛎（研煅）一两代之。

【功用】 滋阴益气，固脱止泻。

【主治】 前证服药后，外感之火已消，而渴与泻仍未全愈，或因服开破之药伤其气分，致滑泻不止，其人或兼喘逆，或兼咳嗽，或自汗，或心中怔忡者，皆宜急服此汤。

【方解】 寒温诸证，最忌误用破气之药。若心下或胸胁疼痛，加乳香、没药、楝子、丹参诸药，腹疼者加芍药，皆可止疼。若因表不解，束其郁热作疼者，解表清热，其疼自止。若误服槟榔、青皮、郁金、枳壳诸破气之品，损其胸中大气，则风寒乘虚内陷，多致变结胸。即使传经已深，而肠胃未至大实，可降下者，开破与寒凉并用，亦易使大便滑泻，变证百出。故服破气药而滑泻者，张氏特治此汤。方中山药、熟地、台参滋阴养血、补气固脱，且山药又止滑泻，滑石利水止泻，芍药、甘草敛阴和中，石榴涩肠止泻，诸药合用，可奏益气固脱、涩肠止泻之功。

犹龙汤

【方歌】

　　内热兼外感　犹龙汤效显

　　连翘生石膏　蝉蜕牛蒡煎

【组成】　连翘一两　生石膏（捣细）六钱　蝉蜕（去足土）二钱　牛蒡子（炒捣）二钱

【加减】　喘者，倍牛蒡子。胸中疼者加丹参、没药各三钱。胁下疼者，加柴胡、川楝子各三钱。

【用法】　水煎服。

【功用】　发汗解表，清热除烦。

【主治】　胸中素蕴实热，又受外感。内热为外感所束，不能发泄。时觉烦躁，或喘，或胸胁疼，其脉洪滑而长者。

【方解】　胸中素蕴实热，又为外感所束，风寒与郁热相搏致生诸证。方中连翘、蝉蜕发汗解表。张锡纯谓："用连翘发汗，必色青者方有力。盖此物嫩则青，老则黄。凡物之嫩者，多具升发之气，故凡发汗所用之连翘，必须青连翘。连翘原非发汗之药，即诸家本草亦未有谓其能发汗者。惟其人蕴有内热，用至一两必然出汗。具其发汗之力缓而长。为其力之缓也，不至为汪洋之大汗；为其力之长也，晚睡时服之，可使通夜微觉解肌。且能舒肝气之郁，泻肺气之实，若但目为疮家要药，犹未识连翘也。"生石膏、牛蒡子清里热。四药可奏发汗解表、清热除烦之功。

此方所主之证，即《伤寒论》大青龙汤所主之证也。然大青龙汤宜于伤寒，此则宜于温病。至伤寒之病，其胸中烦躁过甚者，亦可用之以代大青龙，故曰犹龙也。

【衷中参西医案摘录】 一妇，年三十余。胸疼连胁，心中发热。服开胸、理气、清火之药不效。后愚诊视，其脉浮洪而长。知其上焦先有郁热，又为风寒所束，则风寒与郁热相搏而作疼也。治以此汤，加没药、川楝子各四钱，一剂得汗而愈。

一叟，年过七旬。素有痨病。因冬令伤寒，痨病复发，喘而且咳，两三日间，痰涎涌盛，上焦烦热。诊其脉，洪长浮数。投以此汤，加玄参、潞参各四钱，一剂汗出而愈。

门人刘子某，曾治一人，年四十。外感痰喘甚剧，四五日间，脉象洪滑，舌苔白而微黄。子某投以此汤，方中石膏用一两，连翘用三钱。一剂周身得汗，外感之热已退，而喘未全愈。再诊其脉，平和如常，微嫌无力。遂用拙拟从龙汤，去苏子，加潞参三钱，一剂全愈。愚闻之喜曰：外感痰喘，小青龙汤所主之证也，拙拟犹龙汤，原以代大青龙汤，今并可代小青龙汤，此愚之不及料也。将方中药味轻重略为加减，即能另建奇功。

附：温病遗方

《伤寒论》中原有温病，浑同于六经分篇之中，均名之为伤寒，未尝明指为温病也。况温病之原因各殊，或为风温，或为湿温，或为伏气成温，或为温热，受病之因既不同，治法即宜随证各异。有谓温病入手经不入足经者，有谓当分上、中、下三焦施治者，皆非确当之论。斟酌再四，惟仍按《伤寒论》六经分治乃为近是。

一、有未觉感冒，身体忽然酸软，懒于动作，头不疼，肌肤不热，似稍畏风，舌似无苔而色白，脉象微浮，至数如常者，此乃受风甚轻，是以受时不觉也，宜用轻清辛凉之剂发之。

处方：薄荷叶三钱　连翘三钱　大葱白三寸

上药三味，共煎汤七八沸，取清汤一大盅，温服下，周身得汗即愈。

薄荷之成分，含有薄荷脑，辛凉芬芳，最善透窍，内而脏腑，外而皮毛，凡有风邪匿藏，皆能逐之外出，惟其性凉，故于感受温风者最宜。古原名苛，古人少用之，取其苛辣之味以调和菜蔬，是以当汉季时，犹不知以之入药，是以《伤寒论》诸方未有用薄荷者。自后世视之，不知论世知人，转谓仲师方中不用薄荷，是薄荷原非紧要之药。不然则谓薄荷原系辛凉之品，宜于温病而不宜于伤寒者，皆非通论也。惟煮汤服之，宜取其轻清之气，不宜过煎；过煎即不能发汗，是以以之煎汤，只宜七八沸，若与难煎之药同煎，后入可也。连翘为轻清宣散之品，其发汗之力不及薄荷，然与薄荷同用，能使薄荷发汗之力悠长（曾治一少年受感冒，俾单用连翘一两，煮汤服之，终宵微汗不竭，病遂愈，其发汗之力和缓兼悠长可知）。葱之形中空，其味微辣微苦，原微具发表之性，以旋转于营卫之间，故最能助发表之药以调和营卫也。

有受风较重，不但酸软懒动，且觉头疼，周身骨节皆疼，肌肤热，不畏风，心中亦微觉发热，脉象浮数似有力，舌苔白厚，宜于前方中去葱白，加天花粉八钱以清热，加菊花二钱以治头疼，惟煎汤时薄荷宜后入。

二、有其人预有伏气化热，潜伏未动，后因薄受外感之触动，其伏气陡然勃发，一时表里俱热，其舌苔白厚，中心似干，脉象浮而有洪象，此其病虽连阳明而仍可由太阳汗解也。

处方：生石膏（捣细）一两　天花粉一两　薄荷叶钱半　连翘钱半

上药四味，煎汤一大盅，温服得汗即愈，薄荷叶煎时宜后入。

或问：此方重用石膏、花粉，少用薄荷、连翘，以为发表之剂，特恐石膏、花粉监制薄荷、连翘太过，服后不能作汗耳？答曰：此方虽为发表之剂，实乃调剂阴阳听其自汗，而非强发其汗也。盖此证原为伏气化热，偶为外感触动，遂欲达于表而外出，而重用凉药与之化合，犹如水沃治红之铁，其蓬勃四达之热气原难遏抑，而复少用薄荷、连翘，为之解其外表之阻隔，则腹中所化之热气，自夺门而出，作汗而解矣。且此等汗，原不可设法为之息止，虽如水流漓而断无亡阴亡阳之虞，亦断无汗后不解之虞。此方原与《衷中参西录》寒解汤相似，今以知母多劣，故易以花粉，为蝉蜕发表之力稍弱，又易以薄荷叶。二方任用其一，果能证脉无误，服后覆杯之顷，即可全身得汗，间有畏石膏之凉将其药先服一半者，服后亦可得汗，后再服其所余，则分毫无汗矣。因其热已化汗而出，所余之热无多也。即此之前后分服，或出汗或不出汗，可不深悟此药发汗之理乎？况石膏原具有发表之力也。

三、有其人身体酸懒，且甚觉沉重，头重懒抬，足重懒举，或周身肌肤重按移时，微似有痕，或小便不利，其舌苔白而发腻，微带灰白，其脉浮而濡，至数如常者，此湿温也。其人或久居潮湿之地，脏腑为湿气所侵；或值阴雨连旬，空气之中含水分过度；或因饮食不慎，伤其脾胃，湿郁中焦，又复感受风邪，遂成斯证，宜用药外解其表，内利其湿则病愈矣。

处方：薄荷叶三钱　连翘三钱　小苍术三钱　黄芩三钱　木通二钱

上药五味，先将后四味水煎十余沸，再入薄荷煎七八沸，取清汤一大盅，温服之。若小便不利者，于用药之外，用鲜白茅根六两，去皮切碎，水煎四五沸，取其清汤以之当茶，渴则饮之。

若其人肌肤发热，心中亦微觉热者，宜去苍术，加滑石八钱。

四、有温病初得作喘者，其肌肤不恶寒而发热，心中亦微觉发热，脉象浮而长者，此乃肺中先有痰火，又为风邪所袭也。宜用《伤寒论》麻杏甘石汤，而更定其分量之轻重。

更定麻杏甘石汤方：生石膏（捣细）一两　麻黄一钱　杏仁（去皮）二钱　甘草钱半

上四味，共煎汤一大盅（不先煎麻黄吹去浮沫者，因所用只一钱，而又重用生石膏以监制之也）温服。若服后过点半钟，汗不出者，宜服西药阿司匹林一瓦，合中量二分六厘四毫，若不出汗，仍宜再服，以服至出汗为度。盖风邪由皮毛而入，仍使之由皮毛而出也。

五、有温病旬日不解，其舌苔仍白，脉仍浮者，此邪入太阳之腑也，其小便必发黄。宜于发表清热药中，加清膀胱之药，此分解法也。今拟二方于下，以便用者相热之轻重而自斟酌用之。

处方：滑石一两　连翘三钱　蝉蜕（去土足）三钱　地肤子三钱　甘草二钱

上药五味，共煎一大盅，温服。

又方：生石膏（捣细）一两　滑石八钱　连翘三钱　蝉蜕（去土

足）三钱　地肤子三钱　甘草二钱

上药六味，共煎汤一大盅，温服。

六、有温病至七八日，六经已周，其脉忽然浮起，至数不数，且有大意者，宜用辛凉之剂助之达表而汗解。

处方：玄参一两　寸麦冬（带心）五钱　连翘二钱　菊花二钱　蝉蜕（去土足）二钱

上药五味，共煎汤一大盅，温服。用玄参者，恐温病日久伤阴分也。

七、有温病多日，六经已周，脉象浮数而细，关前之浮尤甚，其头目昏沉，恒作谵语，四肢且有扰动不安之意，此乃外感重还太阳欲作汗。其所欲汗而不汗者，因阴分太亏，不能上济以应阳也。此证若因脉浮而强发其汗，必凶危立见，宜用大滋真阴之品，连服数剂，俾脉之数者渐缓，脉之细者渐大，追阴气充长，能上升以应其阳，则汗自出矣。

处方：生地黄一两　生怀山药一两　玄参一两　大甘枸杞一两　生净山萸萸六钱　柏子仁六钱　生枣仁（捣碎）六钱　甘草三钱

上药八味，水煎一大碗，候五分钟，调入生鸡子黄二枚，徐徐温饮之，饮完一剂再煎一剂，使昼夜药力相继不断，三剂之后，当能自汗。若至其时，汗仍不出者，其脉不似从前之数细，可仍煎此药送服西药阿司匹林一瓦，其汗即出矣。

或问：山萸肉原具酸敛之性，先生所定来复汤，尝重用之以治汗出不止，此方原欲病者服之易于出汗，何方中亦用之乎？答曰：此中理甚精微，当详细言之，萸肉为养肝息风之要药，此证四肢之骚扰不安，其肝风固已动也，此方中用萸肉之本意也。若虑用之有妨于出汗，是犹未知萸肉之性。盖萸肉之味至酸，原得木气最全，是以酸敛之中，大具条畅之性，《本经》谓其逐寒湿痹是明征也。为其味酸敛也，故遇元气不能固摄者，用之原可止汗；为其性条畅也，遇肝虚不能疏泄者，用之又善出汗，如此以用萸肉，是皆得之临证实验之余，非但凭诸理想而云然也。若果服药数剂后，其脉渐有起色，四肢不复扰动，即去萸肉亦无妨，其开始服药时，萸肉则断不能去也。

八、有未病之先，心中常常发热，后为外感触发，则其热益甚，五心烦躁，头目昏沉，其舌苔白厚，且生芒刺，其口中似有辣味，其脉浮数有力者，此伏气化热已入心包，而又为外感束其外表，则内蕴之热益甚，是以舌有芒刺且觉发辣也。宜用凉润清散之剂，内清外解，遍体得透汗则愈矣。

处方：鲜地黄一两　玄参一两　天花粉一两　知母五钱　寸麦冬（带心）五钱　西药阿司匹林两瓦

上药先煎前五味，取清汤两大盅，先温服一大盅，送服阿司匹林一瓦，若服一次后汗未出，热亦未消者，可再温服一盅，送服阿司匹林一瓦，若汗已出热未尽消者，药汤可如前服法，阿司匹林宜斟酌少服。

21. 治伤寒温病同用方

仙露汤

【方歌】

新制仙露汤　温入阳明方

石膏玄翘粳　热渴此方清

【组成】　生石膏（捣细）三两　玄参一两　连翘三钱　粳米五钱

【用法】　上四味，用水五盅，煎至米熟，其汤即成。约可得清汁三盅，先温服一盅。若服完一剂，病犹在者，可仍煎一剂，服之如前。使药力昼夜相继，以病愈为度。然每次临服药，必详细问询病人。若腹中微觉凉，或欲大便者，即停药勿服。候两三点钟，若仍发热未大便者，可少少与服之。若已大便，即非溏泻而热犹在者，亦可少少与服。

【功用】　清热生津。

【主治】　寒温阳明证，表里俱热，心中热嗜凉水，而不至燥渴。脉象洪滑，而不至甚实。舌苔白厚，或白而微黄，或有时背微恶寒者。

【方解】　此方即白虎汤去知母、甘草，加玄参、连翘而成。《伤寒论》白虎汤，为阳明腑病之药，而兼治阳明经病；此汤为阳明经病之药，而兼治阳明腑病。为其所主者，责重于经，故于白虎汤方中，以玄参之甘寒（《本经》言苦寒，细嚼之实甘而微苦，古今药或有不同），易知母之苦寒，又去甘草，少加连翘。欲其轻清之性，善走经络，以解阳明在经之热也。

方中君药生石膏，味辛甘，性大寒，善能清热，以制阳明（气分）内盛之热，并能止渴除烦。张锡纯谓："寒温为病中第一险证，而石膏为治寒温第一要药。石膏性本微寒，而以治寒温之热百倍于他药者，以其味微辛，阴中含阳而善发汗也。然宜生用，而不宜煅用。煅之则辛散之力顿消，转能收敛外邪，凝聚痰火使之不散，用至一两，即足伤人，用石膏者当切戒之。至买此石膏时，又当细心考察，勿为药坊所欺，致以煅者冒充生者。"

"《神农本经》药性有寒、有微寒，微寒即后世所谓凉也。石膏之性，《本经》明言微寒，不过为凉药中一药耳。且为石之膏，而并非石质，诚为凉药中极纯良之品，能重用石膏一味，即能挽回寒温中垂危之大证。此愚屡经试验，即使石膏果系大寒，而当阳明腑热方炽之时，用生石膏五六两，煎汤一大碗，一次只饮药一口，以火退为度。若觉微凉，即便停止，何至遽将人凉坏。况愚用此方以救寒温之热，其热退至八九分，石膏即可停止，初不待其觉凉也。又尝思之，寒温中之实火，直等燔柴之烈，惟石膏则可比救燔柴之火。且愚于可重用石膏之证，又得一确实征验，其人能恣饮新汲井泉水而不泻者，即放胆用生石膏治之必愈。此百用不至一失之法也。"

方中粳米，不可误用糯米（俗名浆米）。粳米清和甘缓，能逗留金石之药于胃中，使之由胃输脾，由脾达肺，药力四布，经络贯通。糯米质黏性热，大能固闭药力，留中不散，若错用之，即能误事。诸药配伍，共成清热生津、止渴除燥之剂，使其热清燥除，津生渴止，由邪热内盛所致之诸证自解。

【衷中参西医案摘录】 长子荫潮，七岁时感冒风寒，四五日身大热，舌苔黄而带黑。孺子苦服药，强与之即呕吐不止。遂但用生石膏两许，煎取清汁，分三次温饮下，病稍愈；又煎生石膏二两，分三次饮下，又稍愈；又煎生石膏三两，徐徐温饮下，如前病遂全愈。夫以七岁孺子，约一昼夜间，共用生石膏六两，病愈后饮食有加，毫无寒中之弊，则石膏果大寒乎？抑微寒乎？

一媪，年六旬，得温病，脉数而有力，舌苔黄而干，闻药气即呕吐，俾用生石膏六两，煎水一大碗，恐其呕吐，一次止饮药一口，甫饮下，烦躁异常，病家疑药不对证。愚曰：非也，病重药轻故耳。饮至三次，遂不烦躁，阅四点钟，尽剂而愈。

一媪，年近七旬，于正月中旬，伤寒无汗，原是麻黄汤证，因误服桂枝汤，遂成白虎汤证，而上焦烦热太甚，闻药气即呕吐，单饮所煎石膏清水亦吐出，俾用鲜梨片蘸生石膏细末嚼咽之，服尽二两病遂愈。

一人，年三十余，素有痰饮，得伤寒证，服药调治而愈。后因饮食过度而复，三四日间，延愚诊视。其脉洪长有力，而舌苔淡白，亦不燥渴。食梨一口，即觉凉甚，食石榴子一粒，心亦觉凉。愚舍证从脉，投以大剂白虎汤，为其素有痰饮，加半夏数钱。有一医者在座，问曰：此证心中不渴不热，而畏食寒凉，以余视之，虽清解药亦不宜用，子何所据而用白虎汤也？愚曰：此脉之洪实，原是阳明实热之证，治以白虎汤。其不觉渴与热者，因其素有痰饮湿胜故也。其畏食寒凉者，因胃中痰饮与外感之热互相胶漆，致胃腑转从其化与凉为敌也。病家素晓医理，信用愚方。两日夜间，服药十余次，共用生石膏斤许，脉始和平，愚遂旋里。隔两日复来迎愚，言病人反复甚剧，形状异常，有危在顷刻之虞。因思此证治愈甚的，何骤如此反复。及至，见其痰涎壅盛，连连咳吐不竭，精神恍惚，言语错乱，身体颤动。诊其脉甚平和，微嫌胃气不畅舒。愚恍悟曰：前因饮食过度而复，今必又戒饮食过度而复也。其家人果谓有鉴前失，所与饮食甚少。愚曰：此次无须用药，饱食即可愈矣。其时已届晚八点钟，至明饮食三次，病若失。

又尝治一少年，素羸弱多病。于初夏得温证，表里俱热，延医调治不愈。适愚自他处治病归，经过其处，因与其父素稔，入视之。其脉数近六至，虽非洪滑鼓指，而确有实热。舌苔微黄，虽不甚干，毫无津液。有煎就药一剂未服，仍系发表之剂。乃当日延医所疏方，其医则已去矣。愚因谓其父曰：此病外感实热，已入阳明之腑。其脉象不洪滑者，元气素虚故也。阳明腑热之证，断无发表之理。况其脉数液短，兼有真阴虚损之象尤忌发汗乎。其父似有会悟，求愚另为疏方。本拟用白虎加人参汤，又思用人参即须多用石膏。其父素小心过度，又恐其生疑不敢服。遂但为开白虎汤，方中生石膏用二两。嘱其煎汁两茶盅，分二次温饮下，服后若余火不净，仍宜再服清火之药。言毕愚即旋里。后闻其服药后，病亦遂愈。迟十余日，大便又燥结，两腿微肿，将再迎愚诊治。而其父友人有自谓知医者，言其腿肿，系多服生石膏之过，而孰知系服石膏犹少之过哉！病家竟误听其言，改延他医，投以大剂承气汤，服后其人即不语矣，迁延数日而亡。

友人毛仙阁曾治一少妇，产后十余日，周身大热无汗，心中热而且渴。延医调治，病势转增，甚属危急。仙阁诊其脉甚洪实，舌苔黄而欲黑，撮空摸床，内风已动。治以生石膏三两，玄参一两，野台参五钱，甘草二钱。为服药多呕取竹皮大丸之义，加竹茹二钱，煎汤一大碗，徐徐温饮下，尽剂而愈。观此案，则外感之热，直如燎原，虽在产后，岂能从容治疗乎。孙思邈曰：智欲圆而行欲方，胆欲大而心欲小。世俗医者，遇此等证，但知心小，而不知胆大。岂病人危急之状，漠不关于心乎？

友人张少白曾治一阎姓叟，年近七旬，素有痨疾，发则喘而且嗽。于丙午冬，感冒风寒，上焦烦热，痨疾大作，痰涎胶滞，喘促异常。其脉上部洪滑，按之有力。少白治以生石膏二两，以清时气之热，因兼痨疾，加沉香五钱，以引气归肾。且以痰涎太甚，石膏能润痰之燥，不行痰之滞，故又藉沉香辛温之力，以为石膏之反佐也。一日连服两剂，于第二剂加清竹沥二钱，其病若失。痨疾自此亦愈，至今数年未尝反复。观此案，则石膏之功用，不几令人不可思议哉。然非其人感冒伤寒，又孰能重用石膏，为被除其痨疾哉。

一人，年五十，周身发冷，两腿疼痛。医者投以温补之药，其冷益甚，欲作寒战。诊其脉，甚沉伏，重按有力。其舌苔黄厚，小便赤涩。时当仲春，知其春温之热，郁于阳明而未发，故现此假象也。

欲用白虎汤加连翘治之。病人闻之骇然。愚曰：但预购生石膏四两，迨热难忍时，煎汤饮之可乎？病者曰：恐无其时耳。愚曰：若取鲜白茅根，煎汤饮之，则冷变为热，且变为大热矣。病者仍不确信，然欲试其验否。遂剖取鲜白茅根，去净皮，细切一大碗，煮数沸，取其汤，当茶饮之。有顷热发，若难忍。须臾再诊其脉，则洪大无伦矣。愚将所预购之四两生石膏煎汤，分三次温饮下，其热遂消。盖茅根中空，性凉能散，故饮之能将郁热达于外也。

一妇人，年二十余，得温病。咽喉作疼，舌强直，几不能言，心中热而且渴，频频饮水，脉竟沉细异常，肌肤亦不发热。遂舍脉从证，投以拙拟寒解汤，得微汗，病稍见愈。明晨又复如故，舌之强直更甚。知药原对证，而力微不能胜病也。遂仍投以寒解汤，将石膏加倍，煎汤两盅，分二次温饮下，又得微汗，病遂愈。

石膏粳米汤

【方歌】

石膏粳米汤　温病壮热尝

二味同煎饮　热退汗自淘

【组成】　生石膏（轧细）二两　生粳米二两半

【用法】　上二味，用水三大碗，煎至米烂熟，约可得清汁两大碗。乘热尽量饮之，使周身皆汗出，病无不愈者。若阳明腑热已实，不必乘热顿饮之，徐徐温饮下，以消其热。

【功用】　健运中气，发汗达表。

【主治】　温病初得，其脉浮而有力，身体壮热。并治一切感冒初得，身不恶寒而心中发热者。若其热已入阳明之腑，亦可用代白虎汤。

【方解】　此方即仙露汤去玄参、连翘，加重生石膏、粳米剂量而成。其妙在将石膏同粳米煎汤，乘热饮之，俾石膏寒凉之性，随热汤发散之力，化为汗液尽达于外。此寒因热用，不使伤胃之法。且与粳米同煮，其冲和之气，能助胃气之发达，则发汗自易。其稠润之汁，又能逗留石膏，不使其由胃下趋，致寒凉有碍下焦。此方粳米多至二两半，汤成之后，必然汁浆甚稠。饮至胃中，又善留蓄热力，为作汗之助。是以人之欲发汗者，饮热茶不如啜热粥也。此方治温病。且伤寒两三日后，身不恶寒而发热者，用之亦效。

【衷中参西医案摘录】　沈阳县知事朱霭亭夫人，年五旬。于戊午季秋,得温病甚剧。时愚初至奉天,霭亭系愚同乡,求为诊治。见其以冰囊作枕,复悬冰囊,贴面之上侧。盖从前求东人调治,如此治法,东人之所为也。合目昏昏似睡,大声呼之,毫无知觉。其脉洪大无伦,按之甚实。愚谓霭亭曰:此病阳明腑热,已至极点。外治以冰,热愈内陷。然此病尚可为,非重用生石膏不可。霭亭韪愚言,遂用生石膏细末四两,粳米八钱,煎取清汁四茶杯,徐徐温灌下。约历十点钟,将药服尽,豁然顿醒。后又用知母、花粉、玄参、白芍诸药,少加连翘以清其余热,服两剂全愈。

　　附:今季秋,敝处张氏之女得瘟病甚剧,服药无效,医言不治,病家以为无望。仆适在家叔经理之同德公司内,与为比邻,其母乞求强仆往视。见其神昏如睡,高呼不觉,脉甚洪实。用先生所拟之石膏粳米汤,生石膏用三两,粳米用五钱。见者莫不惊讶诽笑,且有一老医扬言于人曰:"蔡某年仅二十,看书不过年余,竟大胆若此!石膏重用三两,纵煅透用之亦不可,况生者乎?此药下咽,人即死矣。"有人闻此言,急来相告。仆曰:"此方若用煅石膏,无须三两,即一两亦断送人命而有余。若用生者,即再多数两亦无碍,况仅三两乎。"遂急催病家购药,亲自监视,煎取清汤一大碗,徐徐温灌下。病人霍然顿醒。(江苏崇明县蔡维望治验)

镇逆白虎汤

【方歌】

　　　　镇逆白虎汤　寒温热渴方
　　　　石膏知夏茹　降逆清热赞

【组成】 生石膏（捣细）三两　知母两半　清半夏八钱　竹茹粉六钱

【用法】 用水五盅，煎汁三盅，先温服一盅。病已愈者，停后服，若未全愈者，过两点钟，再温服一盅。

【功用】 降逆清热，托邪外出。

【主治】 伤寒温病，邪传胃腑，燥渴身热，白虎证俱，其人胃气上逆，心下满闷者。

【方解】 此方即白虎汤去甘草、粳米，加半夏、竹茹而成。

《伤寒论》白虎汤，治阳明腑热之圣药也。盖外邪炽盛，势若燎原，胃中津液，立就枯涸。故用石膏之辛寒以祛外感之邪，知母之凉润以滋内耗之阴。特是石膏质重（虽煎作汤性亦下坠），知母味苦，苦降与重坠并用，下行之力速，胃腑之热或难尽消，且恐其直趋下焦而为泄泻也。故又借粳米之浓汁，甘草之甘味，缓其下趋之势。以待胃中徐徐吸去，由肺升出为气，由皮肤渗出为汗，余入膀胱为溺，而内蕴之热邪随之俱清，此仲景制方之妙也。然病有兼证，即用药难拘成方。犹是白虎汤证也。因其人胃气上逆，心下胀满，粳米、甘草不可复用。而以半夏、竹茹代之，取二药之降逆，以参赞石膏、知母成功也。

此证因胃气上逆作胀满，以方中不用开通气分之药，若承气汤之用厚朴、枳实等，而惟用半夏、竹茹乎？张锡纯曰："白虎汤用意，与承气迥异。盖承气汤，乃导邪下行之药，白虎汤乃托邪外出之药。故服白虎汤后，多有得汗而解者。间有服后未即得汗，而大热既消，其饮食之时，恒得微汗，余热亦由此尽解。"

若因气逆胀满，恣用破气之药，伤其气分，不能托邪外出，将邪陷愈深，胀满转不能消，或更增剧。试观《伤寒论》多有因误下伤其气分成结胸、成心下痞硬证，不可不知也。再试观诸泻心，不轻用破气之品，却有半夏泻心汤；又仲景治"伤寒解后，气逆欲呕"有竹叶石膏汤，半夏与石膏并用；治"妇人乳中虚，烦乱呕逆"有竹皮大丸，竹茹与石膏并用；是半夏、竹茹善降逆气可知也。今师二方之意，用之以易白虎汤中之甘草、粳米，降逆气而不伤正气，服后仍可托邪外出，由汗而解，而胀满之证，亦即消解无余。服此汤后，病人自觉胀满之处，如以手推排下行，病亦遂愈。

张氏对阳明热盛而呕逆患者，多用生石膏配代赭石，但间亦和半夏同用。因热邪炽盛，可伤津耗液。再加胃气上逆呕吐，使胃中津液枯涸。在此情况下，用辛寒之石膏以清阳明邪热；佐温燥之半夏以降逆止呕，其锋芒所向甚明。然热盛犹用温燥之品，恐有助热之虞，故用大剂石膏以制其燥，使半夏只有降逆止呕之功，而无温燥之弊，使热清呕止而病痊。这也是张氏药物配伍之妙。

白虎加人参以山药代粳米汤

【方歌】

白虎加人参　山药易粳米

石膏知甘草　寒温热渴好

脉象现细数　滋阴气津固

【组成】 生石膏（捣细）三两　知母一两　人参六钱　生山药六钱　粉甘草三钱

【用法】 上五味，用水五盅，煎取清汁三盅，先温服一盅。病愈者，停后服。若未全愈者，过两点钟，再服一盅。至其服法详细处与仙露汤同。

【功用】 清热生津，益气滋阴。

【主治】 寒温实热已入阳明之腑，燥渴嗜饮凉水，脉象细数者。

【方解】 首先明确一下，张锡纯自拟方及医案、论述中所提到的"人参"，皆为今之党参，有个别案中，为今之人参，皆称"高丽参"，已可分别。原由张氏认为《伤寒论》中之"白虎加人参汤"中人参，乃系现今之党参，故论述中仍常沿用"人参"之称。

伤寒法，白虎汤用于汗、吐、下后，当加人参。究之脉虚者，即宜加之，不必在汗、吐、下后也。凡遇阳明热炽，而其人素有内伤，或元气素弱，其脉或虚数，或细微者，皆投以白虎加人参汤。实验既久，以生山药代粳米，则其方愈稳妥，见效更快。盖粳米不过调和胃气，而山药兼能固摄下焦元气。使元气素虚者，不至因服石膏、知母而作滑泻。且山药多汁，最善滋阴，白虎汤得此，既祛实火又清虚热，内伤外感，须臾同愈。

寒温之证，最忌舌干，至舌苔薄而干，或干而且缩者，尤为险证。而究其原因，却非一致。有因真阴亏损者，有因气虚不上潮者，有因气虚更下陷者，皆可治以白虎加人参以山药代粳米汤。盖人参之性，大能补气，元气旺而上升，自无下陷之虞，而与石膏同用，又大能治外感中之真阴亏损。且有山药、知母之濡润。

白虎加人参以山药代粳米，既能外助气分托邪外出，更能生津止渴，滋阴退热。若真阴虚甚，可重用滋阴药辅之。

石膏配人参，二药相伍，张氏用之最多。在使用白虎加人参以山药代粳米汤时，不拘泥于汗、吐、下之后，只要为年老、体弱、劳力、劳心者，或脉细数细微者，皆可使用。张氏石膏配人参之理有四：其一，汗吐下之后，正气多虚，人参能滋阴生津，正气旺自能鼓邪外出。其二，热盛必伤津液，人参能滋阴生津。张氏认为"惟石膏与人参并用，独能于邪火炽盛之时立复真阴"。其三，石膏辛甘微寒，人参味甘而温，在大队寒凉药中，用温热药引以清热，使热不格拒转而化合，热与凉药化合则热邪必清。其四，石膏煎汤其凉散之力，可由毛孔透达于外，如与人参并用，可使石膏凉散之力与人参补益之力互相化合，能旋转于脏腑之间，使深入下陷之热邪，徐徐上升发散。

石膏与山药相伍，又是张氏组方遣药的一大特色。寿甫在通变白虎加人参汤及白虎加人参以山药代粳米汤中，每以山药代粳米，其山药确有许多微妙之处。张氏用石膏以清热，用生山药以健脾养胃、滋补肾阴。脾为后天之本，为气血津液生化之源；肾为先天之本，元阴元阳所在。如脾肾之气不衰，正气旺盛，自能驱邪外出。再者，石膏入肺、胃二经，因其质重而坠，可直趋下焦，易于流失，难以发挥药效，而山药煎汁质黏而稠，能使石膏煎液留恋于胃中，以充分发挥药力。

产后忌用寒凉，乃医家成俗之训，而产后温病，阳明腑实，表里俱热者，非寒凉莫解，张氏深得《内经》之旨，灵活化裁，投以白虎加人参以山药代粳米汤，更以玄参代知母，两擅其功。由此汤的运用可窥见锡纯师古不泥古的治学态度。

【衷中参西医案摘录】 一叟，年近六旬。素羸弱痨嗽，得伤寒证三日，昏愦不知人。诊其脉甚虚数，而肌肤烙手，确有实热。知其脉虚证实，邪火横恣，元气又不能支持。故传经犹未深入，而即昏愦若斯也。踌躇再四，乃放胆投以此汤。将药煎成，乘热徐徐灌之。一次只灌下两茶匙。阅三点钟，灌药两盏，豁然顿醒。再尽其余，而病愈矣。

一叟，年六旬。素亦羸弱多病，得伤寒证，绵延十余日。舌苔黄厚而干，心中热渴，时觉烦躁。其不烦躁之时，即昏昏似睡，呼之眼微开，精神之衰惫可知。脉象细数，按之无力。投以凉润之剂，因其脉虚，又加野台参佐之。大便忽滑泻，日下数次。因思此证，略用清火之药即滑泻者，必其下焦之气化不固。无用药固其下焦，再清其上焦、中焦未晚也。遂用熟地黄二两，酸石榴一个，连皮捣烂，同煎汤一大碗。分三次温饮下，大便遂固。间日投以此方，将山药改用一两，以生地黄代知母。煎汤成，徐徐温饮下，一次只饮药一大口。阅八点钟，始尽剂，病愈强半。翌日又按原方，如法煎服，病又愈强半。第三日又按其方服之，尽剂而愈。

按：熟地黄原非治寒温之药，而病至极危时，不妨用之，以救一时之急。故仲景治脉结代，有炙甘草汤，亦用干地黄即今生地，结代亦险脉也。如无酸石榴时，可用生龙骨、生牡蛎各五钱代之。

一叟，年六旬余。素吸鸦片，羸弱多病，于孟冬感冒风寒，其脉微弱而浮。愚用生黄芪数钱，同表散之药治之，得汗而愈。间日，因有紧务事，冒寒出门，汗后重感，比前较剧。病卧旅邸，不能旋里，因延彼处医者诊治。时身热饮水，病在阳明之腑，医者因其脉微弱，转进温补，病益进。更延他医，以为上有浮热，下有实寒，用附子、吴茱萸，加黄连治之。服后，齿龈尽肿，且甚疼痛，时觉烦躁，频频饮水，不能解渴，不得已复来迎愚。至诊其脉细而数，按之略实。遂投以此汤，加玄参六钱，以散其浮游之热。一剂牙疼即愈，烦躁与渴亦见轻。翌日用原方去玄参，将药煎成，调入生鸡子黄三枚，作三次温饮下，大便得通而愈。

一人，年二十。资禀素弱，偶觉气分不舒，医者用三棱、延胡等药破之。自觉短气，遂停药不敢服。隔两日，忽发喘逆，筋惕肉动，精神恍惚。脉数至六至，浮分摇摇，按之若无。肌肤甚热，上半身时出热汗，自言心为热迫，甚觉怔忡。其舌上微有白苔，中心似黄。统观此病情状，虽陡发于一日，其受外感已非一日。盖其气分不舒时，即受外感之时，特其初不自觉耳。为其怔忡太甚，不暇取药，急用生鸡子黄四枚，温开水调和，再将其碗置开水盆中，候温服之，喘遂止，怔忡亦见愈。继投以此汤，煎汁一大碗，仍调入生鸡子黄三枚，徐徐温饮下。自晚十点钟至早七点钟，尽剂而病若失。因其从前服药伤气，俾用玄参一两，潞参五钱，连服数剂以善其后。

一童子，年十七。于孟夏得温证，八九日间，呼吸迫促，频频咳吐，痰血相杂。其咳吐之时，疼连胸胁，上焦微嫌发闷。诊其脉，确有实热，而数至七至，摇摇无根。盖其资禀素弱，又兼读书劳心，其受外感又甚剧，故脉象若是之危险也。为其胸胁疼闷兼吐血，遂减方中人参之半，加竹茹、三七（捣细冲服）各二钱。用三七者，不但治吐血，实又兼治胸胁之疼也。一剂血即不吐，诸病亦见愈，又服一剂全愈。

一农家孺子，年十一。因麦秋农家忙甚，虽幼童亦作劳田间，力薄不堪重劳，遂得温病。手足扰动，不能安卧，谵语不休，所言者皆劳力之事，昼夜目不能瞑。脉象虽实，却非洪滑。拟投以此汤，又虑小儿少阳之体，外邪方炽，不宜遽用人参，遂用生石膏两半，蝉蜕一钱，煎服后，诸病如故。复来询方，且言其苦于服药，昨所服者，呕吐将半。愚曰：单用生石膏二两，煎取清汁，徐徐温饮之，即可不吐，乃如言服之，病仍不愈。再为诊视，脉微热退，谵语益甚，精神昏昏，不省人事。急用野台参两半，生石膏二两，煎汁一大碗，分数次温饮下。身热脉起，目遂得瞑，手足稍安，仍作谵语。又于原渣加生石膏、麦冬各一两，煎汁二盅，分两次温饮下，降大便一次，其色甚黑，病遂愈。

按：此证若早用人参，何至病势几至莫救。幸即能省悟，犹能竭力挽回，然亦危而后安矣。愚愿世之用白虎汤者，宜常存一加人参之想也。

又按：此案与前案观之，凡用白虎汤而宜加人参者，不必其脉现虚弱之象也。凡诊知其人劳心过度，或劳力过度，或在老年，或有宿疾，或热已入阳明之腑，脉象虽实，而无洪滑之象，或脉有实热，而至数甚数者，用白虎汤时，皆宜酌加人参。

又寒温证表里皆虚，汗出淋漓，阳明胃腑仍有实热者，用此汤时，宜加龙骨、牡蛎。一童子，年十六，于季冬得伤寒证。因医者用发表药太过，周身时时出汗，仍表里大热，心中怔忡，精神恍惚。脉象洪数，按之无力。遂用此汤，加龙骨、牡蛎皆不煅各一两。煎汁一大碗，分数次温饮下，尽剂而愈。

又仲景治伤寒脉结代者，用炙甘草汤，诚佳方也。愚治寒温，若其外感之热不盛，遇此等脉，即遵仲景之法。若其脉虽结代，而外感之火甚实者，亦用白虎加人参以山药代粳米汤。曾治一叟，年六旬余。于孟冬得伤寒证，五六日间，延愚诊视。其脉洪滑，按之亦似有力。表卫俱觉发热，间作呻吟，又兼喘逆，然不甚剧。投以白虎汤，一剂大热稍减。再诊其脉，或七八动一止，或十余动一止，两手皆然，而重按无力。遂于原方中加人参八钱，兼师炙甘草汤中用干地黄之意，以生地代知母。煎汁两盅，分二次温饮下，脉即调匀，且较前有力，而热仍如故。从前方中生石膏二两遂加倍为四两，煎汁一大碗，俾徐徐温饮下，尽剂而愈。

按：治此证时，愚习用白虎汤，而犹未习用白虎汤加参也。自此以后，凡年过六旬之人，即脉甚洪实，用白虎汤时，亦必少加人参二三钱。

结代之脉虽并论，究之结脉轻于代脉，故结脉间有宜开通者。曾治一叟，年六十余，大便下血。医治三十余日，病益进。日下血十余次，且多血块，精神昏愦。延为诊视，脉洪实异常，至数不数，惟右部有止时，其止无定数，乃结脉也。其舌苔纯黑，知系温病大实之证。从前医者，但知治其便血，不知治其温病可异也。投以白虎加人参以山药代粳米汤，将石膏改用四两，煎汤三盅，分三次温饮下。每次送服旱三七细末一钱。如此日服一剂，两日血止，大便仍滑泻，脉象之洪实减半，而其结益甚，且腹中觉胀。询其病因，知得诸恼怒之后。遂改用莱菔子六钱，而佐以白芍、滑石、花粉、茅根、甘草诸药，一剂胀消，脉之至数调匀，仍稍有洪实之象，滑泻亦减。再投以加味天水散作汤服之，病遂全愈。

一童子，年十三。于孟冬得伤寒证。七八日间，喘息鼻煽动，精神昏愦，时作谵语，所言者皆劳力之事。其脉微细而数，按之无力。欲视其舌，干缩不能外伸，启齿探视，舌皮有斑点作黑色，似苔非苔，频饮凉水，毫无濡润之意。愚曰：此病必得之劳力之余，胸中大气下陷，故津液不能上潮，气陷不能托火外出，故脉道瘀塞，不然何以脉象若是，恣饮凉水而不滑泻乎？病家曰：先生之言诚然，从前延医服药，分毫无效，不知尚可救否？曰：此病按寻常治法，一日只服药一剂，即对证亦不能见效。听吾用药勿阻，定可挽回。遂治以白虎加人参以山药代粳米汤，煎汁一大碗，徐徐温饮下，一昼夜间连进二剂，其病遂愈。

又按：脉虚数而舌干者，大便虽多日不行，断无可下之理，即舌苔黄而且黑亦不可下。惟按上所载治法，使其大便徐徐自通，方为稳善。若大便通后，而火犹炽，舌仍干者，可用潞参一两，玄参二两煮汁，徐徐饮之，以舌润火退为度。若或因服药失宜，大便通后，遂滑泻，其虚火上逆，舌仍干者，可用拙拟滋阴固下汤去滑石，加沙参数钱。若其为日既久，外感之火全消，而舌干神昏，或呼吸之间，常若气不舒，而时作太息者，此大气因服药下陷，病虽愈而不能自复也。宜单用人参两许煎汤服之，或少加柴胡亦可，若微有余热，可加玄参佐之。

寒温下后不解，医者至此，恒多束手。不知《伤寒论》原有治此证的方，即白虎加人参汤也。其一百六十八节云："伤寒病，若吐若下后，七八日不解，热结在里，表里俱热，时时恶风，大渴，舌上干燥而烦，欲饮水数升者，白虎加人参汤主之。"愚生平治寒温，未有下后不解者，于仙露汤后曾详论之。然恒有经他医下后不解，更延愚为诊治者。其在下后多日，大便未行，脉象不虚弱者，即按《伤寒论》原方。若在甫下之后，或脉更兼虚弱，即以山药代粳米，或更以生地代知母，莫不随手奏效。盖甫下之后，大便不实，骤用寒凉，易至滑泻。而山药收涩，地黄黏润，以之代粳米、知母，实有固下之力，而于脉之兼虚弱者，则尤宜也。况二药皆能滋真阴，下后不解，多系阴分素虚之人，阴分充足，自能胜外感之余热也。

寒温之证，过十余日大热已退，或转现出种种危象，有宜单治以人参，不必加人参于白虎汤中者。王宇泰曰：余每治伤寒温热等证，为庸医妄汗误下，已成坏证，危在旦夕者，以人参二两，童子小便煎之，水浸冰冷，饮之立效。又张致和曾治一伤寒坏证，势近垂危，手足俱冷，气息将断。用人参一两，附子一钱，于石铫内煎至一碗，新汲水浸之冰冷，一服而尽。少顷病人汗出，鼻梁尖上涓涓如水。盖鼻梁应脾，若鼻端有汗者可救。以土在人身之中周遍故也。

又愚曾治一温证，已过两旬，周身皆凉，气息奄奄。确知其因误治，胸中大气下陷。遂用人参一两，柴胡二钱，作汤灌之，两剂全愈。

白虎汤加人参，又以山药代粳米，既能补助气分托邪外出，更能生津止渴、滋阴退热，洵为完善之方。间有真阴太虚，又必重用滋阴之药以辅翼之，始能成功者。一媪，年过七旬，于孟夏得温证，五六日间，身热燥渴，精神昏愦，舌似无苔，而舌皮数处作黑色，干而且缩。脉细数，按之无力。当此高年，审证论脉，似在不治。而愚生平临证，明明见不可治之证，亦必苦心研究而设法治之，此诚热肠所迫，不能自已，然亦往往多有能救者。踌躇再四，为疏两方。一方即白虎加人参以山药代粳米汤，一方用熟地黄二两，生山药、枸杞各一两，真阿胶（不炒）五钱，煎汤后，调入生鸡子黄四枚。二方各煎汁一大碗，徐徐轮流温服，阅十点钟，尽剂而愈。自言从前服药，皆不知觉，此时则犹如梦醒。视其舌上犹干黑，然不缩矣。其脉至数仍数，似有余热。又用玄参二两，潞参一两，煎汤一大碗，徐徐温服，一日一剂。两日大便得通，再视其舌，津液满布，黑皮有脱去者矣。

隔数日，其夫年与相等，亦受温病。四五日间，烦热燥渴。遣人于八十里外致冰一担，日夜食之，烦渴如故。复迎愚诊治。其脉洪滑而长，重按有力，舌苔白厚，中心微黄。知其年虽高而火甚实也。遂投以白虎加人参以山药代粳米汤。将方中石膏改用四两，连进两剂，而热渴俱愈。其家人疑而问曰：此证从前日食冰若干，热渴分毫不退，今方中用生石膏数两，连进两剂而热渴俱愈，是石膏之性凉于冰远矣。愚曰：非也。石膏原不甚凉，然尽量食冰不愈而重用生石膏即愈者，因石膏生用能使寒温之热有出路也。西人不善治寒温，故遇寒温实热证最喜用冰，然多有不愈者。至石膏生用，性能发汗，其热可由汗解。即使服后无汗，亦可宣通内蕴之热，由腠理毛孔息息达出，人自不觉耳。

按：此证与前证，年岁同，受病之时亦同，而一则辅以熟地、枸杞之类，以滋真阴；一则重加生石膏，以清大热。此乃随病脉之虚实，活泼加减，所以投之辄效也。

又按：用熟地治寒温，恒为医家所訾。然遇其人真阴太亏，不能支持外感之热者，于治寒温药中，放胆加熟地以滋真阴，恒能挽回人命于顷刻。曾治一室女，资禀素羸弱，得温病五六日，痰喘甚剧。治以《金匮》小青龙汤加石膏，一剂喘顿止。时届晚八点钟，一夜安稳。至寅时喘复作，不若从前之剧，而精神恍惚，心中怔忡。再诊其脉，如水上浮麻不分至数，按之即无，此将脱之候也。取药不暇，幸有预购山药两许，急煎服之，病少愈。此际已疏方取药，方系熟地四两，生山药一两，野台参五钱，而近处药房无野台参，并他参亦罄尽，再至他处，又恐误事，遂单煎熟地、山药饮之，病愈强半。一日之内，按其方连进三剂，病遂全愈。

按：此证原当用拙拟来复汤，其方重用山萸肉以收脱，而当时愚在少年，其方犹未拟出，亦不知重用萸肉，而自晨至暮，共服熟地十二两，竟能救此垂危之证，熟地之功用诚伟哉。又此证初次失处，在服小青龙汤后，未用补药。愚经此证后，凡遇当用小青龙汤而脉稍弱者，服后即以补药继之，或加人参于汤中，恐其性热，可将所加之石膏加重。

又按：张氏《八阵》、赵氏《医贯》、冯氏《锦囊》皆喜重用熟地，虽外感证亦喜用之，其立言诚有偏处。然当日必用之屡次见效，而后笔之于书。张氏书中载有：治一老年伤寒，战而不汗，翌日届其时，犹有将汗之意。急与一大剂八味地黄汤以助其汗。服后，遂得大汗，阅数时周身皆凉，气息甚微，汗犹不止。精神昏昏，复与原汤一剂，汗止而精神亦复。夫用其药发汗，即用其药止汗，运用之妙，颇见慧心。又赵氏书中谓：六味地黄汤能退寒温之实热，致贻后世口实。然其言亦非尽不验。忆昔乙酉、丙戌数年间之寒温病，热入阳明腑后，凡于清解药中，能重用熟地以滋阴者，其病皆愈。此乃一时气运使然，不可笔之于书以为定法也。又冯氏所著本草，谓熟地能大补肾中元气，此亦确论。凡下焦虚损，大便滑泻，服他药不效者，单服熟地即可止泻。然须日用四五两，煎浓汤服之亦不作闷（熟地少用则作闷，多用转不闷），少用则无效。又善治痨嗽气不归根。曾治一妪，痨喘甚剧，十年未尝卧寝。俾每日用熟地煎汤，当茶饮之，数日即安卧。其家反惧甚，以为如此改常恐非吉兆，而不知其病之愈也。由是观之，熟地能补肾中元气可知。至陈修园则一概抹倒，直视熟地为不可用，岂能知熟地哉。寒温传里之后，其人下焦虚愈太甚者，外邪恒直趋下焦作泄泻，亦非重用熟地不能愈。岁在癸巳，应试都门，曾谒一部郎，其家有女仆，年三十余。得温病十余日，势至垂危，将异于外，问还有治否？因为诊视，其证昼夜泄泻，昏不知人，呼之不应，其脉数至七至，按之即无，而却无大热。遂用熟地二两，生山药、生杭芍各一两，甘草三钱，煎汤一大碗，趁热徐徐灌之，尽剂而愈。

又一童子，年十四五。伤寒已过旬日，大便滑泻不止，心中怔忡异常，似有不能支持之状。脉至七至，按之不实。医者辞不治。投以熟地、生山药、生杭芍各一两，滑石八钱，甘草五钱。煎汤一大碗，徐徐温饮下，亦尽剂而愈。

至产后之证，忌用寒凉。而果系产后温证，心中燥热，舌苔黄厚，脉象洪实，亦宜投以白虎加人参以山药代粳米汤，而更以玄参代知母则尤妥善。盖愚于产后温证之轻者，其热虽入阳明之腑，脉象不甚洪实，恒重用玄参一两或至二两，辄能应手奏效；若系剧者，必白虎加人参以山药代粳米汤，而更以玄参代知母方能有效。诚以石膏、玄参《本经》皆明载其治产乳。故于产后温病之轻者，可单用玄参，至温病之剧者，不妨石膏、玄参并用也。然用石膏必须佐以人参，因其时当产后，其热虽实，而体则虚也。不用知母者，《本经》未载其治产乳，不敢师心自用，漫以凉药治产后也。

友人吴瑞五，深通医学，尤笃信《衷中参西录》诸方，用之辄能奏效。其侄文博亦知医，有戚家延之治产后病。临行瑞五嘱之曰：果系产后温热，阳明胃腑大实，非用《衷中参西录》中白虎加人参以山药代粳米汤，更以玄参代知母不可。及至诊之，果系产后温证，病脉皆甚实。文博遵所嘱，开方取药，而药坊皆不肯与，谓产后断无用生石膏之理。病家因此生疑，文博辞归。病家又延医治数日，病势垂危，复求为诊治。携药而往，如法服之，一剂而愈。

附：邑赵家庄赵绍文，患温病。医者投以桂枝汤，觉热渴气促。又与柴胡汤，热尤甚，且增喘嗽，频吐痰涎，不得卧者六七日。医者谓病甚重，不能为矣。举家闻之，惶恐无措。伊弟绍义延为诊治。既至见病人喘促肩息，头汗自出，表里皆热，舌苔深灰，缩不能言。急诊其脉，浮数有力，重按甚空。因思此证阳明热极，阴分将竭，实为误服桂枝、柴胡之坏证。急投以白虎加人参以山药代粳米汤，更以玄参代知母。连服两剂，渴愈喘止，脉不浮数，仍然有力，舌伸能言，而痰嗽不甚见轻。继投以从龙汤，去苏子，加人参四钱，天冬八钱。服七剂全愈。

又一赵姓妇，年二十余，产后八九日，忽得温病。因误用热药发汗，致热渴喘促，舌苔干黑，循衣摸床，呼索凉水，病家不敢与。脉弦数有力，一息七至。急投以白虎加人参以山药代粳米汤。为系产后，更以玄参代知母。方中生石膏重用至四两，又加生地、白芍各数钱。煎汤一大碗，分四次温饮下。尽剂而愈。

又马家庄外祖家表妹，字于孙庆屯张姓。因产后病温，服补药二十余剂，致大热、大渴、大汗，屡索凉水。医者禁勿与饮，急欲投井。及生视之，舌黑唇焦，目睛直视，谵语发狂。诊其脉，细数有力。问其小便赤涩，大便紫黑黏滞，不甚通利。盖以产后血虚，又得温病，兼为补药所误，以致外邪无由而出，内热如焚，阴血转瞬告罄。急投以白虎加人参汤，仍用山药、玄参代粳米、知母。服后一夜安稳，黎明旋又反复，热渴又如从前。细思产后血室空虚，邪热乘虚而入，故大便紫黑，宜调以桃仁承气汤，以下其瘀血，邪热当随之俱下。因小便赤涩，膀胱蓄热，又加滑石四钱，甘草钱半。乃开药房者系其本族，谓此药断不可服。病家疑甚，复延前医相质。前医谓，此病余连治三次，投以温补药转剧，昨服白虎加人参汤，既稍见轻，想服承气汤亦无妨也。病家闻之，始敢煎服。因方中大黄重用六钱，俾煎汤一盅半，分三次温饮下。逾三点钟，降下大便如胶漆者二次，鲜红色者一次，小便亦清利，脉静身凉而愈。

又王御史庄赵希贤之子，年十九岁，偶得温病，医者下之太早，大便转不通者十八日，热渴喘满，舌苔干黑，牙龈出血，目盲谵语，腹胀如鼓，脐突出二寸，屡治不效。忽大便自利，完谷不化，随食随即泻出。诊其脉尽伏。身冷厥逆，气息将无。乍临茫然不知所措，细询从前病状及所服之药，始悟为阳极似阴，热深厥亦深也。然须用药将其滑泻止住，不复热邪旁流，而后能治其热厥。遂急用野台参三钱，大熟地、生山药、滑石各六钱。煎服后，泻止脉出，洪长滑数，右部尤甚。继拟以大剂白虎加人参汤，生石膏重用至八两。竟身热厥回，一夜甚安。至明晨，病又如故。试按其腹中，有坚块，重按眉皱似疼，且其腹胀脐突若此，知其内有燥粪甚多。遂改用大黄一两，芒硝六钱，赭石、蒌仁各八钱，煎汤一大盅，分两次温饮下，下燥粪二十七枚而愈。（直隶沧县董寿山治验）

宁嗽定喘饮

【方歌】
　　　　山药鸡子黄　甘蔗石榴汁
　　　　寒温痰喘嗽　宁嗽定喘饮

【组成】 生山药两半　甘蔗自然汁一两　酸石榴自然汁六钱　生鸡子黄四个

【用法】 先将山药煎取清汤一大碗，再将余三味调入碗中。分三次温服饮下，约两点钟服一次。若药亦凉，再服时须将药碗置开水中温之，然不可过热，恐鸡子黄熟，服之即无效。

【功用】 益气敛肺，宁嗽定喘。

【主治】 伤寒温病，阳明大热已退，其人或素虚或在老年，至此益形怯弱，或喘或嗽或痰涎壅滞，气息似甚不足者。

【方解】 山药色白入肺，味甘归脾，液浓益肾，能滋润血脉、固摄气化、宁嗽定喘，性平可以常服，张氏认为：“宜用生者煮汁饮之，不可炒用，以其蛋白质甚多，炒之则其蛋白质焦枯，服之无效。”与甘蔗自然汁合用，可润肺宁嗽，石榴以酸者为之正味，其性微凉，能敛戢肝火，保合肺气，为治气虚不摄肺痨喘嗽之要药，鸡子黄滋阴。四药相合，可益气敛肺、宁嗽定喘，虽是寻常之物，却是张氏将食疗与药疗相互结合的范例。

【衷中参西医案摘录】 一周姓叟，年近七旬，素有痨疾，且又有鸦片嗜好，于季秋患温病，阳明腑热炽盛，脉象数而不实，喘而兼嗽，吐痰稠黏。投以白虎加人参以生山药代粳米汤一剂，大热已退，而喘嗽仍不愈，且气息微弱，似不接续。其家属惶恐，以为难愈。且言如此光景，似难再进药。愚曰：勿须用药，寻常服食之物即可治愈矣。为开此方，病家视之，果系寻常食物。知虽不对证，亦无妨碍。遂如法服之，二剂全愈。

荡胸汤

【方歌】

　　　荡胸蒌硝苏　　赭石效突出

　　　寒温结胸证　　服下结自通

【组成】 瓜蒌仁（新炒者，捣）二两　生赭石（研细）二两　苏子（炒捣）六钱　芒硝（冲服）四钱

【用法】 用水四盅，煎取清汁两盅，先温服一盅。结开，大便通行，停后服。若其胸中结犹未开，过两点钟，再温服一盅。若胸中之结已开，而大便犹未通下，且不觉转矢气者，仍可温服半盅。

【功用】 降气宽胸，化痰散结。

【主治】 寒温结胸，其证胸膈痰饮，与外感之邪互相凝结，上塞咽喉，下滞胃口，呼吸不利，满闷短气，饮水不能下行，或转吐出，兼治疫证结胸。

【方解】 伤寒下早成结胸，至温病未经下者，亦可成结胸。至疫病自口鼻传入，遇素有痰饮者，其疹疠之气，与上焦痰饮互相胶漆，亦成结胸；《伤寒论》陷胸汤丸三方，皆可随证之轻重高下借用。特是大陷胸汤、丸中皆有甘遂，世俗医者，恒望而生畏，至小陷胸汤，性虽平和，又有吴又可瘟疫忌用黄连之说存于胸中，遂亦不肯轻用。及遇此等证，而漫用开痰、破气、利湿之品，若橘红、莱菔、苍术、白芥、茯苓、厚朴诸药，汇集成方。以为较陷胸诸汤、丸稳，而且病家服之，以为药性和平，坦然无疑。不知破其气而气愈下陷，利其湿而痰愈稠黏。如此用药，真令人长太息者也。张氏不得已，将治结胸诸成方变通汇萃之。于小陷胸汤中用瓜蒌仁开胸降胃痰，于大陷胸汤中取用芒硝清热散结痰，又于治心下痞硬之旋覆代赭石汤中取用赭石降胃下气，而复加苏子以为下行之向导，上药四味，可以代大陷胸汤、丸。少服之，亦可代小陷胸汤。所以张锡纯又说："非欲与《伤寒论》诸方争胜也，亦略以便流俗之用云尔。"

【衷中参西医案摘录】 一媪，年六十余。当孟夏晨饭之际，忽闻乡邻有斗者，出视之，见强者凌弱太甚，心甚不平；又兼饭后有汗受风，遂得温证。表里俱热，胃口杜塞，腹中痛疼，饮水须臾仍吐出。

七八日间，大便不通。其脉细数，按之略实。自言心中燥渴，饮水又不能受，从前服药止吐，其药亦皆吐出。若果能令饮水不吐，病犹可望愈。愚曰：易耳。为开此汤，加生石膏二两，野台党参五钱，煎汤一大碗，分三次温饮下。晚间服药，翌晨大便得通而愈。当大便未通时，曾俾用山萸肉（去净核）二两煎汤。以备下后心中怔忡及虚脱。及大便通后，微觉怔忡，服之即安。

一室女得温病，二三日间，痰涎郁塞，胸膈满闷异常，频频咳吐，黏若胶漆，且有喘促之意，饮水停滞胃口，间或吐出，其脉浮滑。问之微觉头疼，知其表证犹未罢也。遂师河间双解散之意，于荡胸汤中加连翘、蝉蜕各三钱。服后微汗，大便得通而愈。

一味莱菔子汤

【方歌】

　　　　一味莱菔汤　寒温结胸方

　　　　捣碎煎汤服　降气把痰除

【组成】　莱菔子（生者）一两　莱菔子（熟者）一两

【用法】　共捣碎，煎汤一大茶杯，顿服之。

【功用】　降气化痰。

【主治】　寒温结胸，其证胸膈痰饮，与外感之邪互相凝结，上塞咽喉，下滞胃口，呼吸不利，满闷短气，饮水不能下行，或转吐出，兼治疫证结胸。

【方解】　此证若服荡胸汤，将方中赭石细末留出数钱，开水送下，再服汤药亦可不吐，其结亦必能开，非莱菔子汤之力胜于荡胸汤也。莱菔子味辛能行散，有化痰降气之功，尤善行气消胀。张氏临证中试之偶效，尤必载此方者，为药性较荡胸汤尤平易，临证者与病家，皆可放胆用之而无疑也。若此方不效者，亦可改用荡胸汤，先将赭石细末送下数钱之法。

镇逆承气汤

【方歌】

镇逆承气剂　燥结呕吐治

硝赭石膏参　散结益气津

【组成】　芒硝六钱　赭石（研细）二两　生石膏（捣细）二两　潞党参五钱

【用法】　上四味，用水四盅，先煎后三味，汤将成，再加芒硝，煎一两沸，取清汁两盅，先温服一盅。过三点钟，若腹中不觉转动，欲大便者，再温服余一盅。

【功用】　镇逆止呕，益气生津，清热散结。

【主治】　寒温阳明腑实，大便燥结，当用承气下之，而呕吐不能受药者。

【方解】　此证胃腑热实大肠燥结，方中何以复用党参？张锡纯曰："此证多有呕吐甚剧，并水浆不能存者，又有初病即呕吐，十数日不止者，其胃气与胃中津液，必因呕吐而大有伤损，故用党参补助胃中元气，且与凉润之石膏并用，大能滋胃中津液，俾胃中气足液生，自能运转药力下至魄门以通大便也。"方中芒硝清热散结，赭石降胃止逆，四药配伍，具有益气生津、清热散结、降胃止逆之功。可使气津生、热结散、呕吐止。故张氏曰："愚用此方救人多矣，果遇此等证，放胆投之，无不效者。"

【衷中参西医案摘录】 一邻妇，年二十余。得温病已过十日，上焦燥热、呕吐，大便燥结，自病后未行。延医数次服药皆吐出，适愚自他处归，诊其脉，关前甚洪实，一息五至余，其脉上盛于下一倍，所以作呕吐。其至数者，吐久伤津液也。为拟此汤，一剂热退呕止，大便得通而愈。

22. 治瘟疫温疹方

青盂汤

【方歌】

　　青盂鲜荷叶　膏知蝉蜕蚕

　　羚角蚤休草　解毒清热好

【组成】　荷叶（同用周遭边浮水者良，鲜者尤佳）一个　生石膏（捣细）一两　真羚羊角（另煎兑服）二钱　知母六钱　蝉蜕（去足土）三钱　僵蚕二钱　金线重楼（切片）二钱　粉甘草钱半

【用法】　煎汁两茶盅，分两次温饮下。

【功用】　清热解毒，疏风透疹，滋阴泻火。

【主治】　瘟疫表里俱热，头面肿疼，其肿或连项及胸，亦治阳毒发斑疹。

【方解】　方中荷叶禀初阳上升之气，为诸药之舟楫，能载清火解毒之药上至头面，且其气清郁，更能解毒逐秽，施于疫毒诸证尤宜也。至于叶宜取其浮水者，以水为二分氢气，一分氧气，化合而成。浮水者，贴水而生，得水面氢气最多，故善发表。如浮萍之生于水面，而善发汗也。

　　金线重楼，一名蚤休，一名紫河车草，味甘而淡，其解毒之功，可仿甘草。然甘草性温，此药性凉，以解一切热毒，尤胜于甘草，故名蚤休。言若中一切蛊毒，或蝎螫蛇咬，或疮疡用之而皆可早早止

住。古蚤与早，原相通也。古谚赞蚤休曰："七叶一枝花，深山是我家。痈疽遇着我，一似手捻拿。"

羚羊角与犀角，皆性凉而解毒。然犀禀水土之精气而生，为其禀土之精，故能入胃，以消胃腑之实热。为其禀水之精，故又能以水胜火兼入心中，以消心脏本体之热力。而疫邪之未深入者，转因服犀角后，心气虚冷，不能捍御外邪，致疫邪之恣横，竟犯君主之宫，此至紧要之关系，医者不可不知。羚羊角善清肝胆之火，兼清胃腑之热。其角中天生木胎，性本条达，清凉之中，大具发表之力，与石膏之辛凉，荷叶、连翘之清轻升浮者并用，大能透发温疫斑疹之毒火郁热，而头面肿处之毒火郁热，亦莫不透发消除也。夫疹之毒热，最宜表散清解，乃至用他药表散清解无功，势已垂危，而单投以一味羚羊角即能挽回，其最能清解而兼能表散可知也。且其能避蛊毒，《本经》原有明文。疫病发斑，皆夹有毒疠之气也。

僵蚕乃蚕将脱皮时，因受风不能脱下，而僵之蚕。因其病风而僵，故能为表散药之向导，而兼具表散之力。是以痘疹不出者，僵蚕最能表出之。不但此也，僵蚕僵而不腐，凡人有肿疼之处，恐其变为腐烂，僵蚕又能治之，此气化相感之妙也。再加以知母滋阴清热，蝉蜕疏散风热透发头面肿毒火邪，诸药配伍，可具清热解毒、疏风透疹、滋阴泻火之功。

疫与寒温不同，寒温者，感时序之正气，因其人卫生之道，于时序之冷暖失宜，遂感其气而为病。其病者，偶有一二人，而不相传染。疫者，感岁运之戾气，因其岁运失和，中含毒气，人触之即病。《素问·刺法论》谓，无问大小，病状相似者是也。其病者，挨户挨村，若徭役然，故名疫，且又互相传染也。《素问·本病论》五疫之名，后世约分为寒疫、温疫。治温疫，世习用东垣普济消毒饮；治寒疫，世习用巢谷世圣散子。然温疫多而寒疫少，张氏拟清盂汤，实专为治温疫设也。

病疫相传染者，以其气自口鼻而入也。其初弥漫于上焦，或烦热头疼，外薄于营卫，或身热无汗，与温病初得者相似。然温病初得，用辛凉解肌即可愈，若疫病，则必须兼用解毒之药。至其传经已深，所现之证有与寒温相似者，皆可用治寒温之药治之，然始终宜佐以解毒之药。究之其变证多端，万言难罄。方书中惟喻氏《医门法律》、陆氏《世补斋》论之甚详。

【衷中参西医案摘录】 一妇人，年四十许，得大头瘟证。头面肿大疼痛，两目肿不能开，上焦烦热，心中怔忡。彼家误为疮毒，竟延疡医治疗。医者自出药末，敷头面，疼稍愈，求其出方治烦热怔忡。彼言专习外科，不管心中之病。时愚应他家延请，适至其村，求为诊治。其脉洪滑有力，关前益甚。投以青盂汤，将方中石膏改用二两，煎汁两茶盅，分二次温饮下，尽剂而愈。

一人，年二十余，得温疫。三四日间头面悉肿，其肿处皮肤内含黄水，破后且溃烂，身上间有斑点，闻人言，此证名大头瘟。其溃烂之状，又似瓜瓤瘟，最不易治。惧甚，求为诊视。其脉洪滑而长，舌苔白而微黄。问其心中，惟觉烦热，嗜食凉物。遂晓之曰：此证不难治。头面之肿烂，周身之斑点，无非热毒入胃而随胃气外现之象。能放胆服生石膏，可保全愈。遂投以青盂汤，方中石膏改用三两，知母改用八钱，煎汁一大碗，分数次温饮下。一剂病愈强半。翌日，于方中减去荷叶、蝉蜕，又服一剂全愈。

按： 发斑之证异于疹者，以其发处不高，以手拂之，与肤平也。

其证有阳毒、阴毒之分。阳毒发斑，系阳明毒热伤血所致。阴毒发斑，或为寒疫之毒，或因汗吐下后中气虚乏，或因过服凉药，遂成阴证，寒伏于下，逼其无根之火上独熏肺而发斑，其色淡红，隐隐见于肌表，与阳证发斑色紫赤者不同。愚生平所治发斑，皆系阳证，至阴证实未之见，其证之甚少可知。然正不可因阴证者甚少，而阴阳之际不详辨也。今采古人阳毒、阴毒发斑治验之案数条于下，以备参观。庶几胸有定见，临证时不至误治也。

吕沧洲云：一人，伤寒十余日，身热而静，两手脉尽伏。医者以为坏证弗与药。余诊之，三部脉举按皆无。舌苔滑，两颧赤如火，语言不乱。因告之曰：此子必大发赤斑，周身如锦纹。夫血脉之波澜也，今血为邪热所搏，掉而为斑，外现于皮肤，呼吸之气无形可倚，犹沟渠之水虽有风不能成波澜也，斑消则脉出矣。及揭其衾，而赤斑烂然。与白虎加人参汤化其斑，脉乃复常。

按： 发斑至于无脉，其证可谓险矣。即遇有识者，细诊病情，以为可治，亦必谓毒火郁热盘踞经络之间，以阻塞脉道之路耳。而沧洲独断为发斑则伤血，血伤则脉不见。是诚沧洲之创论，然其言固信而有征也。忆己亥春，尝治一少年吐血证。其人大口吐血，数日不止，脉若有若无，用药止其血后，脉因火退，转分毫不见。愚放胆用药调补之，竟得无恙。夫吐血过多可至无脉，以证沧洲血伤无脉之说确乎可信，此阳毒发斑也。

许叔微治一人，内寒外热而发斑。六脉沉细，肩背胸胁斑出数点，随出随隐，旋更发出，语言狂乱，非谵语也，肌表虽热，以手按之须臾，冷透如冰。与姜、附等药数服后，得大汗而愈，此阴毒发斑也。

吴仁斋治一人，伤寒七八日，因服凉药太过，遂变身冷，手足厥逆，通身黑斑，惟心头温暖，乃伏火也。诊其六脉沉细，昏沉不知人事，亦不能言语，状似尸厥。遂用人参三白汤，加熟附子半枚，干姜二钱，水煎服下。待一时许，斑色渐红，手足渐暖。而苏醒后，复有余热不清，此伏火后作也。以黄连解毒汤、竹叶石膏汤调之而愈，此阴毒发斑中有伏阳也。

虞天民曰：有内伤证，亦出斑疹，但微见红。此胃气极虚，一身之火游行于外。当补益气血，则中有主而气不外游，荣有养而血不外散，此证尤当慎辨。洪吉人解之曰：按此证与阳毒发斑不同，亦与阴毒发斑不同，其方当用补中益气汤，加归、芍之类。

瘟毒之病，有所谓羊毛瘟者（亦名羊毛疹）。其证亦系瘟疫，而心中兼有撩乱之证。若视其前后对心处有小痤（俗名疙瘩），以针鼻点之，其顶陷而不起，其中即有白毛，当以针挑出之。若恐挑之不净，可用发面馍馍去皮，杂以头发，少蘸香油，周身搓擦。再审其证之虚实凉热，投以治疫病之药即愈。此证古书不载，而今人患此证者甚多，其白毛，即周身之汗毛，大抵因有汗受风闭其毛孔，而汗毛不能外出，因不外出，所以作白色（若用黄酒和荞麦面擦之更好）。

护心至宝丹

【方歌】

护心至宝丹　朱黄研末餐
疫毒邪传心　语错神乃昏
参膏犀羚角　清热息风妙

【组成】 生石膏（捣细）一两　人参二钱　犀角二钱　羚羊角二钱　朱砂（研细）三分　牛黄（研细）一分

【用法】 将药前四味共煎汤一茶盅，送服朱砂、牛黄末。

【功用】 清热开窍，凉血解毒。

【主治】 瘟疫自肺传心，其人无故自笑，精神恍惚，言语错乱。

【方解】 此证属至危之候，非寻常药饵所能疗治。故方中多用珍异之品，借其宝气以解入心之热毒也。

瘟疫之毒未入心者，最忌用犀角。于前青盂汤下，曾详言之。而既入心之后，犀角又为必须之药。

方中生石膏大寒清热，犀角善清心热、凉血解毒，羚羊角长于凉肝息风止痉，朱砂镇心安神，牛黄清热解毒、化痰开窍，对于正气虚热者，借助人参之力以益气扶正，与开窍药配伍，对苏醒神志、扶正祛邪，功效较好。

瘟疫之毒，随呼吸之气传入，原可入肺。心与肺同居膈上，且左心房之血脉管与右心房之回血管，又皆与肺循环相通，其相传似甚易。而此证不常有者，因有包络护于心上代心受邪，由包络下传三焦，为手厥阴、少阳脏腑之相传，此心所以不易受邪也。

清疹汤

【方歌】
　　清疹羚羊角　膏知蚕蝉翘
　　蚤休薄荷叶　清解疹毒消

【组成】 生石膏（捣细）一两　知母六钱　羚羊角二钱　金线

重楼（切片）钱半　薄荷叶二钱　青连翘二钱　蝉蜕（去足土）钱半　僵蚕二钱

【用法】用水煎取清汤一盅半，分两次温饮下，以服后得微汗为佳。若一次得微汗者，余药仍可再服。若服一次即得大汗者，余药当停服。此药分量，系治七八岁以上者，若七八岁以下者，可随其年之大小，斟酌少用。或将药减半或用三分之一皆可。喉疼声哑者，可将石膏加重五钱，合前得两半。若疹出不利者，用鲜苇根（活水中者更佳）一大握去节水煎沸，用其水煎药。

【功用】清热解毒，发表透疹。

【主治】小儿出疹，表里俱热，或烦燥引饮，或喉疼声哑，或喘逆咳嗽。

【方解】此方即青盂汤以薄荷叶、连翘易鲜荷叶、甘草而成。

疹证多在小儿，想小儿脏腑间原有此毒，又外感时令之毒气而发，则一发表里俱热。若温病初得之剧者，其阳明经腑之间，皆为热毒之所弥漫。故治此证，始则发表，继则清解，其有实热者，皆宜用石膏。至喉疼声哑者，尤为热毒上冲，石膏更宜放胆多用。惟大便滑泻者，石膏、知母皆不宜用，可去此二药，加滑石一两，甘草三钱。盖即滑泻亦非凉证，因燥渴饮水过多，脾胃不能运化故也。故加滑石以利其小便，甘草以和其脾胃，以缓水饮下趋之势。若其滑泻之甚者，可用拙拟滋阴宣解汤，即可止泻，又可发疹外出。然此证最忌滑泻，恐其毒因滑泻内陷即不能外出。若服以上方而滑泻不止，可用生山药两许，轧细煮作粥，再将熟鸡子黄两三枚捏碎调粥中服之，其滑泻必止。泻止后，再徐徐以凉药清补之。

羚羊角最为治疹良药，于前青盂汤后曾论及之。其性凉，解毒，善清肝胆之火及胃腑之热，又清凉发表，能透发瘟疫斑疹之毒火郁热。金线重楼清热解毒。

瘟疫之证，虽宜重用寒凉，然须谨防其泄泻。若泄泻，则气机内陷，即无力托毒外出矣，因此，张氏用大剂寒凉，治此等证时，必分三四次徐徐温服下，俾其药力长在上焦，及行至下焦，其寒凉之性已为内热所化，自无泄泻之弊。而始终又须以表散之药辅之，若薄荷、连翘、蝉蜕、僵蚕之类。则火清毒净，疹愈之后亦断无他患矣。若至升麻、羌活之药，概不取用。

【衷中参西医案摘录】 奉天北关友人，朱贡九之哲嗣文治，年五岁。于庚申立夏后，周身壮热，出疹甚稠密。脉甚洪数，舌苔白厚，知其疹而兼瘟也。欲以凉药清解之，因其素有心下作疼之病，出疹后贪食鲜果，前一日犹觉疼，又不敢投以重剂。遂勉用生石膏、玄参各六钱，薄荷叶、蝉蜕各一钱，连翘二钱。晚间服药，至翌日午后视之，其热益甚，喉疼，气息甚粗，鼻翅煽动，且自鼻中出血少许，有烦躁不安之意。愚不得已，重用生石膏三两，玄参、带心麦冬各四钱，仍少佐以薄荷叶、连翘诸药。俾煎汤二茶盅，分三次温饮下。至翌日视之，则诸证皆轻减矣。然余热犹炽，而大便虽下一次，仍系燥粪。询其心犹发热，脉仍有力。遂于凉解药中，仍用生石膏一两，连服两剂，壮热始退。继用凉润清解之剂调之全愈。

按： 此证初次投以生石膏、玄参各六钱，其热不但不退而转见增加，则石膏之性原和平，确非大凉可知也。至其证现种种危象，而放胆投以生石膏三两，又立能挽回，则石膏对于有外感实热诸证，直胜金丹可知。近世笃信西术者，恒目石膏为无用之物，彼亦曾亲自试验，若愚之放胆用生石膏乎。盖彼所谓石膏无用者，不过用石膏四五钱极多或至一两，如此以治壮盛之火则诚无用矣。

若更用煅者，则不惟无用，而且足害人矣。夫人非圣神，何能出言皆是，世人素重其人，竟于其出言偶差者，亦笃信之，误人即不可胜计。愚愿负当世哲学之名者，其于出言之际，尚自加审慎哉。

又此证因心下素有疼病，故石膏、玄参初止用六钱。若稍涉游移，并石膏、玄参亦不敢用，再认定疹毒，宜托之外出而多用发表之品，则翌日现证之危险，必更加剧。即后投以大剂凉药，亦不易挽回也。目睹耳闻，知孺子罹瘟疹之毒，为俗医药误者甚多。故于记此案时，而再四详而申明。夫孺子何辜，疾厄可悯，孰任救人之责者，尚其深思愚言哉。

前贤善治小儿者，首推钱仲阳。方书载有睦亲宫十太尉病疮疹，众医治之。王曰：疹未出属何脏腑？一医言胃气热，一医言伤寒不退，一医言疹在母腹中有毒。钱氏曰：若胃气热何以乍凉乍热？若言在母腹中有毒属何脏也？医曰：在脾胃。钱氏曰：既在脾胃，何以惊悸？夫胎在腹中，月至六七，则已成形，食母秽液，入儿五脏。食至十月，满胃脘中。至生之时，口有不洁，产母以手拭净，则无疾病。俗以黄连汁压之，方下脐粪及涎秽也。此亦母之不洁，余气入儿脏中，本先因微寒入而成，疮疹未出，五脏皆见病证，内一脏受秽多者，乃出疮疹。初欲病时，先呵欠、顿闷、惊悸、乍凉乍热、手足冷、面腮赤、颊赤、嗽、喷嚏，此五脏证俱见。呵欠、顿闷，肝也；时发惊悸，心也；乍凉乍热、手足冷，脾也；面赤、腮颊赤、喷嚏，肺也。惟肾无候，以在腑下，不能食秽。故凡疮疹乃五脏毒，若出归一证。肝水泡，肺脓疱，心斑，脾疹，惟肾不食秽毒而无诸证。疮黑者属肾，由不慎风冷而不饱，内虚也。又用抱龙丸数服愈。以其别无他候，故未发出，则见五脏证，既出则归一脏矣。

按：此论实能将疹之由来，阐发无余蕴矣。尝读赵晴初医话稿，谓斑疹之证，恒有发于肠胃嗌膈之间。因肌肤间不见，往往不知为斑疹而误治者。愚初因无征，未能确信。后见有猪病瘟死者，剖解视之，其脏腑间，皆有红点甚多。由斯观之，斑疹内发而外不见之说，确乎可信。斯在临证者精心考验，见有若发斑疹病状，而外不见斑疹，亦宜用治斑疹之法治之也。

23.治疟疾方

加味小柴胡汤

【方歌】

   加味小柴胡 久疟不愈服

   参夏芩知草 鳖甲曲姜枣

   常山草果仁 和解治疟神

【组成】 柴胡三钱 黄芩三钱 知母三钱 潞党参三钱 鳖甲（醋炙）三钱 清半夏二钱 常山（酒炒）钱半 草果一钱 甘草一钱 酒曲三钱 生姜三钱 大枣（掰开）两枚

【加减】 疟初起者，减潞参、鳖甲。热甚者，加生石膏五六钱或至一两。寒甚者，再加草果五分或至一钱（神曲皆发不好，故方中用酒曲）。

【用法】 水煎服。

【功用】 和解少阳，豁痰治疟。

【主治】 久疟不愈，脉象弦而无力。

【方解】 此方即小柴胡汤加知母、鳖甲、常山、草果、酒曲而成。疟邪不专在少阳，而实以少阳为主，故其六脉恒露弦象。其先寒者，少阳之邪外与太阳并也。其后热者，少阳之邪内与阳明并也。故方中用柴胡以升少阳之邪，草果、生姜以祛太阳之寒，黄芩、知母以清阳明之热。又疟之成也，多夹痰、夹食，故用半夏、常山以豁痰，酒曲以消食也。用人参，因其疟久气虚，扶其正即所以逐邪外出。用鳖甲者，因疟久则胁下结有痞积（方书名疟母，实由肝脾胀大），消其痞积，然后能断疟根株。用甘草、大枣者，所以化常山之猛烈而服之不至瞑眩也。

24. 治霍乱方

急救回生丹

【方歌】

急救回生丹　霍乱疗效显

朱砂粉甘草　再加二冰[1]研

【组成】　朱砂（顶高者）一钱五分　冰片三分　薄荷冰二分　粉甘草（细末）一钱

【用法】　上药四味共研细，分作三次服，开水送下，约半点钟服一次。若吐剧者，宜于甫吐后急服之。若于将吐时服之，恐药未暇展布即吐出。服后温覆，得汗即愈。服一次即得汗者，后二次仍宜服之，气息奄奄有将脱之势，但服此药恐不能挽回，宜接服后急救回阳汤。

【功用】　解毒消菌，通脉清热，醒脑养神。

【主治】　霍乱吐泻转筋，诸般痧证暴病，头目眩晕，咽喉肿疼，赤痢腹疼，急性淋证。

【方解】　霍乱之证，因空气中有时含有此毒，而地面积秽之处，又酿有毒气与之混合，随呼吸之气入肺，由肺传心胞，由心胞传三焦（上焦心下膈膜，中焦包脾连胃脂膜，下焦络肠包肾脂膜），为手厥阴、少阳脏腑之相传。然其毒入三焦，其人中气充盛，无隙可乘，犹伏而不动。有时或饮食过量，或因寒凉伤其脾胃，将有吐泻之势。毒即乘虚内袭，盘踞胃肠，上下不通，遂挥霍撩乱，而吐泻交作矣。吐泻不已，其毒可由肠胃而入心，更由心而上窜于脑，致脑髓神经与心俱病，左心房输血之力与右心房收血之力为之顿减，是以周身血脉渐停，而通体皆凉也。其证多发于秋际者，因此毒气酿成多在夏令。人当暑热之时，周身时时有汗，此毒之伏于三焦者，犹得汗些些外出。迨至秋凉汗闭，其毒不得外出，是以蓄极而动，乘脾胃之虚而内攻也。故治此证者，当以解毒之药为主，以助心活血之药为佐，以调阴阳奠中土之药为使。方中朱砂色赤入心，能解心中窜入之毒。且又重坠，善止呕吐，俾服药后不致吐出。冰片善振兴心脏，通活周身血脉，尤善消除毒菌。特其味稍劣，炼之为冰片，味较清馥。且经炼后，其力又易上升至脑，以清脑中之毒。薄荷冰二分，其味辛烈香窜，无窍不通，无微不至，周身之毒皆能扫除。矧与冰片，又同具发表之性。服之能作汗解，使内蕴之邪由汗透出。且与冰片皆性热用凉，无论证之因凉因热，投之咸宜也。粉甘草最善解毒，又能调和中宫，以止吐泻。且又能调和冰片、薄荷冰之气味，使人服之不致过于苛辣也。

　　[1] 二冰：即薄荷冰、冰片。

卫生防疫宝丹

【方歌】

　　　　卫生防疫丹　　霍乱效似仙

　　　　甘草辛白芷　　二冰朱砂依

【组成】　粉甘草（细末）十两　细辛（细末）两半　香白芷（细末）一两　薄荷冰（细末）四钱　冰片（细末）二钱

【用法】 先将前五位和匀，用水为丸如桐子大，晾干（不宜日晒），再用朱砂为衣，勿令余剩。装以布袋，杂以琉珠，来往撞荡，务令光滑坚实。如此日久，可不走气味。若治霍乱证，宜服八十丸开水送服。余证宜服四五十丸。服后均宜温覆取微汗。若平素含化以防疫疠，自一丸至四五丸皆可。

【功用】 解毒消菌，醒脑养神，温清并用。

【主治】 霍乱吐泻转筋，下痢腹疼，及一切痧证。平素含化服，能防一切疠疫传染。

【方解】 此二方，后方较前方多温药两味（细辛、香白芷）。前方性微凉，后方则凉热平均矣，用者斟酌于病因，凉热之间分途施治可也。后方若临证急用，不暇为丸，可制为散，每服一钱，效更速。

卫生防疫宝丹又善治头疼、牙疼（含化），心下、胁下及周身关节经络作疼，气郁、痰郁、食郁、呃逆、呕哕。醒脑养神，在上能清，在下能温，种种利益，不能悉数。

急救回阳汤

【方歌】
　　　　急救回阳剂　霍乱危候治
　　　　参萸山药芍　赭朱炙甘草
　　　　童便炖热尝　导毒启肾阳

【组成】 潞党参八钱　生山药一两　生杭白芍五钱　山茱萸（去净核）八钱　炙甘草三钱　赭石（研细）四钱　朱砂（研细）五分

【用法】 先用童便半盅炖热，送下朱砂，继服汤药。

【**功用**】　回阳滋阴，敛肝固脱，和中益气。

【**主治**】　霍乱吐泻已极，精神昏昏，气息奄奄，至危之候。

【**方解**】　以上二方，皆为治霍乱之要药矣。然彼以祛邪为主，此以扶正为主。诚以得此证者，往往因治不如法，致日夜吐泻不已，虚极将脱，危在目前。病势至此，其从前之因凉因热皆不暇深究。惟急宜重用人参回阳，山药、芍药以滋阴，山萸肉以敛肝气之脱，炙甘草以和中气之漓，此急救回阳汤所以必需也。用赭石者，不但取其能止呕吐，俾所吸之药不致吐出，诚以吐泻已久，阴阳将离，赭石色赤入心，能协同人参，助心气下降。而方中山药，又能温固下焦，滋补真阴，协同人参以回肾气之下趋，使之上行也。用朱砂且又送以童便者，又以此时百脉闭塞，系心脏为毒气所伤，将息其鼓动之机，故用朱砂直入心以解毒，又引以童便使毒气从尿道泻出，而童便之性又能启发肾中之阳气上达，以应心脏也。是此汤为回阳之剂，实则交心肾和阴阳之剂也。服此汤后，若身温脉出，觉心中发热有烦躁之意者，宜急滋其阴分。若玄参、生芍药之类，加甘草以和之，煎一大剂，分数次温饮下。此《伤寒论》太阳篇先用甘草干姜汤，继用芍药甘草汤之法也。

25.治内外中风方

搜风汤

【方歌】

　　搜风用麝防　参膏僵蚕襄

　　柿饼夏化痰　邪祛正自安

【组成】　防风六钱　真辽人参四钱（另炖同服。贫者可用野台参七钱代之，高丽参不宜用）　清半夏三钱　生石膏八钱　僵蚕二钱　柿霜饼（冲服）五钱　麝香（药汁送服）一分

【用法】　水煎服。

【功用】　祛风清热，补气，化痰。

【主治】　中风。

【方解】　中风之证，多因五内太虚，或禀赋素虚，或劳力劳神过度，风自经络袭入，直透膜原而达脏腑，令脏腑各失其职。或猝然昏倒，或言语謇涩，或溲便不利，或溲便不觉，或兼肢体痿废偏枯，此乃至险之证。中之轻者，犹可迟延岁月；中之重者，治不如法，危在翘足间也，故重用防风引以麝香深入脏腑以搜风。犹恐元气虚弱，不能运化药力以逐风外出，故用人参以大补元气，扶正以胜邪也。用石膏者，因风蕴脏腑多生内热，人参补气助阳分亦能生热，石膏质重气轻性复微寒，其重也能深入脏腑，其轻也能外达皮毛，其寒也能祛脏腑之热，而即解人参之热也。用僵蚕者，徐灵胎谓邪之中人，有气无

形，穿经入络，愈久愈深，以气类相反之药投之，则拒而不入，必得与之同类者和入诸药使为向导，则药至病所，而邪与药相从，药性渐发，邪或从毛孔出，从二便出，不能复留，此从治之法也。僵蚕因风而僵，与风为同类，故善引祛风之药至于病所成功也。用半夏、柿霜者，诚以此证皆痰涎壅滞，有半夏以降之，柿霜以润之，而痰涎自息也。

此证有表不解，而浸生内热者。宜急用发汗药解其表，而兼清其内热。又兼有内风煽动者，可与后内中风治法汇通参观，于治外感之中兼有息内风之药，方为完善。

中风之证，有偏寒者，有偏热者，有不觉寒热者。张锡纯拙拟此方治中风之无甚寒热者也。若偏热者，宜《金匮》风引汤加减（干姜、桂枝宜减半）。若偏寒者，张锡纯别有经验治法（可用胡椒三钱捣碎，煎两三沸，取浓汁多半茶杯灌之；继用干姜六钱，桂枝尖、当归各三钱，连服三剂；又将干姜减半，加生黄芪五钱，乳香、没药各三钱，连服十余剂。）

若其人元气不虚，而偶为邪风所中；可去人参，加蜈蚣一条，全蝎一钱。若其证甚实，而闭塞太甚者，或二便不通，或脉象郁涩，可加生大黄数钱，内通外散，仿防风通圣散之意可也。然真中风证极少，类中风者极多，中风证百人之中真中风不过一二人。审证不确即凶危立见，此又不可不慎也。

熄风汤

【方歌】

熄风参赭石　龙牡熟地黄

附子生杭芍　滋阴潜阳好

【组成】　人参五钱　赭石（煅研）五钱　大熟地一两　山茱萸（去净核）六钱　生杭白芍四钱　乌附子一钱　生龙骨（捣细）五钱　生牡蛎（捣细）五钱

【用法】　水煎服。

【功用】　镇肝息风，滋阴潜阳。

【主治】　类中风。

【方解】　类中风之证，其剧者忽然昏倒，不省人事，所谓尸厥之证也。秦越人论虢太子尸厥，谓上有绝阳之络，下有破阴之纽。妙哉其言也。盖人之一身，阴阳原相维系。阳性上浮而阴气自下吸之，阴性下降而阳气自上提之，阴阳互根，浑沦环抱，寿命可百年无恙也。有时保养失宜，下焦阴分亏损，不能维系上焦阳分，则阳气脱而上奔，又兼肾水不能濡润肝木，则肝风煽动，痰涎上壅，而猝然昏倒，僵直如尸矣。故用赭石佐人参，以挽回其绝阳之络，更有龙骨、牡蛎以收敛之，则阳能下济。用山茱萸佐熟地以填补其破阴之纽，更有附子以温煦之，则阴可上达。用芍药者，取其与附子同用，能收敛浮越之元气归藏于阴也。且此证肝风因虚而动，愈迫阳气上浮。然此乃内生之风，非外来之风也，故宜用濡润收敛之品以息之。芍药与龙骨、牡蛎、山茱萸又为宁息内风之妙品。若其肝风虽动，而阴阳不至离绝，其人或怔忡不宁，或目眩头晕，或四肢间有麻木之时，可单将方中龙骨、牡蛎、山茱萸各七八钱，更加柏子仁一两以滋润肝木，其风自息。盖肝为将军之官，内寄龙雷之火，最难驯服，惟养之镇之，恩威并用，而后骄将不难统驭也。

按：类中风之证不必皆因虚。王孟英曰：若其平素禀阳盛，过啖肥甘，积热酿毒，壅塞隧络，多患类中风。宜化痰清热，流利机关。自始至终，忌投补滞。徐氏《洄溪医案》中所治中风案最精当。

逐风汤

【方歌】

逐风功效奇　破伤抽掣宜

芪归羌独活　蜈蚣全蝎合

【组成】生箭黄芪六钱　当归四钱　羌活二钱　独活二钱　全蝎二钱　全蜈蚣（大者）两条

【用法】水煎服。

【功用】搜风止痉，益气活血。

【主治】中风抽掣及破伤后受风抽掣者。

【方解】蜈蚣最善搜风，贯穿经络脏腑无所不至，调安神经又具特长（因其节节有脑，是以善理神经）。而其性甚和平，从未有服之觉瞑眩者。合全蝎、羌活、独活伍用，可奏搜风止痉、攻毒散结之功。虽本草书谓其有坠胎之弊，而中风抽掣，服他药不效者，原不妨用。《内经》所谓"有故无殒，亦无殒也"。况此汤中，又有黄芪、当归以保摄气血，则用分毫何损哉。

加味黄芪五物汤

【方歌】

黄芪五物汤　加味功效良

术归秦艽陈　桂芍与生姜

益气温经剂　历节风证去

【组成】　生箭黄芪一两　於白术五钱　当归五钱　桂枝尖三钱　秦艽三钱　广陈皮三钱　生杭白芍五钱　生姜五片

【加减】　热者加知母，凉者加附子，脉滑有痰者加半夏。

【用法】　水煎服。

【功用】　益气温经，和血通痹。

【主治】　历节风证，周身关节皆疼，或但四肢作疼，足不能行步，手不能持物。

【方解】　本方即黄芪桂枝五物汤去大枣，加白术、当归、秦艽、陈皮而成。《金匮要略》桂枝芍药知母汤，治历节风之善方也。而气体虚者用之，仍有不效之时，以其不胜麻黄、防风之发也。今取《金匮要略》治风痹之黄芪五物汤，方中黄芪为君，甘温益气，补在表之卫气。桂枝散风寒而温经通痹，与黄芪配伍，益气温阳，和血通经。桂枝得黄芪，益气而振奋卫阳；黄芪得桂枝，固表而不致留邪。芍药养血和营而通血痹，与桂枝合用，调营卫而和表里，两药为臣；生姜辛温，疏散风邪，以助桂枝之力；加白术以健脾补气，而即以逐痹（《本经》逐寒湿痹）。当归以生其血，血活自能散风（方书谓血活风自去）。秦艽为散风之润药，性甚和平，祛风而不伤血。陈皮为黄芪之佐使，而其里白似肌肉，外红似皮肤，筋膜似脉络，棕眼似毛孔，又能引肌肉经络之风达皮肤出毛孔而出。诸药共奏益气温经、和血通痹之效。

加味玉屏风散

【方歌】

加味玉屏风　破伤风建功

芪术当归防　桂枝矾蜡黄

【组成】　生箭黄芪一两　白术八钱　当归六钱　桂枝尖钱半　防风钱半　黄蜡三钱　生白矾一钱

【用法】　水煎作汤服。

【功用】　益气固表，活血散风。

【主治】　破伤后预防中风，或已中风而瘈疭，或因伤后房事不戒以致中风。

【方解】　本方即玉屏风散加当归、桂枝、黄蜡、白矾而成。原为预防中风之药，故用黄芪以固皮毛，白术以实肌肉，黄蜡、白矾以护膜原。犹恐破伤时微有感冒，故又用当归、防风、桂枝以活血散风。其防风、桂枝之分量特轻者，诚以此方原为预防中风而设，故不欲重用发汗之药以开腠理也。盖《本经》原谓黄芪主大风，方中重用黄芪一两，又有他药以为之佐使，宜其风证皆可治也。若已中风抽掣者，宜加全蜈蚣两条。若更因房事不戒以致中风抽风者，宜再加真鹿角胶三钱（另煎兑服），独活一钱半。若脉象有热者，用此汤时，知母、天冬皆可酌加。

建瓴 [1] 汤

【方歌】

建瓴山药膝　龙牡赭石需

柏仁芍地黄　肝风内动尝

【组成】　生怀山药一两　怀牛膝一两　生赭石（轧细）八钱　生龙骨六钱　生牡蛎六钱　生怀地黄六钱　生杭白芍四钱　柏子仁四钱

【加减】　若大便不实者去赭石，加建莲子（去心）三钱。若畏凉者，以熟地易生地。

【用法】　磨取铁锈浓水煎上药。方中赭石必一面点点有凸，一面点点有凹，生轧细用之方效。

【功用】　镇肝息风，滋阴安神。

【主治】　脑充血证。肝阳上亢，头晕目眩，耳鸣目胀，心悸健忘，烦躁不宁，失眠多梦，脉弦硬而长。

【方解】　脑充血之病名，倡自西人，实即《内经》所谓诸厥证，后世方书所谓内中风证。张氏认为其起因多由于肝气、肝火妄动。其病机为肝肾阴亏，肝阳偏亢。方中重用怀牛膝引血下行，并有补益肝肾之效。张锡纯谓"为治脑充血证无上之妙品"。赭石镇肝降逆，龙骨、牡蛎、白芍益阴潜阳、镇肝息风，生山药、生地黄清热滋阴，柏子仁宁心安神。诸药相伍，可奏镇肝息风、滋阴安神之功。故脑充血病人服后，能使脑中之血如建瓴之水下行，脑充血之证自愈。

[1] 瓴：古代一种盛水的瓶子。高屋建瓴：在房顶上用瓶子往下倒水（语出《史记·高祖本纪》。建：倾倒），形容居高临下的形势。

镇肝熄风汤

【方歌】

镇肝熄风芍　牛膝麦芽草

玄楝龟茵冬　龙牡赭石供

肝风内动证　服之有奇功

【组成】　怀牛膝一两　生赭石（轧细）一两　生龙骨（捣碎）五钱　生牡蛎（捣碎）五钱　生龟甲（捣碎）五钱　生杭白芍五钱　玄参五钱　天冬五钱　川楝子（捣碎）二钱　生麦芽二钱　茵陈二钱　甘草钱半

【加减】　心中热甚者，加生石膏一两。痰多者，加胆星二钱。尺脉重按虚者，加熟地黄八钱，净山茱萸五钱。大便不实者，去龟甲、赭石，加赤石脂（喻嘉言谓石脂可代赭石）一两。

【用法】　水煎服。

【功用】　镇肝息风，滋阴潜阳。

【主治】　内中风证（亦名类中风，即西人所谓脑充血证），其脉弦长有力（即西医所谓血压过高），或上盛下虚，头目时常眩晕，或脑中时常作疼发热，或目胀耳鸣，或心中烦热，或时常噫气，或肢体渐觉不利，或口眼渐形歪斜，或面色如醉，甚或眩晕，至于颠仆，昏不知人，移时始醒，或醒后不能复原，精神短少，或肢体痿废，或成偏枯。

【方解】　风名内中，言风自内生，非风自外来也。《内经》谓"诸风掉眩，皆属于肝"。盖肝为木脏，于卦为巽，巽原主风。且中寄相火，征之事实，木火炽盛，亦自有风。此因肝木失和，风自肝起。又加以肺气不降，肾气不摄，冲气、胃气又复上逆。于斯，脏腑之气化皆上升太过，而血之上注于脑者，亦因之太过，致充塞其血管而累及神经。其甚者，致令神经失其所司，至昏厥不省人事。西医名为脑充血证，诚由剖解实验而得也。是以方中重用牛膝以引血下行，此为治标之主药。而复深究病之本源，用龙骨、牡蛎、龟甲、芍药以镇息肝风。赭石以降胃、降冲。玄参、天冬以清肺气，肺中清肃之气下行，自能镇制肝木。从前所拟之方，原止此数味。后因用此方效者固多，间有初次将药服下，转觉气血上攻而病加剧者，于斯加生麦芽、茵陈、川楝子即无斯弊。盖肝为将军之官，其性刚果。若但用药强制，或转激发其反动之力。茵陈为青蒿之嫩者，得初春少阳生发之气，与肝木同气相求，泄肝热兼舒肝郁，实能将顺肝木之性。麦芽为谷之萌芽，生用之亦善将顺肝木之性使不抑郁。川楝子善引肝气下达，又能折其反动之力。方中加此三味，而后用此方者，自无他虞也。心中热甚者，当有外感，伏气化热，故加石膏。有痰者，恐痰阻气化之升降，故加胆星也。

方中茵陈，张锡纯谓："茵陈为青蒿之嫩者。"为此，后之医家有的改用青蒿，有的仍用茵陈。从该书"茵陈解"及有关医案分析，当以茵陈为是。

建瓴汤与镇肝熄风汤均能滋阴潜阳、镇肝息风，用于肝肾阴亏，肝阳上亢之证，但后方镇潜清降之力较前方为强，用于气血逆乱见有脑中时常作疼发热，或面色如醉，以及肢体渐觉不利等；而建瓴汤方中用柏子仁、生山药，故宁心安神之力略优，适用于肝风内动见有失眠多梦、心神不宁等，而未至气血逆乱者。

加味补血汤

【方歌】

加味补血汤　元肉鹿胶裹
芪归参乳没　甘松二钱佐

【组成】 生箭黄芪一两　当归五钱　龙眼肉五钱　真鹿角胶（另炖同服）三钱　丹参三钱　明乳香三钱　明没药三钱　甘松二钱

【加减】 服之觉热者，酌加天花粉、天冬各数钱。觉发闷者，加生鸡内金钱半或二钱。服数剂后，若不甚见效，可用所煎药汤送服麝香二厘（取其香能通窍），或真冰片半分亦可。若服后仍无甚效，可用药汤送制好马钱子二分。

【用法】 水煎服。

【功用】 补气生血，补髓，通气活血。

【主治】 身形软弱，肢体渐觉不遂，或头重目眩，或神昏健忘，或觉脑际紧缩作疼，甚或昏仆移时苏醒致成偏枯，或全身痿废，脉象迟弱，内中风证之偏虚寒者（肝过盛生风，肝虚极亦可生风），或谓脑贫血病。

【方解】 脑充血者，其脑中之血过多，固能伤其脑髓神经。脑贫血者，其脑中之血过少，又无以养其脑髓神经。是以究其终极，皆可使神经失其所司也。东垣补血汤，黄芪、当归同用，而黄芪之分量，竟四倍于当归。诚以阴阳互根，人旺血长。况人之脑髓神经，虽赖血以养之，尤赖胸中大气上升以斡旋之。是以《内经》谓："上气不足，脑为之不满，耳为之苦鸣，头为之倾，目为之眩。"所谓上气者，即胸中大气上升于脑中者也。因上气不足，血之随气而注于脑者必少，而脑为之不满，其脑中贫血可知。且因上气不足，不能斡旋其神经，血之注于脑者少，无以养其神经，于是而耳鸣、头倾、目眩，其人可忽至昏仆可知。由此知因脑部贫血以成内中风证者，原当峻补其胸中大气，俾大气充足，自能助血上升，且能斡旋其脑部，使不至耳鸣、头倾、目眩也。是以此方不以当归为主药，而以黄芪为主药也。

用龙眼肉者，因其味甘色赤，多含津液，最能助当归以生血也。用鹿角胶者，因鹿之角原生于头顶督脉之上，督脉为脑髓之来源，故鹿角胶之性善补脑髓。凡脑中血虚者，其脑髓亦必虚，用之以补脑髓，实可与补血之药相助为理也。用丹参、乳香、没药者，因气血虚者，其经络多瘀滞，此于偏枯痿废亦颇有关系，加此通气活血之品，以化其经络之瘀滞，则偏枯痿废者自易愈也。用甘松者，为其能助心房运动有力，以多输血于脑，且又为调养神经之要品，能引诸药至脑以调养其神经也。用麝香、梅片者，取其香能通窍以开闭也。用制过马钱子者，取其能动脑髓神经使之灵活也。

26. 治小儿风证方

定风丹

【方歌】

　　定风用全蝎　乳没朱蜈研

　　小儿绵风证　乳汁送服安

【组成】 生明乳香三钱　生明没药三钱　朱砂一钱　全蜈蚣大者一条　全蝎一钱

【用法】 共为细末，每小儿哺乳时，用药分许，置其口中，乳汁送下，一日约服药五次。

【功用】 息风止痉，镇心安神。

【主治】 初生小儿绵风，其状逐日抽掣，绵绵不已，亦不甚剧。

【方解】 方中乳香气香窜，味淡，故善透窍以理气；没药气则淡薄，味则辛而微酸，故善化瘀以理血。其性皆微温，二药并用为宣通脏腑、流通经络之要药。朱砂、蜈蚣、全蝎息风止痉，镇安神经。

　　按： 此方以治小儿绵风或惊风，大抵皆效。而能因证制宜，再煮汤剂以送服此丹，则尤效。

【衷中参西医案摘录】 宗弟相臣，青县之名医也。喜用此丹以治小儿惊风。又恒随证之凉热虚实，作汤剂以送服此丹。其所用之汤药方，颇有可采。爱录其治验之原案二则于下。

　　案一：己巳端阳前，友人黄文卿幼子，生六月，头身胎毒终未愈。禀质甚弱，忽肝风内动，抽掣绵绵不休。囟门微凸，按之甚软，微有赤色。指纹色紫为爪形。目睛昏而无神，或歪。脉浮小无根。此因虚气化不固，致肝阳上冲脑部扰及神经也。文卿云：此证西医已诿为不治，不知尚有救否？答曰：此证尚可为，听吾用药，当为竭力治愈。遂先用定风丹三分，水调灌下。继用生龙骨、生牡蛎、生石决明以潜其阳。钩藤钩、薄荷叶、羚羊角（锉细末）三分以息其风。生箭芪、生山药、山萸肉、西洋参以补其虚。清半夏、胆南星、粉甘草以开痰降逆和中。共煎汤多半杯，调入定风丹三分，频频灌之。二剂肝风止，又增损其方，四剂全愈。

按：黄芪治小儿百病明载《本经》，惟此方用之，微有升阳之嫌。然《本经》又谓其主大风，肝风因虚内动者，用之即能息风可知。且与诸镇肝敛肝之药并用，若其分量止用二三钱，原有益而无损也。

案二：天津饭店聂姓幼子，生七月。夜间忽患肝风，抽动喘息，不知啼。时当仲夏，天气亢旱燥热。察其风关、气关纹红有爪形，脉数身热，知系肝风内动。急嘱其乳母，将小儿置床上，不致怀抱两热相并。又嘱其开窗，以通空气。先用急救回生丹吹入鼻中，以镇凉其脑系，遂灌以定风丹三分，又用薄荷叶、黄菊花、钩藤钩、栀子、羚羊角以散风清热，生龙骨、生牡蛎、生石决明以潜阳镇逆，天竹黄、牛蒡子、川贝母以利痰定喘。将药煎好，仍调入定风丹三分，嘱其作数次灌下，勿扰其睡。嗣来信，一剂风息而病愈矣。

按：此二证，虽皆系肝风内动抽掣，而疾因虚实迥异。相臣皆治以定风丹，而其煎汤送服之药，因证各殊。如此善用成方，可为妙手灵心矣。

附方：鲍云韶《验方新编》预防小儿脐风散方。用枯矾、硼砂各二钱半，朱砂二分；冰片、麝香各五厘，共为末。凡小儿降生后，洗过，即用此末擦脐上；每小儿换褓布时，仍擦此末。脐带落后，亦仍擦之。擦完一料，永无脐风之证。按：此方最妙，愚用之多次皆效。真育婴之灵丹也。

镇风汤

【方歌】

> 镇风钩藤羚　胆草黛赭同
>
> 茯神薄荷夏　僵蚕共朱砂
>
> 急惊风效彰　服之病转康

【组成】 钩藤钩三钱　羚羊角（另炖兑服）一钱　龙胆草二钱　青黛二钱　清半夏二钱　生赭石（轧细）二钱　茯神二钱　僵蚕二钱　薄荷叶一钱　朱砂（研细送服）二分

【加减】 小儿得此证者，不必皆由惊恐，有因外感之热，传入阳明而得者，方中宜加生石膏，有因热疟而得者，方中宜加生石膏、柴胡。

【用法】 磨取生铁锈水煎药。

【功用】 凉肝息风，化痰安神。

【主治】 小儿急惊风。其风猝然而得，四肢搐搦，身挺颈痉，神昏面热，或目睛上窜，或痰涎上壅，或牙关紧闭，或热汗淋漓。

【方解】 本方治证为热邪传入厥阴，肝经热盛，热极动风所致。邪热炽盛，故有面热，或热汗淋漓。热扰心神，则烦闷躁扰，甚则神昏。由于热灼阴伤，热极动风，风火相煽以致四肢搐搦，身挺颈痉，治宜清热凉肝息风为主，配合清肝化痰、镇心安神为法。方中羚羊角入肝经，凉肝息风，钩藤钩清热平肝、息风解痉，共为君药。配伍龙胆草、青黛、僵蚕、薄荷叶，辛凉疏泄，清泄肝热、敛戢肝火、息风止痉，以加强凉肝息风之效。半夏、赭石化痰降冲，治热扰心神；又以茯神、朱砂镇惊安神。本方的配伍特点是以凉肝息风药为主，配伍以清泻肝火、化痰、安神之品，故为治疗小儿急惊风的有效方剂。

急惊之外，又有所谓慢惊者。其证皆因寒，与急惊之因热者有冰炭之殊。方书恒以一方治急慢惊风二证，殊属差谬。慢惊之证，惟庄在田《福幼编》辨之最精，用方亦最妙。其辨慢惊风，共十四条。慢惊吐泻，脾胃虚寒也。慢惊身冷，阳气抑遏不出也。慢惊鼻风煽动，真阴失守，虚火烧肺也。慢惊面色青黄及白，气血两虚也。慢惊口鼻中气冷，中寒也。慢惊大小便清白，肾与大肠全无火也。慢惊昏睡露睛，神气不足也。慢惊手足抽掣，血不行于四肢也。慢惊角弓反张，血虚筋急也。慢惊乍寒乍热，阴血虚少，阴阳错乱也。慢惊汗出如洗，阴虚而表不固也。慢惊手足瘈疭，血不足养筋也。慢惊囟门下陷，虚至极也。慢惊身虽发热，口唇焦裂出血却不喜饮冷茶水，进以寒凉愈增危笃，以及所吐之乳，所泻之物皆不甚消化，脾胃无火可知。唇之焦黑，乃真阴之不足也明矣。其证多得之吐泻之余、久疟、久痢，或痘后，或因风寒饮食积滞过用攻伐之药伤脾，或禀赋本虚，或误服凉药，或因急惊而用药攻降太过，或失手调养，皆可致此证也。其治法，先用逐寒荡惊汤，人辛人热之剂，冲开胸中寒痰，可以受药不吐，然后接用加味理中地黄汤，诸证自愈。

附方：逐寒荡惊汤。用胡椒、炮姜、肉桂各一钱，丁香十粒，共捣成细渣。以灶心土三两煮汤，澄清，煎药大半茶杯（药皆捣碎不可久煎，肉桂又忌久煎，三四沸即可），频频灌之。接服加味理中地黄汤，定获奇效。

按：此汤当以胡椒为君，若遇寒痰结胸之甚者，当用二钱，而稍陈者，又不堪用。族侄荫某六岁时，曾患此证。饮食下咽，胸膈格拒，须臾吐出。如此数日，昏睡露睛，身渐发热。投以逐寒荡惊汤原方，尽剂未吐。欲接服加味理中地黄汤，其吐又作。恍悟此药取之乡间小药坊，其胡椒必陈。且只用一钱，其力亦小。遂于食料铺中，买胡椒二钱、炮姜、肉桂、丁香，仍按原方，煎服一剂。而寒痰开豁，可以受食。继服加味理中地黄汤，一剂而愈。

又方中所用灶心土，须为变更。凡草木之质，多含碱味。草木烧化，其碱味皆归灶心土中。若取其土煎汤，碱味浓厚，甚是难服，且与脾胃不宜。以灶圹内周遭火燎红色之土代之，则无碱味，其功效远胜于灶心土。

附方：加味理中地黄汤。用熟地五钱，焦白术三钱，当归、党参、炙芪、故纸（炒捣）、枣仁（炒捣）、枸杞各二钱，炮姜、山萸肉、炙草、肉桂各一钱，生姜三片，红枣（掰开）三枚，胡桃二个（用仁）打碎为引。仍用灶心土（代以灶圹土）二两，煮水煎药。取浓汁一茶杯，加附子五分，煎水搀入。量小儿大小，分数次灌之。如咳嗽不止者，加米壳、金樱子各一钱。如大热不退者，加生白芍一钱。泄泻不止，去当归加丁香七粒。隔二三日，止用附子二三分。盖因附子大热，中病即宜去之。如用附子太多，则大小便闭塞不出。如不用附子，则脏腑沉寒，固结不开。若小儿虚寒至极，附子又不妨用一二钱。此所谓神而明之，存乎其人，用者审之。若小儿但泻不止，或微见惊搐，尚可受药，吃乳便利者，并不必服逐寒荡惊汤，只服此汤一剂，而风定神清矣。若小儿尚未成慢惊，不过昏睡发热，或有时热止，或昼间安静，夜间发热，均宜服之。若新病壮实之小儿，眼红口渴者，乃实火之证，方可暂行清解。但果系实火，必大便闭结，气壮声洪，且喜多饮凉水。若吐泻交作，则非实火可知。此方补造化阴阳之不足，有起死回生之功。倘大虚之后，服一剂无效，必须大剂多服为妙。方书所谓天吊风、慢脾风皆系此证。

按：此原方加减治泻不止者，但加丁香，不去当归。而当归最能滑肠，泻不止者，实不宜用，若减去当归，恐滋阴之药少，可多加熟地一二钱（又服药泻仍不止者，可用高丽参二钱捣为末，分数次用药汤送服，其泻必止）。

又按：慢惊风不但形状可辨，即其脉亦可辨。族侄荫棠七八岁时，疟疾愈后，忽然吐泻交作，时霍乱盛行，其家人皆以为霍乱证。诊其脉弦细而迟，六脉皆不闭塞。愚曰：此非霍乱。吐泻带有黏涎否，其家人谓偶有带时。愚曰：此寒痰结胸，格拒饮食，乃慢惊风将成之兆也。投以逐寒荡惊汤、加味理中地黄汤各一剂而愈。

又此二汤治慢惊风，虽甚效验。然治此证者，又当防之于预，乃为万全之策。一孺子，年五六岁。秋夏之交，恣食瓜果当饭。至秋末，其行动甚迟，正行之时，或委坐于地。愚偶见之，遂恳切告其家人曰：此乃慢惊风之先兆也。小儿慢惊风证，最为危险，而此时调治甚易，服药两三剂，即无患矣。其家人不以为然。至冬初，慢惊之形状发现，呕吐不能受食，又不即治。迁延半月，病势垂危，始欲调治，而服药竟无效矣。

又有状类急惊，而病因实近于慢惊者。一童子，年十一二，咽喉溃烂。医者用吹喉药吹之，数日就愈。忽然身挺，四肢搐搦，不省人事，移时始醒，一日数次。诊其脉甚迟濡。询其心中，虽不觉凉，实畏食凉物，其呼吸似觉短气。时当仲夏，以童子而畏食凉，且征以脉象病情，其为寒痰凝结，瘀塞经络无疑。投以《伤寒论》白通汤，一剂全愈。

27. 治痫风方

加味磁朱丸

【方歌】

> 加味磁朱丸　诸药研细团
>
> 赭石曲半夏　痫证宜服下

【组成】　磁石（能吸铁者，研极细水飞出，切忌火煅）二两　赭石二两　清半夏二两　朱砂一两

【用法】　上药各制为细末，再加酒曲半斤，轧细过罗，可得细曲四两，炒熟二两，与生者二两，共和药为丸，桐子大。铁锈水煎汤，送服二钱，日再服。

【功用】　益阴潜阳，重镇安神，降逆理痰。

【主治】　痫风。

【方解】　此方即磁朱丸以酒曲易神曲，加赭石、清半夏而成。磁石煅之则无效。然其石质甚硬，若生用入丸散中，必制为极细末，再以水飞之，用其随水飞出者方妥。或和水研之，若拙拟磨翳散之研飞炉甘石法更佳。朱砂无毒，而煅之则有毒。又原方原用神曲，而改用酒曲者，因坊间神曲窨发皆未能如法，多带酸味，转不若造酒曲者，业有专门，曲发甚精，用之实胜于神曲也。磁朱丸方，乃《千金方》中治目光昏耗、神水宽大之圣方也。李濒湖解曰：磁石入肾，镇养真阴，使肾水不外移。朱砂入心，镇养心血，使邪火不上侵。佐以神曲

消化滞气，温养脾胃生发之气。然从前但知治眼疾而不知治痫风。至柯韵伯称此方治痫风如神，而张锡纯试之果验。然不若加赭石、半夏之尤为效验也。

此方所以能治痫风者，因痫风之根伏藏于肾。有时肾中相火暴动，痫风即随之而发。以致痰涎上涌，昏不知人。夫相火为阴中之火，磁石能伏藏相火也。又相火之发动，恒因君火之潜通，有朱砂之宁静心火，则相火愈不妄动矣。喻嘉言谓，伏制阴分之火，当以培养脾土为主，有神曲以温补脾胃，则相火愈深潜藏矣。原方止此三味，为加赭石、半夏者，诚以痫风之证，莫不气机上逆，痰涎上涌，二药并用，既善理痰，又善镇气降气也。送以铁锈汤者，以相火生于命门，寄于肝胆，相火之暴动实于肝胆有关。此肝胆为木脏，即为风脏，内风之煽动，亦莫不于肝胆发轫。铁锈乃金之余气，故取金能制木之理，镇肝胆以息内风，又取铁能引相火下行也。

通变黑锡丹

【方歌】

　　通变黑锡丹　两铅[1]和而研

　　麦曲健脾胃　芒硝送丸服

【组成】　铅灰（研细）二两　硫化铅（研细）一两　麦曲（炒熟）两半

【用法】　上三味，水和为丸，桐子大。每服五六丸，多至十丸。用净芒硝四五分，冲水送服。若服药后，大便不利者（铅灰、硫化铅皆能涩大便），芒硝又宜多用。

【功用】 镇惊坠痰。

【主治】 痫风。

【方解】 古方有黑锡丹，用硫黄与铅化合，以治上热下凉、上盛下虚之证，洵为良方。而犹未尽善者，因其杂以草木诸热药，其性易升浮，即不能专于下达。向曾变通其方，专用硫化铅和熟麦曲为丸。以治痫风数日一发者，甚有效验。乃服至月余，因觉热停服，旬余病仍反复。遂又通变其方，多用铅灰，少用硫化铅，俾其久服不致生热。加以累月之功，痫风自能除根。更佐以健脾、利痰、通络、清火之汤剂，治法尤为完善。

取铅灰法：用黑铅数斤，熔化后，其面上必有浮灰。屡次熔化，即可屡次取之。

制硫化铅法：用黑铅四两，铁锅内熔化。再用硫黄细末四两，撒于铅上。硫黄皆着，急用铁铲拌炒。铅经硫黄烧炼，结成砂子，取出晾冷，碾轧成饼者（系未化透之铅）去之，余者再用乳钵研极细。

上方铅灰、硫化铅中因其有毒，故今临床很少应用。

[1] 两铅：即铅灰、硫化铅。

一味铁氧汤

【方歌】

一味铁氧汤　铁锈煎水尝

痫风肝火盛　镇摄能建功

【组成】 长锈生铁　水

【用法】 用长锈生铁和水磨取其锈，磨至水皆红色，煎汤服之。

【功用】 镇肝降逆。

【主治】 治痫风及肝胆之火暴动成胁疼，或头疼目眩，或气逆喘吐，上焦烦热，至一切上盛下虚之证皆可。用其汤煎药，又兼能补养血分。

【方解】 铁锈善于镇肝胆者，以其为金之余气，借金以制木也。其善治上盛下虚之证者，因其性重坠，善引逆上之相火下行。其能补养血分者，因人血中原有铁锈，且取铁锈嗅之，又有血腥之气，此乃以质补质，以气补气之理。

【衷中参西医案摘录】 一六岁幼女，初数月一发痫风，后至一日数发，精神昏昏若睡，未有醒时。且两目露睛，似兼慢惊。遂先用《福幼编》治慢惊之方治之，而露睛之病除。继欲治其痫风，偶忆方书有用三家磨刀水洗疮法。因思三乃木数，可以入肝，铁锈又能镇肝，以其水煎药，必能制肝胆上冲之火，以息风。乃磨水者，但以水贮罐中，而煎药者，误认为药亦在内，遂但煎其水服之，其病竟愈。后知药未服，仍欲煎服。愚曰：磨刀水既对证，药可不服。自此日煎磨刀水服两次。连服数日，痫风永不再发。

一人，年三十许，痫风十余年不愈，其发必以夜。授以前加味磁朱丸方，服之而愈。年余其病又反复，然不若从前之剧。俾日磨浓铁锈水煎汤服之，病遂除根。

族家嫂，年六旬。夜间忽然呕吐头疼，心中怔忡甚剧，上半身自汗，其家人以为霍乱证。诊其脉，关前浮洪，摇摇而动。俾急磨浓铁锈水，煎汤服下即愈。

友人韩厘廷曾治一人，当恼怒之后，身躯忽然后挺，气息即断，一日数次。厘廷诊其脉，左关虚浮。遂投以黄肉、生龙骨、生牡蛎、白芍诸药，用三家磨刀水煎之，一日连服二剂，病若失。

28.治肢体痿废方

补偏汤

【方歌】

　　　补偏用芪归　　花粉乳没随

　　　天冬甘松加　　偏枯效堪夸

【组成】　生黄芪一两五钱　当归五钱　天花粉四钱　天冬四钱　甘松三钱　生明乳香三钱　生明没药三钱

【加减】　病在左者，宜用鹿茸（汤浸兑服）、鹿角（锉细炙服），或鹿角胶（另炖同服）作引。病在右者，宜用虎骨（锉细炙服）或虎骨胶（另炖同服）作引。初服此汤时，宜加羌活二钱，全蜈蚣一条（焙焦研服），以祛风通络，三四剂后去之。脉大而弦硬者，宜加山萸肉、生龙骨、生牡蛎各数钱，至脉见和软后去之。服之觉闷者，可佐以疏通之品，如丹参、生鸡内金（捣细）、陈皮、白芥之类，凡破气之药皆不宜用。觉热者，可将花粉、天冬加重，热甚者可加生石膏数钱，或至两许。试观《金匮要略》治热瘫痫有风引汤，原石膏与寒水石并用，《千金》小续命汤为六经中风之通剂，去附子，加石膏、知母名白虎续命汤，古法可考也。觉凉者，宜去天花粉、天门冬。凉甚者加附子、肉桂（捣细冲服）。

【用法】　水煎服。

【功用】　补气活血通络。

【主治】 偏枯。

【方解】 偏枯之证，因其胸中大气虚损，不能充满于全身，外感之邪即于其不充满之处袭之经络，闭塞血脉，以成偏枯之证。方中重用生黄芪，以补大气，令气旺血行，瘀去络通，为君药。当归补气活血通络，且有化瘀而不伤血之妙。乳香、没药流通血脉。天花粉、天冬滋阴清热，且以调剂黄芪之性温。甘松气香味微酸，其气香能通，故善助心脏之奋兴，味酸能敛，故善制脑筋之妄行，其性善化湮瘀活血脉，故能愈疼消癥，善治一切血证及风痹、尪痹痿废也。且能助心脏调脑筋，尤为痿痹之要着也。本方补气药与滋阴清热活血药相配，使气旺则血活，活血而不伤正，共奏补气活血通络之功。

【衷中参西医案摘录】 或问：王勋臣谓，偏枯原非中风，元气充体原有十分，有时损去五分余五分，虽不能充体犹可支持全身，而气虚者经络必虚，有时气从经络虚处透过，并于一边，彼无气之边即成偏枯。故患此证者，未有兼发寒热头疼诸证者。若执王氏之说，则《灵枢经》所谓虚邪偏客于半身，其入深者内居荣卫，荣卫衰则真气去，邪风独留，发为偏枯，与《素问》所谓风中五脏六腑之俞，所中则为偏枯者，皆不足言欤？答曰：王氏谓偏枯因气虚诚为卓识，而必谓偏枯不因中风，乃王氏阅历未到也。忆数年前，族家姊，年七旬有三，得偏枯证三四日间，脉象洪实，身热燥渴，喘息迫促，舌强直几不能言。愚曰：此乃瘫痪基础预伏于内，今因外感而发也。然外感之热已若燎原，宜先急为治愈，然后再议他证。遂仿白虎加人参汤之意，共用生石膏十两，大热始退。审是则偏枯之根源，非必由中风。而其初发之机，大抵皆由中风。特中风有轻重，轻者人自不觉有外感耳。

或又问：王氏之论既非吻合，而用补阳还五汤者何以恒多试验？答曰：王氏之补阳还五汤以补气为主，故重用黄芪四两为君，而《神农本草经》黄芪原主大风。许胤宗治中风不醒，不能进药者，用黄芪、防风数斤，煮汤乘热置病人鼻下熏之，病人即醒，则黄芪善治风可知。由是观之，王氏之论非吻合，王氏之方实甚妥善也。且偏枯当补气分，亦非王氏之创论也。《金匮》治风痹身体麻木，有黄芪五物汤，方中亦以黄芪为君，实王氏补阳还五汤之权舆也。

或问：偏枯之证既有外感袭入经络，闭塞血脉，方中复有时加龙骨、牡蛎、萸肉收涩之品其义何居？答曰：龙骨敛正气而不敛邪气，此徐灵胎注《本经》之言，诚千古不刊之名论也。而愚则谓龙骨与牡蛎同用，不惟不敛邪气，转能逐邪气使之外出，陈修园谓龙属阳而潜于海，故其骨能引逆上之火、泛滥之水下归其宅。若与牡蛎同用，为治痰之神品。而愚则谓龙骨、牡蛎同用，最善理关节之痰。凡中风者，其关节间皆有顽痰凝滞，是以《金匮》风引汤治热瘫痫，而龙骨、牡蛎并用也。不但此也，尝诊此证，左偏枯者其左脉必弦硬，右偏枯者其右脉必弦硬。夫弦硬乃肝木生风之象，其内风兼动，可知龙骨、牡蛎大能宁静内风，使脉之弦硬者变为柔和。曾治一叟，年近六旬，忽得痿废证。两手脉皆弦硬，心中骚扰不安，夜不能寐。每于方中重用龙骨、牡蛎，再加降胃之药，脉始柔和，诸病皆减，二十剂外，渐能步履。审是则龙骨、牡蛎之功用可限量哉。至萸肉为补肝之主药，其酸温之性，又能引诸药入肝以息风。曾治一媪，年过七旬，陡然左半身痿废，其左脉弦硬而大，有外越欲散之势，投以此汤加萸肉一两，一剂而愈。夫年过七旬，瘫痪鲜而愈者，盖萸肉禀木气最厚，木主疏通，《神农本草经》谓其逐寒湿痹，后世本草亦谓其能通

利九窍。李士材治肝虚胁疼，与当归同用，其方甚效。愚尝治肝虚筋
病，两腿牵引作痛甚剧者，尝重用至两许，佐以活气血之药，即遂手
奏效，是萸肉既能补正又善逐邪，酸收之中，实大具条畅之性，故于
偏枯之证，脉之弦硬而大者，特之亦即有捷效也。

按： 过酸则伤筋，故病忌食酸。萸肉至酸，而转能养筋，此亦药
性之特异者也。

振颓汤

【方歌】

> 张氏振颓汤　芪归乳没姜
>
> 参术知仙膝　宗筋痿废尝

【组成】　生黄芪六钱　知母四钱　野台参三钱　於白术三钱　当
归三钱　生明乳香三钱　生明没药三钱　威灵仙钱半　干姜二钱　牛
膝四钱

【加减】　热者，加生石膏数钱，或至两许。寒者，去知母，加乌
附子数钱。筋骨受风者，加明天麻数钱。脉弦硬而大者，加龙骨、牡
蛎各数钱，或更加山萸肉亦佳。骨痿废者，加鹿角胶、虎骨胶各二钱
（另炖同服）。然二胶伪者甚多，若恐其伪，可用续断、菟丝子各三钱
代之。手足皆痿者，加桂枝尖二钱。

【用法】　水煎服。

【功用】　补气活血通络。

【主治】　痿废。

【方解】　此方即补偏汤去天花粉、天冬、甘松加知母、野台参、

於术、威灵仙、干姜、牛膝而成。痿证之大旨，当分为三端，有肌肉痹木，抑搔不知疼痒者。其人或风寒袭入经络；或痰涎郁塞经络；或风寒痰涎，互相凝结经络之间，以致血脉闭塞，而其原因，实由于胸中大气虚损。盖大气旺，则全体充盛，气化流通，风寒痰涎，皆不能为恙。大气虚，则腠理不固，而风寒易受，脉管湮瘀，而痰涎易郁矣。有周身之筋拘挛，而不能伸者。盖人身之筋以宗筋为主，而能荣养宗筋者，阳明也。其人脾胃素弱，不能化谷生液，以荣养宗筋，更兼内有蕴热以铄耗之，或更为风寒所袭，致宗筋之伸缩自由者，竟有缩无伸，浸成拘挛矣。有筋非拘挛，肌肉非痹木，惟觉骨软不能履地者。乃骨髓枯涸，肾虚不能作强也。故方中用黄芪以补大气。白术以健脾胃。当归、乳香、没药以流通血脉。灵仙以祛风消痰，恐其性偏走泄，而以人参之气血兼补者佐之。干姜以开气血之痹。知母以解干姜、人参之热。则药性和平，可久服而无弊。其阳明有实热者，加石膏以清阳明之热，仿《金匮》风引汤之义也。营卫经络有凝寒者，加附子以解营卫经络之寒，仿《金匮》近效术附汤之义也。至其脉弦硬而大，乃内风煽动，真气不固之象，故加龙骨、牡蛎以息内风、敛真气。骨痿者加鹿角胶、虎骨胶，取其以骨补骨也。筋骨受风者，加明天麻取其能搜筋骨之风，又能补益筋骨也。若其痿专在于腿，可但用牛膝以引之下行。若其人手足并痿者，又宜加桂枝兼引之上行。盖树之有枝，犹人之有臂，故桂枝虽善降逆气，而又能引药力达于指臂间也。

或问：此方治痿之因热者，可加生石膏两许，其证有实热可知，而方中仍用干姜何也？答曰：《金匮》风引汤治热瘫痫之的方，原石膏、寒水石与干姜并用。盖二石性虽寒而味则淡。其寒也能胜干姜之热，其淡也不能胜干姜之辣。故痿证之因热者，仍可借其异常之辣味，以开气血之痹也。

振颓丸

【方歌】

振颓丸药方　参术没乳香

当归马钱子　山甲蜈蚣全

轧细炼蜜团　痿废偏枯餐

【组成】　人参二两　於白术（炒）二两　当归一两　马钱子（法制）一两　乳香一两　没药一两　全蜈蚣大者（不用炙）五条　穿山甲（蛤粉炒）一两

【用法】　共轧细过罗，炼蜜为丸，如桐子大。每服二钱，无灰温酒送下，日再服。

【功用】　补气，活血，通络搜风。

【主治】　前证之剧者，可煎服此丸，或单服此丸亦可。并治偏枯、痹木诸证。

【方解】　本方即振颓汤以人参易野台参；马钱子、全蜈蚣、穿山甲易黄芪、知母、威灵仙、干姜、牛膝而成。方中人参、白术健脾益气血；当归、乳香、没药、蜈蚣、穿山甲活血化瘀通络；马钱子即番木鳖，其毒甚烈，而其毛与皮尤毒。然制之有法，则有毒者可至无毒。而其开通经络、透达关节之力，实远胜于他药也。今将制马钱子法详载于下，庶后有用此方者，如法制之，而不至误人也。

将马钱子先去净毛，水煮两三沸即捞出。用刀将外皮皆刮净，浸热汤中，且暮各换汤一次，浸足三昼夜，取出。再用香油煎至纯黑色，掰开视其中心微有黄意，火候即到。将马钱子捞出，用温水洗数次，将油洗净。再用沙土同入锅内炒之。土有油气，换土再炒，以油气尽净为度。

干颓汤

【方歌】

干颓用当归　黄芪乳没陪

杞萸补肝肾　鹿胶益脑髓

【组成】　生箭黄芪五两　当归一两　甘枸杞子一两　净山茱萸一两　生滴乳香三钱　生明没药三钱　真鹿角胶（捣碎）六钱

【用法】　先将黄芪煎十余沸，去渣；再将当归、枸杞、山茱萸、乳香、没药入汤同煎十余沸，去渣，入鹿角胶末融化，取汤两大盅。分两次温饮下。

【功用】　补气血，益脑髓，通血脉。

【主治】　肢体痿废，或偏枯，脉象极微细无力者。

【方解】　方中之义，重用黄芪以升补胸中大气，且能助气上升，上达脑中，而血液亦即可随气上注，惟其副作用能外透肌表，具有宣散之性，去渣重煎，则其宣散之性减，专于补气升气矣。当归为生血之主药，与黄芪并用，古名补血汤，因气旺血自易生，而黄芪得当归之濡润，又不至燥热也。山茱萸性善补肝，枸杞性善补肾，肝肾充足，元气必然壮旺。元气者胸中大气之根也，元气为祖气，大气为宗气，先祖而后宗，故宗气以元气为根，一先天一后天也。且二药皆汁浆稠润，又善赞助当归生血也。用乳香、没药者，因二药善开血痹，血痹开则痿废者久瘀之经络自流通矣。用鹿角胶者，诚以脑既贫血，其脑髓亦必空虚，鹿之角在顶，为督脉之所发生，是以其所熬之胶善补脑髓，脑髓足则脑中贫血之病自易愈也。此方服数十剂后，身体渐渐强壮，而痿废仍不愈者，可继服补脑振痿汤。

补脑振痿汤

【方歌】

补脑振痿芪　胡桃元肉萸

乳没䗪归龙　加入鹿胶融

马钱三分送　偏枯振痿用

【组成】　生箭黄芪二两　当归八钱　龙眼肉八钱　山萸萸五钱　胡桃肉五钱　䗪虫大者三枚　净地龙三钱　生乳香三钱　生没药三钱　鹿角胶六钱　制马钱子末三分

【用法】　共药十一味，将前九味煎汤两盅半，去渣，将鹿角胶入汤内融化，分两次送服制马钱子末一分五厘。

【功用】　补气益髓，化瘀通络。

【主治】　肢体痿废偏枯，脉象极微细无力，服药久不愈者。

【方解】　此方于干颓汤之药独少枸杞，因胡桃肉可代枸杞补肾，且有强健筋骨之效也。又尝阅《沪滨医报》，谓脑中血管及神经之断者，地龙能续之。愚则谓必辅以䗪虫，方有此效。盖蚯蚓即地龙善引，䗪虫善接（断之能自接），二药并用能将血管神经之断者引而接之，是以方中又加此二味也。加制马钱子者，以其能动神经使灵活也。此方与前方若服之觉热者，皆可酌加天花粉、天冬各数钱。制马钱子法详振颓丸下。

【衷中参西医案摘录】 天津特别三区二号路于遇顺，年过四旬，自觉呼吸不顺，胸中满闷，言语动作皆渐觉不利，头目昏沉，时作眩晕。延医治疗，投以开胸理气之品，则四肢遽然痿废。再延他医，改用补剂而仍兼用开气之品，服后痿废加剧，言语竟不能发声。愚诊视其脉象沉微，右部尤不任循按，知其胸中大气及中焦脾胃之气皆虚陷也。于斯投以拙拟升陷汤加白术、当归各三钱。服两剂，诸病似皆稍愈，而脉象仍如旧。因将芪、术、当归、知母各加倍，升麻改用钱半，又加党参、天冬各六钱，连服三剂，口可出声而仍不能言，肢体稍能运动而不能步履，脉象较前有起色似堪循按。因但将黄芪加重至四两，又加天花粉八钱，先用水六大盅将黄芪煎透去渣，再入他药，煎取清汤两大盅，分两次服下，又连服三剂，勉强可作言语，然恒不成句，人扶之可以移步。遂改用干颓汤，惟黄芪仍用四两，服过十剂，脉搏又较前有力，步履虽仍需人，而起卧可自如矣，言语亦稍能达意，其说不真之句，间可执笔写出，从前之头目昏沉眩晕者，至斯亦见轻。俾继服补脑振痿汤，嘱其若服之顺利，可多多服之，当有脱然全愈之一日也。

按： 此证其胸满闷之时，正因其呼吸不顺也，其呼吸之所以不顺，因胸中大气及中焦脾胃之气皆虚而下陷也。医者竟投以开破之药，是以病遽加重。至再延他医，所用之药补多开少，而又加重者，因气分当虚极之时，补气之药难为功，破气之药易生弊也。愚向治大气下陷证，病人恒自觉满闷，其实非满闷，实短气也，临证者细细考究，庶无差误。

起痿汤

【方歌】

起痿赭牛膝　花粉玄芍芪

柏仁䗪乳没　马钱制成末

镇肝通络法　痿废效可夸

【组成】 生箭黄芪四钱　生赭石（轧细）六钱　怀牛膝六钱　天花粉六钱　玄参五钱　柏子仁四钱　生杭白芍四钱　生明没药三钱　生明乳香三钱　䗪虫（大的）四枚　制马钱子末二分

【用法】 共药十一味。将前十味煎汤，送服马钱子末。至煎渣再服时，亦送服马钱子末二分。

【功用】 益气镇肝降逆，清热化瘀通络。

【主治】 因脑部充血以致肢体痿废，迨脑充血治愈，脉象和平，而肢体仍痿废者，徐服此药，久自能愈。

【方解】 至西人谓此证关乎脑髓神经者，愚亦确有经验。原其神经之所以受伤，大抵因脑部充血所致。盖脑部充血之极，可至脑中血管破裂。至破裂之甚者，管中之血溢出不止，其人即昏厥不复苏醒。若其血管不至破裂，因被充血排激，隔管壁将血渗出，或其血管破裂少许，出血不多而自止，其所出之血若黏滞于左边司运动之神经，其右边手足即痿废；若黏滞其右边司运动之神经，其左边之手足即痿废。因人之神经原左右互相管摄也。此证皆脏腑气血挟热上冲，即《内经》所谓血之与气并走于上之大厥也。其人必有剧烈之头疼，其心中必觉发热，其脉象必然洪大或弦长有力。《内经》又谓此证"气反则生，不反则死"，盖气反则气下行，血亦下行，血管之未破裂者，不再虞其破裂，其偶些些破裂者，亦可因气血之下行而自愈。若其气不反，血必随之上升不已，将血管之未破裂者可至破裂，其已破裂者更血流如注矣。愚因细参《内经》之旨，而悟得医治此证之方，当重用牛膝两许，以引脑中之血下行，而佐以清火降胃镇肝之品，俾气与火不复相并上冲。数剂之后，其剧烈之头疼必愈，脉象亦必和平。再治以化瘀之品以化其脑中瘀血，而以宣通气血、畅达经络之药佐之，肢体之痿废者自能徐徐愈也。特是因脑充血而痿废者，本属危险之证，所虑者辨证不清，当其初得之时，若误以为气虚而重用补气之品，若王勋臣之补阳还五汤；或误以为中风，而重用发表之品，若《千金》之续命汤，皆益助其气血上行，而危不旋踵矣。而用药将其脑充血治愈，而其肢体之痿废或仍不愈，亦可少用参、芪以助其气分，然必须用镇肝降胃（赭石）、清热（天花粉、玄参、柏子仁、生杭芍）通络（生明没药、生明乳香、䗪虫、制马钱子末）之药辅之，方能有效。

养脑利肢汤

【方歌】

养脑利肢汤　原是起痿方

台参易黄芪　再加灵仙匹

【组成】野台党参四钱　生赭石（轧细）六钱　怀牛膝六钱　天花粉六钱　玄参五钱　柏子仁[1]四钱　生杭芍四钱　生滴乳香三钱　生明没药三钱　威灵仙一钱　䗪虫（大的）四枚　制马钱子末二分

【用法】 共药十一味，将前十味煎汤，送服马钱子末。至煎渣再服时，亦送服马钱子末二分。

【功用】 益气镇肝降逆，清热化瘀通络。

【主治】 同前证，或服前方若干剂后，肢体已能运动，而仍觉无力者。

【方解】 此方即起痿汤以野台参易黄芪，加威灵仙而成。迫至充血溢血治愈，而痿废仍不愈者，因从前溢出之血留滞脑中未化，而周身经络兼有闭塞处也。是以方中多用通气化血之品。又恐久服此等药或至气血有损，故又少加参、芪助之，且更用玄参、花粉诸药以解参、芪之热，赭石、牛膝诸药以防参、芪之升，可谓熟筹完全矣。然服后犹有觉热之时，其脉象仍有稍变弦硬之时，于斯或减参、芪，或多加凉药，精心酌斟，息息与病机相赴，是以终能治愈也。至于二方中药品平均之实偏于凉，而服之犹觉热者，诚以参、芪之性可因补而生热，兼以此证之由来又原因脏腑之热挟气血上冲也。

上所录二方，为愚新拟之方，而用之颇有效验，恒能随手建功，试举一案以明之。

【衷中参西医案摘录】 天津南马路南东兴大街永和牲木厂经理贺化南，得脑充血证，左手足骤然痿废，其脉左右皆弦硬而长，其脑中疼而且热，心中异常烦躁。投以建瓴汤，为其脑中疼而且热，更兼烦躁异常，加天花粉八钱。连服三剂后，觉左半身筋骨作疼，盖其左半身从前麻木无知觉，至此时始有知觉也。其脉之弦硬亦稍愈。遂即原方略为加减，又服数剂，脉象已近和平，手足稍能运动，从前起卧转身皆需人，此时则无需人矣，于斯改用起痿汤。服数剂，手足之运动渐有力，而脉象之弦硬又似稍增，且脑中之疼与热从前服药已愈，至此似又微觉疼热，是不受黄芪之升补也。因即原方将黄芪减去，又服数剂，其左手能持物，左足能任地矣，头中亦分毫不觉疼热。再诊其脉已和平如常。遂又加黄芪，将方中花粉改用八钱，又加天冬八钱，连服六剂可扶杖徐步，仍觉乏力。继又为拟养脑利肢汤，服数剂后，心中又似微热，因将花粉改用八钱，又加带心寸麦冬七钱，连服十剂全愈。

[1] 从起痿汤、养脑利肢汤下"共药十一味。将前十味煎汤"句看，养脑利肢汤疑无柏子仁。考王云凯、杨医亚、李彬之校点《医学衷中参西录》(1985 年 9 月第 1 版,河北科学技术出版社)及《中医大词典》养脑利肢汤之药物组成中皆无柏子仁；是书编写中，以王云凯、李彬之、韩煜重校《医学衷中参西录》(2002 年 1 月第 2 版，河北科学技术出版社)为蓝本，特此说明。

姜胶膏

【方歌】

寒凝血脉证　姜胶熬膏用

疼痛麻不仁　外贴用有神

【组成】 鲜姜自然汁一斤　明亮水胶四两

【用法】 上两味同熬成稀膏，摊于布上，贴患处，旬日一换。凡因受寒肢体疼痛，或因受寒肌肉麻木不仁者，贴之皆可治愈。即因受风而筋骨疼痛，或肌肉麻木者，贴之亦可治愈。惟有热肿疼者，则断不可用。

【功用】 通痹散寒。

【**主治**】 肢体受凉疼痛，或有凝寒阻遏血脉，麻木不仁。

【**方解**】 盖此等证心中无病，原宜外治。鲜姜之辛辣开通，热而能散，故能温暖肌肉，深透筋骨，以除其凝寒痼冷，而涣然若冰释也。用水胶者，借其黏滞之力，然后可熬之成膏也。若证因受风而得者，拟用细辛细末掺于膏药之中，或用他祛风猛悍之药，掺于其中，其奏效当更捷也。

【**衷中参西医案摘录**】 有人因寝凉炕之上，其右腿外侧时常觉凉，且有时疼痛，用多方治之不效。语以此方，贴至二十日全愈。

又有人常在寒水中捕鱼，为寒水所伤。自膝下被水浸处皆麻木，抑搔不知疼痒，渐觉行动乏力。语以此方，俾用长条布摊药膏缠于腿上。其足跗、足底皆贴以此膏，亦数换而愈。

29. 治女科方

玉烛汤

【方歌】

　　玉烛芪归地　玄参知母俱

　　香附柴胡草　疏肝调经好

【组成】　生黄芪五钱　生地黄六钱　玄参四钱　知母四钱　当归三钱　香附（醋炒）三钱　柴胡一钱五分　甘草一钱五分

【加减】　汗多者，以茵陈易柴胡，再加山茱萸数钱。热多者，加生杭白芍数钱。寒多者，加生姜数钱。

【用法】　水煎服。

【功用】　益气升阳，疏肝解郁，调和寒热。

【主治】　妇女寒热往来，或先寒后热，汗出热解，或月事不调，经水短少。

【方解】　妇女多寒热往来之证，而方书论者不一说。有谓阳分虚则头午寒，阴分虚则过午热者。夫午前阳盛，午后阳衰而阴又浸盛。当其盛时，虚者可以暂实。何以其时所现之病状，转与时成反比例也。有谓病在少阳则寒热往来，犹少阳外感之邪，与太阳并则寒，与阳明并则热者。而内伤之病原无外邪，又何者与太阳、阳明并作寒热也。有谓肝虚则乍热乍寒者。斯说也，愚曾验过。遵《本经》山茱萸主寒热之旨，单重用山茱萸二两煎汤，服之立愈。然此乃肝木虚极，内风将动之候，又不可以概寻常寒热也。盖人身之气化，原与时序之气化息息相通。一日之午前，犹一岁之有春夏。而人身之阳气，即感之发动，以敷布于周身。妇女性多忧思，以致脏腑经络多有郁结闭塞之处，阻遏阳气不能外达，或转因发动而内陷，或发动不遂，其发动排挤经络愈加闭塞。于是周身之寒作矣。迨阳气蓄极，终当愤发。而其愤发之机与抑遏之力，相激相荡于脏腑经络之间，热又由兹而生，此前午之寒，所以变后午之热也。黄芪为气分之主药，能补气更能升气。辅以柴胡之轩举，香附之宣通，阳气之抑遏者皆畅发矣。然血随气行，气郁则血必瘀，故寒热往来者，其月事恒多不调，经血恒多虚损，用当归以调之，地黄以补之，知母、玄参与甘草甘苦化阴以助之，则经血得其养矣。况地黄、知母诸凉药与黄芪温热之性相济，又为燮理阴阳、调和寒热之妙品乎。至方书有所谓日晡发热者，日晡者，申时也，足少阴肾经主令之候也。其人或肾经阴虚，至此而肾经之火乘时而动，亦可治以此汤。将黄芪减半，地黄改用一两。有经闭结为癥瘕，阻塞气化作寒热者，可用理冲汤。有胸中大气下陷作寒热者，其人常觉呼吸短气，宜用升陷汤。

理冲汤

【方歌】

理冲芪术参　棱莪鸡内金

花粉知山药　补虚消癥妙

【组成】生黄芪三钱　党参二钱　於白术二钱　生山药五钱　天花粉四钱　知母四钱　三棱三钱　莪术三钱　生鸡内金（黄者）三钱

【加减】 服之觉闷者，减去於白术。觉气弱者，减三棱、莪术各一钱。泻者，以白芍代知母，於术改用四钱。热者，加生地、天冬各数钱。凉者，知母、花粉各减半，或皆不用。凉甚者，加肉桂（捣细冲服）、乌附子各二钱。瘀血坚甚者，加生水蛭（不用炙）二钱。若其人坚壮无他病，惟用以消癥瘕积聚者，宜去山药。室女与妇人未产育者，若用此方，三棱、莪术宜斟酌少用，减知母之半，加生地黄数钱，以濡血分之枯。若其人血分虽瘀，而未见癥瘕，或月信犹未闭者，虽在已产育之妇人，亦少用三棱、莪术。若病人身体羸弱，脉象虚数者，去三棱、莪术，将鸡内金改用四钱，因此药能化瘀血，又不伤气分也。迫气血渐壮，瘀血未尽消者，再用三棱、莪术未晚。若男子痨瘵，三棱、莪术亦宜少用，或用鸡内金代之亦可。

【用法】 用水三盅，煎至将成，加好醋少许，滚数沸服。

【功用】 益气血，滋阴，化瘀消癥。

【主治】 妇女经闭不行，或产后恶露不尽，结为癥瘕。以致阴虚作热，阳虚作冷，食少痨嗽，虚证沓来。服此汤十余剂后，虚证自退，三十剂后，瘀血可尽消。亦治室女月闭血枯。并治男子痨瘵，一切脏腑癥瘕积聚、气郁脾弱、满闷痞胀、不能饮食。

【方解】 张氏初拟此方时，原专治产后淤血成癥瘕，后以治室女月闭血枯亦效，又间用以治男子痨瘵亦效验，大有开胃进食、扶羸起衰之功。《内经》有四乌贼骨一芦茹丸，原是男女并治，为调血补虚之良方。此方窃师《内经》之意也。

从来医者调气行血，习用香附而不习用三棱、莪术。盖以其能破癥瘕，遂疑其过于猛烈，而不知能破癥瘕者，三棱、莪术之良能，非二药之性烈于香附也。张锡纯精心考验多年，凡习用之药，皆确知其性情能力。若论耗散气血，香附犹甚于三棱、莪术。若论消磨癥瘕，十倍香附亦不及三棱、莪术也。且此方中，用三棱、莪术以消冲中瘀血，而即用党参、黄芪、白术、生山药以保护气血，则瘀血去而气血不至伤损。且参、芪能补气，得三棱、莪术以流通之，则补而不滞，而元气愈旺。元气既旺，愈能鼓舞三棱、莪术之力以消癥瘕，知母、天花粉滋阴，生鸡内金化瘀，此所以确有效验。

【衷中参西医案摘录】 一妇人，年三十余。癥瘕起于少腹，渐长而上。其当年长者稍软，隔年即硬如石。七年之间，上至心口，旁塞两胁，饮食减少，时觉昏聩；剧时昏睡一昼夜，不饮不食。屡次服药竟分毫无效。后愚为诊视，脉虽虚弱，至数不数，许为治愈，授以此方。病人自揣其病，断无可治之理，竟置不服。次年病益进，昏睡四日不醒。愚用药救醒之，遂恳切告之曰：去岁若用愚方，病愈已久，何至危困若斯。然此病尚可为，甚勿再迟延也，仍为开前方。病人喜，信愚言，连服三十余剂，磊块皆消。惟最初所结之病根，大如核桃之巨者尚在。又加生水蛭（不用炙）一钱，服数剂全愈。

一妇人，年二十余。癥瘕结于上脘，其大如橘，按之甚硬，时时上攻作疼，妨碍饮食。医者皆以为不可消。后愚诊视，治以此汤，连服四十余剂，消无芥蒂（方中鸡内金既善消积，又善为胃引经）。

一媪，年六旬。气弱而且郁，心腹满闷，不能饮食，一日所进谷食，不过两许，如此已月余矣。愚诊视之，其脉甚微细，犹喜至数调匀，知其可治。遂用此汤，将三棱、莪术各减一钱，连服数剂，即能进饮食。又服数剂，病遂全愈。

奉天省议员孙益三之夫人，年四十许。自幼时有癥瘕结于下脘，历二十余年。癥瘕之积，竟至满腹，常常作疼，心中怔忡，不能饮食，求为诊治。因思此证，久而且剧，非轻剂所能疗。幸脉有根柢，犹可调治。遂投以理冲汤，加水蛭三钱。恐开破之力太过，参、芪又各加一钱，又加天冬三钱，以解参、芪之热。数剂后，遂能进食。服至四十余剂，下瘀积若干，癥瘕消有强半。益三柳河人，因有事与夫人还籍，药遂停止。阅一载，腹中之积，又将复旧，复来院求为诊治。仍照前方加减，俾其补破凉热之间，与病体适宜。仍服四十余剂，积下数块。又继服三十余剂，瘀积大下。其中或片或块且有膜甚厚，若胞形。此时身体觉弱，而腹中甚松畅。恐瘀犹未净，又调以补正活血之药，以善其后。

隔数月，益三又介绍其同邑友人王尊三之夫人，来院求为治癥瘕。自言瘀积十九年矣，满腹皆系硬块。亦治以理冲汤，为其平素气虚，将方中参、芪加重，三棱、莪术减半。服数剂，饮食增加，将三棱、莪术渐增至原定分量。又服数剂，气力较壮，又加水蛭二钱，樗鸡（俗名红娘）十枚。又服二十余剂，届行经之期，随经下紫黑血块若干，病愈其半。又继服三十剂，届经期瘀血遂大下，满腹积块皆消。又俾服生新化瘀之药，以善其后。

一少年，因治吐血，服药失宜，疢癖结于少腹（在女子为癥瘕，在男子为疢癖），大如锦瓜。按之甚坚硬，其上相连有如瓜蔓一条，斜冲心口，饮食减少，形体羸弱。其脉微细稍数。治以此汤，服十余剂疢癖全消。

人之脏腑，一气贯通，若营垒连络，互为犄角。一处受攻，则他处可为之救应。故用药攻病，宜确审病根结聚之处，用对证之药一二味，专攻其处。即其处气血偶有伤损，他脏腑气血犹可为之输将贯注，亦犹相连营垒之相救应也。又加补药以为之佐使，是以邪去正气无伤损。世俗医者，不知此理，见有专确攻病之方，若抽拟理冲汤者，初不审方中用意何如，君臣佐使何如，但见方中有三棱、莪术，即望而生畏，不敢试用。自流俗观之，亦似慎重，及观其临证调方，漫不知病根结于何处，惟是混开混破。恒集若香附、木香、陈皮、砂仁、枳壳、厚朴、延胡、灵脂诸药，或十余味或数十味为一方。服之令人脏腑之气皆乱，常有病本可治，服此等药数十剂而竟至不治者。更或见有浮火虚热，而加芩、栀、蒌实之属，则开破与寒凉并用，虽脾胃坚壮者，亦断不能久服，此其贻害尤甚也。

理冲丸

【方歌】

　　张氏理冲丸　　七味炼蜜团

　　知母桃芪归　　水蛭棱莪推

　　主治与汤同　　服之能消癥

【组成】　水蛭（不用炙）一两　生黄芪一两半　生三棱五钱　生莪术五钱　当归六钱　知母六钱　生桃仁（带皮尖）六钱

【用法】　上药七味，共为细末，炼蜜为丸，桐子大，开水送服二钱，早晚各一次。

【功用】　破瘀，消癥，生新。

【主治】　同前证。

【方解】　本方即理冲汤去党参、白术、生山药、天花粉、生鸡内金加水蛭、当归、桃仁而成。仲景抵当汤、大黄䗪虫丸、百劳丸，皆用水蛭，而后世畏其性猛，鲜有用者，是未知水蛭之性也。《本经》

曰：水蛭气味咸平无毒，主逐恶血、瘀血、月闭，破癥瘕、积聚、无子、利水道。徐灵胎注云：凡人身瘀血方阻，尚有生气者易治，阻之久则生气全消而难治。盖血既离经，与正气全不相属，投之轻药，则拒而不纳，药过峻，又转能伤未败之血，故治之极难。水蛭最善食人之血，而性又迟缓善入。迟缓则生血不伤，善入则坚积易破，借其力以消既久之滞，自有利而无害也。观《本经》之文与徐氏之注，则水蛭功用之妙，为何如哉。特是徐氏所谓迟缓善入者，人多不解其理。盖水蛭行于水中，原甚迟缓。其在生血之中，犹水中也，故生血不伤也。着人肌肉，即紧贴善入。其遇坚积之处，犹肌肉也，故坚积易消也。

水蛭破瘀血，而不伤新血，徐氏之论确矣。不但此也，凡破血之药，多伤气分，惟水蛭味咸专入血分，于气分丝毫无损。且服后腹不觉疼，并不觉开破，而瘀血默消于无形，真良药也。愚治妇女月闭癥瘕之证，其脉不虚弱者，恒但用水蛭轧细，开水送服一钱，日两次。虽数年瘀血坚结，一月可以尽消。

水蛭、虻虫皆为破瘀血之品。然愚尝单用以实验之，虻虫无效，而水蛭有效。以常理论之，凡食血之物，皆能破血。然虻虫之食血以嘴，水蛭之食血以身。其身与他物紧贴，即能吮他物之血。故其破瘀血之功独优。至破瘀血而不伤新血者，徐氏之注详矣，而犹有剩义。盖此物味咸气腐，与瘀血气味相近，有同气相求之妙。至新血虽亦味咸，却无腐气，且其质流通似水。水蛭之力，在新血之中，若随水荡漾而毫无着力之处，故不能伤新血也。

《本经》水蛭文中"无子"二字，原接上文主字，一气读下，言能主治妇人无子也。盖无子之病，多因血瘀冲中，水蛭善消冲中瘀血，故能治之。而不善读《本经》者，恒多误解。

　　近世方书，多谓水蛭必须炙透方可用，不然则在人腹中能生殖若干水蛭害人，诚属无稽之谈。曾治一妇人，经血调和，竟不产育。细询之，少腹有癥瘕一块。遂单用水蛭一两，香油炙透，为末。每服五分，日两次，服完无效。后改用生者，如前服法。一两犹未服完，癥瘕尽消，逾年即生男矣。此后屡用生者，治愈多人，亦未有贻害于病愈后者。

　　或问：同一水蛭也，炙用与生用，其功效何如此悬殊？答曰：此物生于水中，而色黑（水色），味咸（水味），气腐（水气），原得水之精气而生。炙之则伤水之精气，故用之无效。水族之性，如龙骨、牡蛎、龟板大抵皆然。故王洪绪《证治全生集》谓用龙骨者，宜悬于井中，经宿而后用之，其忌火可知，而在水蛭为尤甚。特是水蛭不炙，为末甚难，若轧之不细，晒干再轧或纸包置炉台上令干亦可。此须亲自检点，若委之药坊，至轧不细时，必须火焙矣。

　　方中桃仁不去皮尖者，以其皮赤能入血分，尖乃生发之机，又善通气分。杨玉衡《寒温条辨》曾有斯说。愚疑其有毒，未敢遽信。遂将带皮生桃仁，嚼服一钱，心中安然，以后始敢连皮尖用之。至于不炒用，而生用者，凡果中之仁，皆含生发之气，原可藉之以流通既败之血也。徐氏《本经百种注》曰：桃得三月春和之气以生，而花鲜明似血，故凡血瘀、血枯之疾，不能调和畅达者，此能入于其中而和之、散之。然其生血之功少，而去瘀之功多者，盖桃核本非血类，实不能有所补益。若癥瘕皆已败之血，非生气不能流通，桃之生气在于仁，而味苦又能开泄，故能逐旧而不伤新也。夫既藉其生气以流通气血，不宜炒用可知也。若入丸剂，蒸熟用之亦可。然用时须细心检点，或说给病家检点，恐药坊间以带皮之生杏仁伪充，则有毒不可服矣。

安冲汤

【方歌】

安冲芪术芍　龙牡地茜草

续断海螵蛸　补涩有功效

【组成】　白术（炒）六钱　生黄芪六钱　生龙骨（捣细）六钱　生牡蛎（捣细）六钱　大生地六钱　生杭白芍三钱　海螵蛸（捣细）四钱　茜草三钱　川续断四钱

【用法】　水煎服。

【功用】　益气健脾，安冲摄血。

【主治】　妇女经水行时多而且久，过期不止或不时漏下。

【方解】　方中白术、黄芪补气健脾；生地、生杭白芍补血敛阴；生龙骨、生牡蛎固涩；川续断固脱；海螵蛸、茜草能通经水，又能固涩下焦，为治崩之主药也。海螵蛸补肾，而助其闭藏之用，其性收涩，又能消瘀；茜草能活血，其性又收涩。二药同用，皆祛邪而不伤正，止涩而不留邪，皆适其病而行其益者。

【衷中参西医案摘录】　友人刘干臣其长郎妇，经水行时多而且久，淋漓八九日始断，数日又复如故。医治月余，初稍见轻，继又不愈。延愚诊视，观所服方，即此安冲汤，去茜草、海螵蛸。遂仍将二药加入，一剂即愈。又服一剂，永不反复。干臣疑而问曰：茜草、海螵蛸治此证如此效验，前医何为去之？答曰：彼但知茜草、海螵蛸能通经血，而未见《内经》用此二药雀卵为丸，鲍鱼汤送下，治伤肝之病，时时前后血也。故于经血过多之证，即不敢用。不知二药大能固涩下焦，为治崩之主药也。海螵蛸为乌贼鱼骨，其鱼常口中吐墨，水为之黑，故能补益肾经，而助其闭藏之用。友人孙荫轩夫人，曾患此证甚剧。荫轩用微火将海螵蛸煨至半黑半黄为末，用鹿角胶化水送服，一次即愈，其性之收涩可知。茜草一名地血，可以染绛，《内经》名芦茹，即芦茹根也。蒲留仙《聊斋志异》载，有人欲乌其须，或戏授以茜草细末，其须竟成紫髯，洗之不去。其性之收涩，亦可知也。干臣又问曰：二药既收涩 若此，而又能通经络者何也？答曰：海螵蛸可以磋物，故能消瘀。茜草色赤似血，故能活血。且天下妙药，大抵令人难测，如桂枝能升元气，又能降逆气，山萸肉能固脱，又能通利九窍。凡若此者，皆天生使独，而不可以气形味色推求者也。曾游东海之滨，见海岸茜草蕃生。其地适有膈上瘀血者，俾剖取茜草鲜根，煮汁，日日饮之，半月而愈。

一妇人，年三十余。夫妻反目，恼怒之余，经行不止，且又甚多。医者用十灰散加减，连服四剂不效。后愚诊视，其右脉弱而且濡。询其饮食多寡，言分毫不敢多食，多即泄泻。遂投以此汤，去黄芪，将白术改用一两。一剂血止，而泻亦愈。又服一剂，以善其后。

一妇人，年二十余。小产后数日，恶露已尽，至七八日，忽又下血。延医服药，二十余日不止。诊其脉洪滑有力，心中热而且渴。疑其夹杂外感，询之身不觉热，又疑其血热妄行。遂将方中生地改用一两，又加知母一两，服后血不止，而热渴亦如故。因思此证，实兼外感无疑。遂改用白虎加人参以山药代粳米汤。方中石膏重用生者三两。煎汤两盅，分两次温饮下。外感之火遂消，血亦见止。仍与安冲汤一剂，遂全愈。又服数剂，以善其后。

固冲汤

【方歌】

固冲用术芪　龙牡茜草萸

倍子海蛸芍　棕榈烧炭好

固崩止血剂　崩中漏下医

【组成】　白术（炒）一两　生黄芪六钱　龙骨（煅捣细）八钱　牡蛎（煅捣细）八钱　山茱萸（去净核）八钱　生杭白芍四钱　海螵蛸（捣细）四钱　茜草三钱　棕边炭二钱　五倍子（轧细，药汁送服）五分

【加减】　脉象热者，加大生地一两。凉者，加乌附子三钱。

【用法】　水煎服。

【功用】　益气健脾，固冲摄血。

【主治】　妇女血崩。

【方解】　冲为血海，脾为气血生化之源，主统血摄血。若脾气虚弱，统摄无权，或冲脉不固，而致血崩或月经过多。亟宜益气健脾、固冲摄血为治。方中重用白术、黄芪补气健脾，俟脾气健旺则统摄有权，故为君药。肝司血海，肾主冲任，故以山茱萸、白芍补益肝肾、养血敛阴，共为臣药。煅龙骨、煅牡蛎（从前之方，龙骨、牡蛎皆生用，其理已详于理冲丸下。此方独用煅者，因煅之则收涩之力较大，欲借之以收一时之功也）、棕榈炭、五倍子收涩止血；在大队固涩药中，又配海螵蛸、茜草化瘀止血，使血止而无留瘀之弊。以上共为佐

药。综合全方，补气固冲以治其本，收涩止血以治其标，共奏固崩止血之效。冲为血海，血崩则冲脉空虚，而本方有益气健脾、固冲摄血之功，故方以"固冲"名之。

【衷中参西医案摘录】 一妇人，年三十余。陡然下血，两日不止。及愚诊视，已昏愦不语，周身皆凉，其脉微弱而迟。知其气血将脱，而元阳亦脱也。遂急用此汤，去白芍，加野台党参八钱，乌附子三钱。一剂血止，周身皆热，精神亦复。仍将白芍加入，再服一剂，以善其后。

长子荫潮曾治一妇人，年四十许。骤得下血证甚剧，半日之间，即气息奄奄，不省人事。其脉右寸关微见，如水上浮麻，不分至数，左部脉皆不见。急用生黄芪一两，大火煎数沸灌之，六部脉皆出。然微细异常，血仍不止。观其形状，呼气不能外出，又时有欲大便之意，知其为大气下陷也，遂为开固冲汤方，将方中黄芪改用一两。早十一点钟，将药服下，至晚三点钟，即愈如平时（后荫潮在京，又治一血崩证，先用固冲汤不效，加柴胡二钱，一剂即愈，足见柴胡升提之力，可为治崩要药）。

或问：血崩之证，多有因其人暴怒，肝气郁结，不能上达，而转下冲肾关，致经血随之下注者，故其病俗亦名之曰气冲。兹方中多用涩补之品，独不虑于肝气郁者有妨碍乎？答曰：此证虽有因暴怒气冲而得者，然当其血大下之后，血脱而气亦随之下脱，则肝气之郁者，转可因之而开。且病急则治其标，此证诚至危急之病也。若其证初得，且不甚剧，又实系肝气下冲者，亦可用升肝理气之药为主，而以收补下元之药辅之也。

温冲汤

【方歌】

温冲山药归　桂附骨脂茴

核桃鹿角胶　石英暖宫胞

【组成】　生山药八钱　当归身四钱　乌附子二钱　肉桂（去粗皮，后入）二钱　补骨脂（炒捣）三钱　小茴香（炒）二钱　核桃仁二钱　紫石英（煅研）八钱　真鹿角胶（另炖）二钱（同服，若恐其伪可代以鹿角霜三钱）

【用法】　水煎服。

【功用】　补肾助阳，温冲暖宫。

【主治】　妇人血海虚寒不育。

【方解】　人之血海，其名曰冲。在血室之两旁，与血室相通。上隶于胃阳明经，下连于肾少阴经。有任脉以为之担任，督脉为之督摄，带脉为之约束。阳维、阴维、阳蹻、阴蹻，为之拥护，共为奇经八脉。此八脉与血室，男女皆有。在男子则冲与血室为化精之所。在女子则冲与血室实为受胎之处。《素问·上古通天论》所谓"太冲脉盛，月事以时下，故有子"者是也。是以女子不育，多责之冲脉。郁者理之，虚者补之，风袭者祛之，湿盛者渗之，气化不固者固摄之，阴阳偏胜者调剂之。冲脉无病，未有不生育者。

方中生山药、当归身补益气血，且山药有补肾之功；附子、肉桂、补骨脂、小茴香补肾助阳、散寒止痛，核桃仁、紫石英、鹿角胶补肝肾、益精血、暖胞寒、温督任。诸药合用，共奏补肾助阳、温冲暖宫之效。张氏临证以来，凡其人素无他病，而竟不育者，大抵因相火虚衰，以致冲不温暖者居多。因为制温冲汤一方。其人若平素畏坐凉处，畏食凉物，经脉调和，而艰于生育者，即与以此汤服之。或十剂，或数十剂，遂能生育者多矣。

【衷中参西医案摘录】 一妇人，自二十出嫁，至三十未育子女。其夫商治于愚。因细询其性质禀赋，言生平最畏寒凉，热时亦不敢食瓜果。其经脉则大致调和，偶或后期两三日。知其下焦虚寒，因思《本经》谓紫石英"气味甘温，治女子风寒在子宫，绝孕十年无子"。遂为拟此汤，方中重用紫石英六钱，取其性温质重，能引诸药直达于冲中，而温暖之。服药三十余剂，而畏凉之病除。后数月遂孕，连生子女。益信《本经》所谓治十年无子者，诚不误也。

清带汤

【方歌】

张氏清带汤　赤白带下方

山药共龙牡　茜草海蛸入

【组成】 生山药一两　生龙骨（捣细）六钱　生牡蛎（捣细）六钱　海螵蛸（去净甲，捣）四钱　茜草三钱

【加减】 单赤带，加白芍、苦参各二钱。单白带，加鹿角霜、白术各三钱。

【用法】 水煎服。

【功用】 滋阴收涩，化瘀止带。

【主治】 妇女赤白带下。

【方解】 鹿角霜其性微温，为补督、任、冲三脉之要药。

带下为冲任之证，而名谓带者，盖以奇经带脉，原主约束诸脉，冲任有滑脱之疾，责在带脉不能约束，故名为带也。然其病非仅滑脱，也若滞下。然滑脱之中，实兼有瘀滞。其所瘀滞者，不外气血。而实有因寒、因热之不同。此方用龙骨、牡蛎以固脱，用茜草、海螵蛸以化滞，更用生山药以滋真阴固元气。至临证时，遇有因寒者，加温热之药。因热者，加寒凉之药，此方中意也。而愚拟此方，则又别有会心也。尝考《神农本草经》龙骨善开癥瘕，牡蛎善消鼠瘘，是二药为收涩之品，而兼具开通之力也。又考轩岐《内经》四乌贼鱼骨一芦茹丸，以雀卵鲍鱼汤送下，治伤肝之病，时时前后血。乌贼鱼骨即海螵蛸，芦茹即茜草，是二药为开通之品，而实具收涩之力也。四药汇集成方，其能开通者，兼能收涩，能收涩者，兼能开通，相助为理，相得益彰。此中消息之妙，有非言语所能罄者。

【衷中参西医案摘录】 一妇人，年二十余，患白带甚剧，医治年余不愈。后愚诊视，脉甚微弱。自言下焦凉甚，遂用此方，加干姜六钱，鹿角霜三钱，连服十剂全愈。

又一媪年六旬。患赤白带下，而赤带多于白带，亦医治年余不愈。诊其脉甚洪滑。自言心热头昏，时觉眩晕，已半载未起床矣。遂用此方，加白芍六钱，数剂白带不见，而赤带如故，心热、头眩晕亦如故。又加苦参、龙胆草、白头翁各数钱。连服七八剂，赤带亦愈，而诸疾亦遂全愈。自拟此方以来，用治带下，愈者不可胜数，而独载此两则者，诚以二证病因寒热悬殊，且年少者用此方，反加大热之药；年老者用此方，反加苦寒之药。欲临证者，当知审证用药，不可拘于年岁之老少也。

按： 白头翁不但治因热之带证甚效也，以治血淋、溺血，与大便下血之因热而得者甚效，诚良药也。是以仲景治厥阴热痢有白头翁汤也。

带证，若服此汤未能除根者，可用此汤送服秘真丹一钱。

按： 带下似滞下之说，愚向持此论。后观西法，亦谓大肠病则流白痢，子宫病则流白带，其理相同。法用儿茶、白矾、石榴皮、没石子等水洗之。若此证之剧者，兼用其外治之法亦可。又其内治白带法，用没石子一两捣烂，水一斤半，煎至一斤，每温服一两，日三次。或研细作粉，每服五分，日二次亦可。又可单以之熬水洗之，或用注射器注射之。

按： 没石子味苦而涩，苦则能开，涩则能敛，一药而具此两长，原与拙拟清带汤之意相合。且其收敛之力最胜。凡下焦滑脱之疾，或大便滑泻，或小便不禁，或男子遗精，或女子崩漏，用之皆效验。今之医者，多忽不知用，惜哉！又东人中将汤，治白带亦甚效。玉烛汤下载有其方，可采用。若以治赤带，方中官桂、丁香，宜斟酌少用，苦参宜多用。

加味麦门冬汤

【方歌】

> 加味麦门冬　降逆治倒经
> 二参 [1] 夏芍草　山药桃仁枣

【组成】 干寸冬（带心）五钱　野台党参四钱　清半夏三钱　生山药四钱以代粳米　生杭白芍三钱　丹参三钱　甘草二钱　生桃仁（带皮尖捣）二钱　大枣（掰开）三枚

【用法】 水煎服。

【功用】 补气生津，降逆安冲。

【主治】 妇女倒经。

【方解】 妇女倒经之证，陈修园《女科要旨》，借用《金匮》麦门冬汤，可谓特识。然其方原治"火逆上气，咽喉不利"。今用以治倒经，必略为加减，而后乃与病证吻合也。

或问：《金匮》麦门冬汤所主之病，与妇人倒经之病迥别，何以能借用之而有效验？答曰：冲为血海，居少腹之两旁。其脉上隶阳明，下连少阴。少阴肾虚，其气化不能闭藏以收摄冲气，则冲气易于上干。阳明胃虚，其气化不能下行以镇安冲气，则冲气亦易于上干。冲中之气既上干，冲中之血自随之上逆，此倒经所由来也。麦门冬汤，于大补中气以生津液药中，用半夏一味，以降胃安冲，且以山药代粳米，以补肾敛冲，于是冲中之气安其故宅，冲中之血自不上逆，而循其故道矣。特是经脉所以上行者，固多因冲气之上干，实亦下行之路，有所壅塞。观其每至下行之期，而后上行可知也。故又加芍药、丹参、桃仁以开其下行之路，使至期下行，毫无滞碍。是以其方非为治倒经而设，而略为加减，即以治倒经甚效，愈以叹经方之函盖无穷也。

【衷中参西医案摘录】 用此方治倒经大抵皆效，而间有不效者。以其兼他证也。曾治一室女，倒经年余不愈，其脉象微弱。投以此汤，服药后甚觉短气。再诊其脉，微弱益甚。自言素有短气之病，今则益加重耳。恍悟其胸中大气，必然下陷，故不任半夏之降也。遂改用拙拟升陷汤，连服十剂。短气愈，而倒经之病亦愈。

又一少妇，倒经半载不愈。诊其脉微弱而迟，两寸不起，呼吸自觉短气，知其亦胸中大气下陷。亦投以升陷汤，连服数剂，短气即愈,身体较前强壮,即停药不服。其月经水即顺,逾十月举男矣。

或问:倒经之证,既由于冲气、胃气上逆,大气下陷者,其气化升降之机正与之反对,何亦病倒经乎? 答曰:此理甚微奥,人之大气,原能斡旋全身,为诸气之纲领。故大气常充满于胸中,自能运转胃气使之下降,镇摄冲气使不上冲。大气一陷,纲领不振,诸气之条贯多紊乱;此乃自然之理也。是知冲气、胃气之逆,非必由于大气下陷,而大气下陷者,实可致冲胃气逆也。致病之因既不同,用药者岂可胶柱鼓瑟哉。

[1] 二参:即野台党参、丹参。

寿胎丸

【方歌】

寿胎丸方好　胎动此方保

菟断胶寄生　补肾又固冲

【组成】 菟丝子(炒熟)四两　桑寄生二两　川续断二两　真阿胶二两

【加减】 气虚者,加人参二两。大气陷者,加生黄芪三两。食少者,加炒白术二两。凉者,加炒补骨脂二两。热者,加生地二两。

【用法】 上药将前三味轧细,水化阿胶和为丸,一分重(干足一分)。每服二十丸,开水送下,日再服。

【功用】 补肾固冲,养血安胎。

【主治】 滑胎。

【方解】 菟丝无根,蔓延草木之上,而草木为之不茂,其善吸他物之气化以自养可知。胎在母腹，若果善吸其母之气化，自无下坠之虞。且男女生育，皆赖肾脏作强。菟丝大能补肾，肾旺自能荫胎也。寄生根不着土，寄生树上，又复隆冬茂盛，雪地冰天之际，叶翠子红，亦善吸空中气化之物。且其寄生于树上，亦犹胎之寄母腹中，气类相感，大能使胎气强壮，故《本经》载其能安胎。续断亦补肾之药，而其节之断处，皆有筋骨相连，大有连属维系之意。阿胶系驴皮所熬，驴历十二月始生，较他物独迟。以其迟，挽流产之速，自当有效。且其胶系阿井之水熬成，阿井为济水之伏流，以之熬胶，最善伏藏血脉，滋阴补肾，故《本经》亦载其能安胎也。至若气虚者，加人参以补气。大气陷者，用黄芪以升补大气。饮食减少者，加白术以健补脾胃。凉者，加补骨脂以助肾中之阳。热者，加生地黄以滋肾中之阴。临时斟酌适宜，用之无不效者。

【衷中参西医案摘录】 友人张洁泉善针灸，其夫人素有滑胎之病。是以洁泉年近四旬，尚未育麟。偶与谈及，问何以不治。洁泉谓每次服药，皆无效验，即偶足月，产下亦软弱异常，数日而殇。此盖关于禀赋，非药力所能挽回也。愚曰：挽回此证甚易，特视用药何如耳。时其夫人受孕三四月，遂治以此方，服药两月，至期举一男，甚强壮。

按： 此方乃思患预防之法，非救急之法。若胎气已动，或至下血者，又另有急救之方。曾治一少妇，其初次有妊，五六月而坠。后又有妊，六七月间，忽胎动下血，急投以生黄芪、生地黄各二两，白术、山茱萸、龙骨（煅捣）、牡蛎（煅捣）各一两，煎汤一大碗，顿服之，胎气遂安。将药减半，又服一剂。后举一男，强壮无恙。

安胃饮

【方歌】

安胃饮方奇　　妊娠恶阻宜

夏黛赤石脂　　降逆止呕佳

【组成】　清半夏（温水淘洗两次，毫无矾味，然后入煎）一两　净青黛三钱　赤石脂一两

【加减】　若服后吐仍不止，或其大便燥结者，去石脂加生赭石（轧细）一两。若嫌青黛微有药味者，亦可但用半夏、赭石。

【用法】　用做饭小锅，煎取清汁一大碗，调入蜂蜜二两，徐徐温饮下。一次只饮一口，半日服尽。

【功用】　降逆止呕。

【主治】　恶阻。

【方解】　或问：《本经》谓赭石能坠胎，此方治恶阻，而有时以赭石易石脂，独不虑其有坠胎之弊乎？答曰：恶阻之剧者，饮水一口亦吐出，其气化津液不能下达，恒至大便燥结，旬余不通。其甚者，或结于幽门、阑门，致上下关格不通，满腹作疼，此有关性命之证也。夫病既危急，非大力之药不能挽回。况赭石之性，原非开破，其镇坠之力，不过能下有形滞物。若胎至六七个月，服之或有妨碍，至恶阻之时，不过两三个月，胎体未成，惟是经血凝滞，赭石毫无破血之性，是以服之无妨。且呕吐者，其冲气、胃气皆上逆，借赭石镇逆之力，以折其上逆之机，气化乃适得其平，《内经》所谓"有故无殒，亦无殒也"。

半夏辛温下行，为降逆止呕之主药。坊间皆制以白矾，服之转令

人呕吐。清半夏其矾虽较少，然亦必淘洗数次，始无矾味。特是既经矾煮，又经淘洗，致半夏降逆止呕之力大减。遇病之剧者，恒不能胜病，故必须以他药辅之。愚有鉴于此，恒自制半夏用之。法用生半夏数斤，冷时用温水浸之，日换水二次，热时以井泉水，日换水三四次，约浸二十余日。试嚼服半粒，觉辣味不甚猛烈，乘湿切片，晒干囊装，悬于透风之处。每用一两，煎汤两茶盅，调入净蜂蜜二两，徐徐咽之。无论呕吐如何之剧，未有不止者。盖古人用半夏，原汤泡七次即用。初未有用白矾制之者也。

【衷中参西医案摘录】 愚治恶阻之证，遇有上脘固结，旬日之间勺饮不能下行，无论水与药，入口须臾即吐出，群医束手诿谓不治，而愚放胆重用生赭石数两，煎汤一大碗，徐徐温饮下。吐止、结开、便通，而胎亦无伤。

大顺汤

【方歌】
>名曰大顺汤　顺水推舟方
>参归生赭石　难产急服之

【组成】 野党参一两　当归一两　生赭石（轧细）二两

【用法】 用卫足花子炒爆一钱作引，或丈菊花瓣一钱作引皆可，无二物作引亦可。不可早服，必胎衣破后，小儿头至产门者，然后服之。

【功用】 补气，生血，催生。

【主治】 产难。

【方解】 或疑赭石乃金石之药，不可放胆重用。不知赭石性至和平，虽重坠下行，而不伤气血，况有党参一两以补气，当归一两以生血。且以参、归之微温，以济赭石之微凉，温凉调和愈觉稳妥也。矧产难者非气血虚弱，即气血壅滞，不能下行。人参、当归虽能补助气血，而性皆微兼升浮，得赭石之重坠，则力能下行，自能与赭石相助为理，以成催生开交骨之功也。至于当归之滑润，原为利产良药，与赭石同用，其滑润之力亦愈增也。

【衷中参西医案摘录】 大顺汤治难产，皆能随手奏效。因病家不知制方之义，恒有欲用之而畏赭石过多者。夫赭石其性原甚和平，矧又重用人参、当归以驾驭之，虽用至二两，亦何危险之有哉。丙寅在津，有胡氏妇，临产二日未下，自备有利产药，服之无效，治以此方，加苏子、怀牛膝各四钱。服后半点钟即产下。又丁卯在津治河东车站旁陈氏妇，临产三日未下，亦治以此方，加苏子四钱，怀牛膝六钱，亦服药后半点钟即产矣。又族侄妇，临盆两日不产。用一切催生药，胎气转觉上逆。为制此汤，一剂即产下。一妇人，临产交骨不开，困顿三日，势甚危急。亦投以此汤，一剂而产。自拟得此方以来，救人多矣。放胆用之，皆可随手奏效。

卫足花即葵花，其子即冬葵子。缘此花若春日早种，当年即可结子。而用以催生，则季夏种之，经冬至明年结子者尤效，故名曰冬葵子。

目前药材所用冬葵子，大多为锦葵科植物苘麻的成熟种子。苘麻始载于《新修本草》，其后历代本草记载，两者并不相混，功效亦不一样，而今以其作冬葵子入药，是否妥当，还应进一步研究。

和血熄风汤

【方歌】

和血熄风汤　产后风效彰

芪归荆防芎　胶芍与桃红

【组成】　当归一两　生黄芪六钱　真阿胶（不炒）四钱　防风三钱　荆芥三钱　川芎三钱　生杭芍二钱　红花一钱　生桃仁（带皮尖，捣细）钱半

【用法】　水煎服。

【功用】　补气滋阴，养血息风。

【主治】　产后受风发搐。

【方解】　此方虽治产后受风，而实以补助气血为主（当归、生黄芪）。盖补正气，即所以逐邪气，而血活者（川芎、桃仁、红花），风又自去也。若产时下血过多或发汗过多，此方仍不可用，为其犹有发表之药也（防风、荆芥）。当滋阴养血（真阿胶、生杭白芍），以荣其筋，息其内风，其搐自止。若血虚而气亦虚者，又当以补气之药辅之。而补气之药以黄芪为最，因黄芪不但补气，实兼能治大风也（《本经》谓黄芪主大风）。

《傅青主女科》曰：产后气血暴虚，百骸少血濡养，忽然口紧牙紧，手足筋脉拘搐，类中风痫痓，虽虚火泛上有痰，皆当以末治之。勿执偏门，而用治风消痰方，以重虚产妇也。当用生化汤，加参、芪以益其气。又曰：产后妇人，恶寒恶心，身体颤动，发热作渴，人以为产后伤寒也，谁知其气血两虚，正不敌邪而然乎。大抵人之气不虚，则邪断难入。产妇失血过多，其气必大虚，气虚则皮毛无

卫，邪原易入。不必户外之风来袭体也，即一举一动，风可乘虚而
入。然产后之风，易入亦易出，凡有外感之邪，俱不必祛风。况产
后之恶寒者，寒由内生也。发热者，热由内弱也。身颤者，颤由气
虚也。治其内寒外寒自散，治其内弱外热自解，壮其元气而身颤自
除也。

按：傅氏之论甚超。特其虽有外感，不必祛风二句，不无可议。
夫产后果有外感，原当治以外感之药，惟宜兼用补气生血之药，以辅
翼之耳。若其风热已入阳明之腑，表里俱热，脉象洪实者，虽生石膏
亦可用。故《金匮》有竹皮大丸，治妇人乳中虚，烦乱呕逆，方中原
有石膏。《神农本草经》石膏治产乳，原有明文。特不宜与知母并用。
又宜仿白虎加人参汤之意，重用人参，以大补元气。更以玄参代知
母，始能托邪外出。则石膏之寒凉，得人参之温补，能逗留胃中，以
化燥热，不至直趋下焦，而与产妇有碍也。

附方：《医林改错》治产后风，有黄芪桃红汤，方用生黄芪半斤，
带皮尖生桃仁三钱捣碎，红花二钱，水煎服。

按：产后风项背反张者，此方最效。

附方：俗传治产后风方，当归五钱，麻黄、红花、白术各三钱，
大黄、川芎、肉桂、紫菀各二钱，煎服。

按：此方效验异常，即至牙关紧闭，不能用药者，将齿拗开灌
之，亦多愈者。人多畏其有大黄而不敢用。不知西人治产后风，亦多
用破血之药。盖以产后有瘀血者多，此证用大黄以破之，所谓血活风
自去也。况犹有麻、桂之辛热，归、术之补益，以调燮之乎。

滋阴清胃汤

【方歌】

　　滋阴清胃汤　产后温病方

　　玄参当归芍　茅根并甘草

【组成】玄参两半　当归三钱　生杭白芍四钱　甘草钱半　茅根二钱

【用法】上药五味，煎汤两盅，分二次温服，一次即愈者，停后服。

【功用】滋阴清胃。

【主治】产后温病，阳明腑实，表里俱热者。

【方解】产后忌用寒凉，而温热入阳明腑后，又必用寒凉方解，因此医者恒多束手。不知石膏、玄参《本经》皆明载治产乳。是以热入阳明之重者，可用白虎加人参以山药代粳米汤，更以玄参代知母。其稍轻者，治以此汤，皆可随手奏效。愚用此两方，救人多矣。临证者当笃信《本经》，不可畏石膏、玄参之寒凉也。况石膏、玄参，《本经》原皆谓其微寒，并非甚寒凉之药也。

　　方中玄参因其性凉而不寒，又善滋阴清热，且兼有补性（凡名参者皆含有补性），故产后血虚生热及产后寒温诸证，热入阳明者用之最早。当归、芍药敛阴养血，甘草、茅根滋阴清胃热。诸药合用，共奏清热生津、滋阴养血之功。

　　张氏深得《本经》之旨，师古不泥古，产后药用寒凉。敢破医家成俗之训，灵活化裁，于产后温病，阳明腑实，表里俱热者，拟滋阴清胃汤和白虎加人参以山药代粳米汤，更以玄参代知母，两擅其功。

滋乳汤

【方歌】

> 产后乳汁少　滋乳汤效好
>
> 芪归甲知玄　路通留行全

【组成】 生黄芪一两　当归五钱　知母四钱　玄参四钱　穿山甲（炒捣）二钱　六路通大者（捣细）三枚　王不留行（炒）四钱

【用法】 用丝瓜瓤作引，无者不用亦可。若用猪前蹄两个煮汤，用以煎药更佳。

【功用】 补气养血，通经下乳。

【主治】 少乳，其乳少由于气血虚或经络瘀者，服之皆有效验。

【方解】 方中黄芪、当归、猪蹄补养气血以增加乳汁的分泌；知母、玄参滋阴，《本经》谓玄参能治产乳；穿山甲、六路通、王不留行疏通经脉、下乳；用丝瓜瓤作引以加强其疏通气血之功，全方共奏补益气血、通经下乳之效。

消乳汤

【方歌】

> 消乳知银翘　山甲乳没药
>
> 丹参蒌入方　乳恙一消光
>
> 红肿疮痈证　疼热均可用

【组成】 知母八钱　连翘四钱　金银花三钱　穿山甲（炒捣）二钱　瓜蒌（切丝）五钱　丹参四钱　生明乳香四钱　生明没药四钱

【用法】 水煎服。

【功用】 清热解毒，消肿溃坚，活血止痛。

【主治】 结乳肿疼或成乳痈新起者，一服即消。若已作脓，服之亦可消肿止疼，俾其速溃。并治一切红肿疮疡。

【方解】 方中知母味苦，为其液寒而滑，有流通之性，故能消疮疡热毒肿疼。连翘、金银花最善清热解毒，故前人称之谓疮疡圣药（二者且能疏散风热）。然单用清热解毒，则气滞血瘀难消，肿结不散，又以穿山甲、丹参、乳香、没药活血散瘀通络，且穿山甲味淡、性平，气腥而窜，其走窜之性无微不至，故能宣通脏腑、贯彻经络、透达关窍，凡血凝血聚为病皆能开之。以治疗痈，放胆用之，立见功效。可使未成脓者消散，已成脓者速溃。瓜蒌味甘、性凉，能开胸间热痰，若与山甲同用，善治乳痈。诸药合用，共奏清热解毒、化瘀散结、疏风消肿之功。

【衷中参西医案摘录】 在德州时，有军官张宪臣之夫人，患乳痈肿疼甚剧，投以此汤，两剂而愈。然犹微有疼时，怂恿其再服一两剂，以消其芥蒂。以为已愈，不以为意。隔旬日，又复肿疼，复求为治疗。愚曰：此次服药不能尽消，必须出脓少许，因其旧有芥蒂未除，至今已溃脓也。后果服药不甚见效。遂入西医院中治疗，旬日后，其疮外破一口，医者用刀阔之，以期便于敷药。又旬日，内溃益甚，满乳又破七八个口，医者又欲尽阔之使通。病人惧，不敢治，强出院还家，复求治于愚。见其各口中皆脓乳并流，外边实不能敷药。然内服汤药，助其肌肉速生，自能排脓外出，许以十日可为治愈。遂将内托生肌散作汤药服之，每日用药一剂，煎服二次，果十日全愈。

表侄刘某，从愚学医，颖悟异常，临证疏方，颇能救人疾苦。曾得一治结乳肿疼兼治乳痈方，用生白矾、明雄黄、松萝茶各一钱半，共研细，分作三剂，日服一剂，黄酒送下，再多饮酒数杯更佳。此方用之屡次见效，真奇方也。若无松萝茶，可代以好茶叶。

升肝舒郁汤

【方歌】

　　升肝舒郁汤　　阴挺治为良

　　芪归乳没知　　柴芎合成方

【组成】　生黄芪六钱　当归三钱　知母三钱　柴胡一钱五分　生明乳香三钱　生明没药三钱　川芎一钱五分

【用法】　水煎服。

【功用】　补气升肝舒郁。

【主治】　妇女阴挺，亦治肝气虚弱，郁结不舒。

【方解】　此方即理郁升陷汤以川芎易桂枝而成。阴挺的病机主要为气虚下陷或肾虚不固而然。而张氏主张"肝主筋，肝脉络阴器，肝又为肾行气。阴挺自阴中挺出，形状类筋之所结；病之原因，为肝气下陷无疑也"。肝气郁为其病因，气下陷乃其病机，拟升肝舒郁法，立升肝舒郁汤，故方中黄芪与柴胡、川芎并用，补肝即以舒肝，而肝气之陷者可升。当归与乳香、没药并用，养肝即以调肝，而肝气之郁者可化。又恐黄芪性热，与肝中所寄之相火不宜，故又加知母之凉润者，以解其热也。张氏阴挺之治，求之于肝。立论鲜明，颇具特色。

【衷中参西医案摘录】　一妇人，年三十余。患此证，用陈氏《女科要旨》治阴挺方，治之不效。因忆《傅氏女科》有治阴挺之方，其证得之产后，因平时过怒伤肝，产时又努力太过，自产门下坠一片，似筋非筋，似肉非肉，用升补肝气之药，其证可愈。遂师其意，为制此汤服之。数剂即见消，十剂全愈。

一室女，年十五。因胸中大气下陷，二便觉常下坠，而小便尤甚。乃误认为小便不通，努力强便，阴中忽坠下一物，其形如桃。微露其尖，牵引腰际下坠作疼，夜间尤甚，剧时号呼不止。投以理郁升陷汤，将升麻加倍，二剂疼止，十剂后，其物全消。盖理郁升陷汤，原与升肝舒郁汤相似也。

资生通脉汤

【方歌】

　　　　资生通脉杞　山药龙眼萸

　　　　术玄内金芍　桃红与甘草

　　　　滋阴健脾胃　通经补肝肾

【组成】　白术（炒）三钱　生怀山药一两　生鸡内金（黄色的）二钱　龙眼肉六钱　山茱萸（去净核）四钱　枸杞子四钱　玄参三钱　生杭白芍三钱　桃仁二钱　红花钱半　甘草二钱

【加减】　灼热不退者，加生地黄六钱或至一两。咳嗽者，加川贝母三钱，罂粟二钱（嗽止去之）。泄泻者，去玄参，加熟地黄一两，云苓片二钱，或更酌将白术加重。服后泻仍不止者，可于服药之外，用生怀山药细末煮粥，搀入捻碎熟鸡子黄数枚，用作点心，日服两次，泻止后停服。大便干燥者，加当归、阿胶各数钱。小便不利者，加生车前子三钱（袋装），地肤子二钱，或将芍药（善治阴虚小便不利）加重。肝气郁者，加生麦芽三钱，川芎、莪术各一钱。汗多者，将山茱萸改用六钱，再加生龙骨、生牡蛎各六钱。

【用法】 水煎服。

【功用】 调脾胃，补肝肾，活血脉，滋阴清热。

【主治】 室女月闭血枯，饮食减少，灼热咳嗽。

【方解】 本方即资生汤去牛蒡子，加龙眼肉、山茱萸、枸杞子、生杭白芍、桃仁、红花、甘草而成。月闭血枯之病，成因颇多，各家多从肝肾不足、气血虚弱、气滞血瘀、湿痰阻滞方面论治。室女月闭血枯，服药愈者甚少，非其病难治，实因治之不得其法也。而张氏崇尚《内经》之旨"二阳之病发心脾，有不得隐曲，在女子为不月"。夫二阳者，阳明胃腑也。胃腑有病，不能消化饮食，推其病之所发，在于心脾。又推其心脾病之所发，在于有不得隐曲（凡不能自如者，皆为不得隐曲）。盖心主神，脾主思，人有不得隐曲，其神思郁结，胃腑不能消化饮食，以生血液，所以在女子为不月也。夫女子不月，既由于胃腑有病，不能消化饮食。治之者，自当调其脾胃，使其多进饮食，以为生血之根本。故方中用白术以健胃之阳。山药、龙眼肉以滋胃之阴。鸡内金能助消化，且能运化诸补药之力，使之补而不滞。血虚者必多灼热，故用玄参、芍药以退热。又血虚者，其肝肾必虚，故用山茱萸、枸杞子以补其肝肾。甘草为补脾胃之正药，与方中山茱萸并用，更有酸甘化阴之妙。桃仁、红花为破血之要品，方中少用之，非取其破血，欲藉之以活血脉通经络也。至方后附载因证加减诸药，不过粗陈梗概，至于证之变更多端，尤贵临证者，因时制宜耳。

【衷中参西医案摘录】 沧州城东，曹庄子曹姓女，年十六岁，天癸犹未至。饮食减少，身体羸瘦，渐觉灼热。其脉五至，细而无力。

治以资生通脉汤，服至五剂，灼热已退，饮食加多。遂将方中玄参、芍药各减一钱，又加当归、怀牛膝各三钱。服至十剂，身体较前胖壮，脉象亦大有起色。又于方中，加䗪鸡（俗名红娘虫）十枚，服至七八剂，天癸遂至。遂减去䗪鸡，再服数剂，以善其后。

奉天大南关马氏女，自十四岁月事已通，至十五岁秋际，因食瓜果过多，泄泻月余方愈，从此月事遂闭。延医诊治，至十六岁季夏，病浸增剧。其父原籍辽阳，时充奉天兵工厂科长。见愚所著《衷中参西录》，因求为诊治。其身形瘦弱异常，气息微喘，干嗽无痰，过午潮热，夜间尤甚，饮食减少，大便泄泻。其脉数近六至，微细无力。俾先用生怀山药细末八钱，水调煮作粥，又将熟鸡子黄四枚，捻碎搅粥中，再煮一两沸，空心时服。服后须臾，又服西药百布圣二瓦，以助其消化。每日如此两次，用作点心，服至四日，其泻已止。又服数日，诸病亦稍见轻。遂投以资生通脉汤，去玄参加生地黄五钱，川贝三钱，连服十余剂，灼热减十分之八，饮食加多，喘嗽亦渐愈。遂将生地黄换作熟地黄，又加怀牛膝五钱，服至十剂，自觉身体爽健，诸病皆无，惟月事犹未见。又于方中加䗪虫五枚，䗪鸡十枚，服至四剂，月事已通。遂去䗪虫、䗪鸡，俾再服数剂，以善其后。

甘肃马姓，寓天津英租界安居里，有女十七岁。自十六岁秋际，因患右目生内障，服药不愈，忧思过度，以致月闭。自腊月服药，直至次年孟秋月底不愈。其兄求为诊治。其人体质瘦弱，五心烦热。过午两颧色红，灼热益甚，心中满闷，饮食少许，即停滞不下，夜不能寐。脉搏五至，弦细无力。为其饮食停滞，夜不能寐，投以资生通脉汤，加生赭石（研细）四钱，熟枣仁三钱，服至四剂，饮食加多，夜已能寐，灼热稍退，遂去枣仁，减赭石一钱，又加地黄五钱，丹皮三钱，服药十剂，灼热大减。又去丹皮，将龙眼肉改用八钱，再加怀牛膝五钱。连服十余剂，身体浸壮健。因其月事犹未通下，又加䗪虫五枚，樗鸡十枚。服至五剂，月事已通。然下者不多，遂去樗鸡、地黄。加当归五钱，俾服数剂，以善其后。

30. 治眼科方

蒲公英汤

【方歌】

　　　　一味公英汤　　眼疾效更彰

　　　　肿疼胬遮睛　　清热明目功

【组成】　鲜蒲公英四两（根叶茎花皆用，花开残者去之，如无鲜者可用干者二两代之）

【加减】　若目疼连脑者，宜用蒲公英二两，加怀牛膝一两煎汤饮之。

【用法】　上一味煎汤两大碗，温服一碗。余一碗乘热熏洗。

【功用】　清（心肾）热，明目。

【主治】　眼疾肿疼，或胬肉遮睛，或赤脉络目，或目睛胀疼，或目疼连脑，或羞明多泪，一切虚火实热之证。

【方解】　此方得之姻兄于俊卿。言其令堂尝患眼疾，疼痛异常，延医调治，数月不愈，有高姓媪，告以此方，一次即愈。愚自得此方后，屡试皆效，甚是奇异，诚良方也。夫蒲公英其功长于治疮，能消散痈疔毒火，然不知其能治眼疾也。

　　古服食方，有还少丹。蒲公英连根带叶取一斤，洗净，勿令见天日，晾干，用斗子解盐（即《本经》大盐晒于斗之中者，出山西解池）一两，香附子五钱，二味为细末，入蒲公英，水内淹一宿，分为十二团，用皮纸三四层裹扎定，用六一泥（即蚯蚓泥）如法固济，灶内焙干，乃以武火煅通红为度，冷定取出，去泥为末，早晚擦牙漱之，吐咽任便，久久方效。年未及八十者，服之须发反黑，齿落更生。年少服之，至老不衰。由是观之，其清补肾经之功可知。且其味苦，又能清心经之热，所以治眼疾甚效者，或以斯欤。

磨翳水

【方歌】

磨翳炉甘石　硼矾蝉薄施

研细水飞制　外用退目翳

【组成】　生炉甘石一两　硼砂八钱　胆矾二钱　薄荷叶三钱　蝉蜕（带全足去翅土）三钱

【用法】　上药五味，将前三味药臼捣细，再将薄荷、蝉蜕煎水一大盅，用其水和所捣药末，入药钵内研至极细，将浮水者随水飞出，连水别贮一器，待片时，将浮头清水，仍入钵中，和所余药渣研细，仍随水飞出，如此不计次数，以飞净为度。若飞过者还不甚细，可再研再飞，以极细为度。制好连水贮瓶中，勿令透气。用时将瓶中水药调匀，点眼上，日五六次。若目翳甚厚，已成肉螺者，加真藏硇砂二分，另研调和药水中。此方效力全在甘石生用。然生用则质甚硬，又恐与眼不宜。故必如此研细水飞，然后可以之点眼。

【功用】　解毒明目退翳。

【主治】　目翳遮睛。

【方解】　方中炉甘石甘平无毒，既能解毒明目退翳，又能收湿止泪止痒，为眼科外用要药，硼砂、胆矾外用清热解毒、消肿（防腐），用于目赤翳障，亦为眼科要品，薄荷叶、蝉蜕疏散风热，且蝉蜕为其蝉之蜕，故又能脱目翳也。

磨翳散

【方歌】

方名磨翳散　清热明目专

炉甘石硼连　指甲共细研

【组成】　生炉甘石三钱　硼砂二钱　黄连一钱　人指甲（锅焙脆，无翳者不用）五分

【用法】　上药先将黄连捣碎，泡碗内，冷时两三日，热时一日，将泡黄连水过罗，约得清水半茶盅，再将余三味捣细，和黄连水入药钵中研之，如研前药之法，以极细为度。研好连水带药，大盘盛之。白日置阴处晾之，夜则露之。若冬日微晒亦可。若有风尘时，盖以薄纸。俟干，贮瓶中，勿透气。用时凉水调和，点眼上，日三四次。若有目翳，人乳调点之。若目翳大而厚者，不可用黄连水研药，宜用蝉蜕（带全足，去翅土）一钱，煎水研之。盖微茫之翳，得清火之药即退。若其翳已遮睛，治以黄连成冰翳，而不能消矣。

【功用】　清热明目退翳。

【主治】　目睛胀疼，或微生云翳，或赤脉络目，或目眦溃烂，或偶因有火视物不真。

【方解】　方中生炉甘石甘平无毒，既能解毒明目退翳，又能收湿止泪止痒，为眼科外用要药；硼砂、胆矾外用清热解毒、消肿防腐，为眼科常用要药；黄连味大苦，性寒而燥，故善入心以清热，心中之

热清，则上焦之热皆清，用治目疾肿疼、胬肉遮睛；指甲一名筋退，乃筋之余也，剪碎炮焦，研细用之，其味微咸，具开破之性，点眼上能消目翳。

明目硼硝水

【方歌】

　　　明目硼硝水　　化水点眼用

【组成】　硼砂五钱　芒硝三钱

【用法】　上药和凉水多半盅，研至融化。用点眼上，一日约点三十次。若陈目病一日点十余次。冬日须将药碗置热水中，候温点之。

【功用】　清热明目消翳。

【主治】　眼疾暴发红肿疼痛。或眦多胬肉，或渐生云翳及因有火而眼发干昏花者。

【方解】　硼砂甘、咸，凉，外用清热解毒，治目赤肿痛，目生翳障。芒硝味咸、微苦，性寒，禀天地寒水之气以结晶，水能胜火，寒能胜热，且咸能软坚，其性又善消瘀血，外用化水点眼，或煎汤熏洗，能明目消翳，愈目疾红肿。

清脑黄连膏

【方歌】

　　　清脑黄连膏　　加入香油调

　　　眼疾因热起　　鼻闻疗效高

【组成】 黄连（细末）二钱

【用法】 将黄连二钱为细末，香油调如薄糊，常常以鼻闻之，日约二三十次。勿论左右眼患证，应须两鼻孔皆闻。

【功用】 清热明目。

【主治】 眼疾由热者。

【方解】 目系神经连于脑，脑部因热生炎，病及神经，必生眼疾。彼服药无捷效者，因所用之药不能直达脑部故也。愚悟得此理，借鼻窍为捷径，以直达于脑（黄连味大苦，性寒而燥，善入心以清热，心中之热清，则上焦之热皆清，香油辛香走窜）。凡眼目红肿之疾，及一切目疾之因热者，莫不随手奏效。

益瞳丸

【方歌】

益瞳参萸玄　羊肝柏菟研

炼蜜团成丸　养肝明目服

【组成】 山茱萸（去净核）二两　野台党参六钱　柏子仁（炒）一两　玄参一两　菟丝子（炒）一两　羊肝（焙干切片）一具

【用法】 上药共为细末，炼蜜为丸，桐子大。每服三钱，开水送下，日两次。

【功用】 养肝敛肝，明目益瞳。

【主治】 目瞳散大昏耗，或觉视物乏力。

【方解】 方中山萸肉味酸性温，大能收敛元气，振作精神，固涩滑脱，因得木气最厚，收涩之中，兼具条畅之性，故又通利九窍，流通血脉，且敛正气不敛邪气，又能通肝补肝，于肝虚诸证尤宜；台参益气；玄参，《本经》谓：能明目，诚以肝开窍于目，玄参能益水以滋肝木，故能明目，且目之所以能视者，在瞳子中神水充足，神水固肾之精华外现者也。以玄参与柏实并用，以治肝虚而生热，视物不了了者，恒有捷效也。菟丝子益肾养肝，使精血上注而目明，羊肝之用，乃张氏以脏补脏之举，旨在补养肝脏、明目益瞳，诸药合用，共奏补养肝肾、明目益瞳之效。

【衷中参西医案摘录】 一妇人，年三旬。瞳子散大，视物不真，不能针黹。屡次服药无效，其脉大而无力。为制此丸，服两月全愈。

羊肝猪胆丸

【方歌】

羊肝猪胆丸　朱砂为衣团

热甚目昏花　清肝明目夸

【组成】 羊肝（切片晒干，冬用可用慢火焙干）一具

【用法】 上一味轧细，用猪胆汁和为丸，桐子大，朱砂为衣。每服二钱，开水送下，日再服。

【功用】 清肝明目。

【主治】 同前证，因有热而益甚者。

【方解】 此方若用熊胆为丸更佳，而内地鲜熊胆不易得，至干者又难辨其真伪，不如径用猪胆汁为稳妥也。方中羊肝补养肝脏，明目益瞳，猪胆汁清肝胆之热，朱砂味微甘性凉，为其含汞质甚多，重坠下行，且色赤能入肾，导引肾气上达于心，则阴阳调和，水火即济；

目得水火之精气以养其瞳子，故能明目。

附方：护眉神应散。治一切眼疾，无论气蒙、火蒙、内螺、云翳，或瞳人反背，未过十年者，皆见效。方用炉甘石一两煅透，童便淬七次，珍珠二颗，大如绿豆以上者，纳通草中煅之，珠爆即速取出，血琥珀三分，真梅片二分，半两钱、五铢钱（俗名马镫钱）、开元钱各一个，皆煅红醋淬七次。共为细末，乳调涂眉上，日二三次。

一室女。病目年余，医治无效，渐生云翳。愚为出方，服之见轻，停药仍然反复。后得此方，如法制好。涂数次即见轻，未尽剂而愈，妙哉。按：此方若加薄荷冰二分更效。

瞳人反背之证，最为难治，以其系目系神经病也。盖目系神经，若一边纵、一边缩，目之光线必斜，视物即不真。若纵缩之距离甚大，其瞳人即可反背。治此证者，当以养其目系神经为主。此方多用金石珍贵之品，其中含有宝气。凡物之含有宝气者，皆善能养人筋肉，使筋肉不腐烂。目系神经，即脑气筋之连于目者。以此药涂眉上，中有冰片之善通窍透膜者，能引药气直达脑部，以养目系神经，目系神经之病者自愈。而瞳人反背及一切眼疾，亦自愈矣。

附方：治暴发眼便方。其眼疾初得肿疼者，用生姜三四钱，食盐一大撮，同捣烂，薄布包住，蘸新汲井泉水，擦上下眼皮，屡蘸屡擦，以擦至眼皮极热为度。擦完用温水将眼皮洗净。轻者一次即愈，重者一日擦两次亦可愈。然擦时须紧闭其目，勿令药汁入眼中。

附案：晋书盛彦母氏失明，躬自侍养，母食必自哺之。母病既久，至于婢使，数见捶鞭。婢愤恨，伺彦暂行，取蛴螬炙饴之，母食以为美，然疑是异物，密藏以示彦。彦见之，抱母恸哭，绝而复苏。母目豁然，从此遂愈。

　　又陆定圃曰：余在曲江，有将官以瞖离军，嘱其子，俾馈事供蛴螬，须秘之防其父知，旬日后目明，趋庭申谢。

　　按：蛴螬生粪土中，形状如蚕遍处皆有。《本经》谓主目中淫肤、青瞖、白膜，其善治目瞖可知。内障宜油炙服之，外障宜取其汁滴目中。

31. 治咽喉方

咀华清喉丹

【方歌】

咀华清喉丹　咽喉肿疼餐

地黄裹硼砂　徐徐嚼细咽

【组成】　大生地黄（切片）一两　硼砂（研细）钱半

【用法】　将生地黄一片，裹硼砂少许，徐徐嚼细咽之，半日许宜将药服完。

【功用】　滋阴清火，消肿止痛。

【主治】　咽喉肿疼。

【方解】　生地黄之性能滋阴清火，无论虚热实热服之皆宜。硼砂能润肺、清热化痰、消肿止疼。二药并用，功力甚大。而又必细细嚼服者，因其病在上，煎汤顿服，恐其力下趋，而病转不愈。且细细嚼咽，则药之津液常清润患处也。此方愚用之屡矣，随手奏效者不胜计矣。

附：张锡纯论咽喉证治法

咽喉之证，有热有凉，有外感有内伤。《白喉忌表抉微》一书，此时盛行于世。其所载之方，与所载宜用宜忌之药，皆属稳善。惟其持论，与方中所用之药，有自相矛盾处。谆谆言忌表矣，而其养阴清肺汤用薄荷二钱半，岂非表药乎。至于他方中，所用之葛根、连翘亦发表之品也。盖白喉之证，原亦温病之类。人之外肤肺主之，人之内肤三焦主之。盖此证心肺先有蕴热，外感之邪又袭三焦，而内逼心肺。则心肺之热遂与邪气上并，而现证于喉。三焦色白，故喉中作白色。既有外邪，原宜发表，因有内热，实大忌用辛热之药发表。惟薄荷、连翘诸药，辛凉宣通，复与大队凉润之药并用，既能散邪，尤能清热，所以服之辄效也。若其内热炽盛，外感原甚轻者，其养阴清肺汤亦可用，特其薄荷，宜斟酌少用，不必定用二钱半也。至谓其喉间肿甚者加煅石膏四钱，微有可议。夫石膏之性，生则散，煅则敛。炽盛之火散之则消，敛之则实，此又不可不知也。况石膏生用，原不甚凉，故《本经》谓微寒，又何必如此之小心乎。今将其养阴清肺汤详录于下，以备采用。

附方：养阴清肺汤。大生地一两，寸麦冬六钱，生白芍四钱，薄荷二钱半，玄参八钱，丹皮四钱，贝母四钱，生甘草二钱。喉间肿甚者，加生石膏（原用煅石膏）四钱。大便燥结者，加清宁丸二钱，玄明粉二钱。胸下胀闷，加神曲、焦山楂各二钱。小便短赤者，加木通、泽泻各一钱，知母二钱。燥渴者，加天冬、马兜铃各三钱。面赤身热，或舌苔黄色者，加金银花四钱，连翘二钱。

白喉之证，间有《忌表抉微》诸方不效，而反加剧者。曾治一贵州人，孙抟九，年二十，肄业于奉天高等师范学校，得白喉证。屡经医治，不外《忌表抉微》诸方加减。病日增重，医者诿谓不治。后愚为诊视，其脉细弱而数，黏涎甚多，须臾满口，即得吐出。知系脾肾两虚，肾虚气化不摄，则阴火上逆，痰水上泛。而脾土虚损，又不能制之（若脾土不虚，不但能制痰水上泛，并能制阴火上逆），故其咽喉肿疼，黏涎若是之多也。投以六味地黄汤，加於术，又少加苏子。

连服十剂全愈。

咽喉之证，热者居多。然亦兼有寒者，不可不知。王洪绪曰：咽喉之间，素分毫无病，顷刻之间，或疼或闷，此系虚寒、阴火之证。用肉桂、炮姜、甘草各五分，置碗内浸以滚水，仍将碗置于滚水中，饮药一口，徐徐咽下立愈。或用乌附之片，涂以鲜蜜，火炙透至黑，取一片口含咽津，至片不甜时，再换一片，亦立愈。按王氏之说，咽喉陡然疼闷者，皆系因寒。然亦有因热者，或其人素有蕴热，陡然为外感所束，或劳碌过度，或暴怒过度，皆能使咽喉骤觉疼闷。斯在临证者，于其人之身体性情动作之际，细心考验，再参以脉象之虚实凉热，自无差谬。若仍恐审证不确，察其病因似寒，而尤恐病因是热，可用蜜炙附子片试含一片，以细验其病之进退亦可。

赵晴初曰：鸡蛋能去喉中之风，余治一幼童喉风证，与清轻甘凉法，稍加辛药，时止时发。后有人教服鸡蛋，顶上针一孔，每日生吞一枚，不及十枚，病愈不复发。

友人齐自芸曰：平阳何汉卿游戎患喉疼。医者治以苦寒之药，愈治愈甚，渐至舌硬。后有人教用棉子油煎生鸡蛋，煎至外熟，里仍微生，日服二枚。未十日遂大愈。

咽喉肿疼证，有外治异功散方甚效。其方用斑蝥一钱，真血竭、制乳香、制没药、上麝香、全蝎、大玄参、上梅片各分半，将斑蝥去翅足，糯米拌炒，以米色微黄为度，去糯米。用诸药共研细，瓶收贮，勿令透气。遇有咽喉肿疼证，将药捏作小块，如黄豆粒大，置在小膏药上，左肿贴右，右肿贴左，若左右俱肿，均贴在结喉旁边软处。阅五六时，即揭去膏药，有水泡，用银针挑破，拭净毒水，能消肿止疼，真救急之良方也。

加减八味地黄汤

【方歌】

八味地黄汤　苏膝芍入方

萸薯泽苓地　加减桂附俱

少阴病咽痛　收敛元阳用

【组成】大怀熟地一两　山茱萸一两　生怀山药八钱　生杭白芍三钱　茯苓片二钱　泽泻钱半　乌附子二钱　肉桂（去粗皮，后入）二钱　怀牛膝三钱　苏子（炒研）二钱

【用法】煎汤盅半，分两次温服。

【功用】收敛元阳。

【主治】伤寒，少阴病，咽痛，脉阴阳俱紧，反汗出者。

【方解】《伤寒论·辨少阴病脉证并治》："病人脉阴阳俱紧，反汗出者，亡阳也，此属少阴，法当咽痛。"此节亦未列治法。按少阴脉微细，此则阴阳俱紧，原为少阴之变脉。紧脉原不能出汗，因其不当出汗者而反自汗，所以知其亡阳。其咽痛者，无根之阳上窜也。拟用大剂八味地黄汤，以芍药易丹皮，再加苏子、牛膝，收敛元阳归根以止汗，而咽痛自愈也。

敛阴泻肝汤

【方歌】

敛阴泻肝汤　亡阴咽痛方

花粉射干芍　浙贝石榴捣

【组成】 生杭白芍两半　天花粉一两　射干四钱　浙贝母（捣碎）四钱　酸石榴（连皮捣烂）一个

【用法】 同煎汤一盅半，分两次温服下。

【功用】 敛阴泻肝。

【主治】 伤寒厥阴病，先厥后发热，下利必自止，而反汗出，咽中痛，其喉为痹者。

【方解】 此咽痛，以多汗亡阴也。盖其人之肝脏蕴有实热，因汗出过多耗其阴液，其热遂上窜郁于咽中而作痛，故曰其咽为痹。痹者热与气血凝滞不散也。治此证当用酸敛之药（芍药、酸石榴）以止其汗，凉润之药（天花粉）以复其液，宣通之药（射干、浙贝母）以利其咽，汇集为方，庶可奏功。

消肿利咽汤

【方歌】

> 消肿利咽汤　丹参没乳香
>
> 花粉银翘玄　射薄炙山甲

【组成】 天花粉一两　连翘四钱　金银花四钱　丹参三钱　射干三钱　玄参三钱　乳香二钱　没药二钱　炙山甲钱半　薄荷叶钱半

【加减】 脉象洪实者加生石膏一两，小便不利者加滑石六钱，大便不通者加大黄三钱。

【用法】 水煎服。

【功用】 消肿利咽。

【主治】 截喉痈初起，咽喉之间红肿甚剧者。

【**方解**】 初起咽喉之间红肿甚剧时，宜用消疮之药（天花粉、连翘、金银花、射干、玄参、薄荷清热解毒、消肿利咽；丹参、乳香、没药、炙山甲活血化瘀消痈）散之，兼用扁针刺之使多出血。若待其脓成而后泻之，恐不容待其成脓即有危险也。

32. 治牙疳方

古方马乳饮

【方歌】

古方治牙疳　马乳可饮餐

【组成】 青白马乳

【用法】 用青白马乳，早午晚随挤随服甚效。如无青白马，杂色马亦可。若马乳自他处取来，可将碗置于开水盆中温之。

【功用】 清热。

【主治】 青腿牙疳。

【方解】 此方出于《医宗金鉴》，其原注云：此证自古方书罕载其名，仅传于雍正年间，北路随营医官陶起鳞谓，军中凡病腿肿色青者，其上必发牙疳。凡病牙疳腐血者，其下必发青腿，二者相因而至。推其病原，皆因上为阳火炎炽，下为阴寒闭郁，以至阴阳上下不交，各自为寒为热，凝结而生此证也。相近内地亦间有之，边外虽亦有，而不甚多，惟内地人初居边外，得此证者十居七八。盖内地之人，本不耐边外严寒，更不免坐卧湿地，故寒湿之痰生于下，致腿青肿。其病形如云片，色似茄黑，肉体顽硬，所以步履艰难也。又缘边外缺少五谷，多食牛羊等肉，其热与湿合蒸，瘀于胃中，毒火上熏，致生牙疳。牙龈浮肿出血，若穿腮破唇，腐烂色黑，即为危候。惟相传有服马乳之法，用之颇有效验云云。

按： 此证愚未见过，友人毛仙阁曾遇此证治愈。其方愚犹记其大概。爰列于下，以备采用。

金银花五钱　连翘三钱　菊花三钱　明乳香四钱　明没药四钱　怀牛膝五钱　山楂片三钱　真鹿角胶（捣为细末，分两次，用头煎、二煎汤药送服）四钱

按： 此方若服之出汗，即可见愈。然方中连翘、菊花发汗之力甚微，恐服之不能出汗，当于服药之后，再服西药阿司匹林一瓦，则无不出汗矣。至汗后服第二剂时，宜将菊花减半。

敷牙疳散药方

【**方歌**】

牙疳散药方　甘石煅用良

朱黄珍珠研　外敷牙疳瘥

【**组成**】　煅甘石二钱　镜面朱砂二分　牛黄五厘　珍珠（煅）五厘

【**用法**】　共研细，日敷三次。

【**功用**】　清热解毒，收湿敛疮。

【**主治**】　牙疳。

【**方解**】　方中煅甘石解毒生肌敛疮，朱砂、牛黄清热解毒，珍珠（煅之）外用可燥湿敛疮。四药合用，可奏清热解毒、收湿敛疮之功。

牙疳敷藤黄法

【方歌】

　　一味藤黄研　　外敷治牙疳

【组成】 藤黄

【用法】 藤黄屑外掺腐烂之处。

【功用】 止疼止血，收口，除虫。

【主治】 牙疳。

【方解】 已巳春，阅沪上《幸福医学报》，载有时贤章成之言，有误用藤黄治愈走马牙疳之事，甚为奇异。兹特录其原文于下，以供医界之研究：

　　丁卯三月，余偕友数人，偶至仁溏观优。有潘氏子，年四岁，患走马牙疳。起才三日，牙龈腐化，门牙已脱数枚，下唇已溃穿，其势甚剧。问尚有可救之理否。询其由，则在发麻之后。实为邪热入胃，毒火猖狂，一发难遏，证情危险。告以只有白马乳凉饮，并不时洗之，涂以人中白，内服大剂白虎汤，或有可救。但势已穿唇，效否不敢必耳。因书生石膏、生知母、生打寒水石、象贝等为方与之。其时同游者，有老医倪君景迁，因谓之曰，牛黄研末，外掺腐烂之处，亦或可治。遂彼此各散。后数日，则此儿竟已痊愈，但下唇缺不能完。因询其用何物疗治，乃得速效若斯。则曰：用倪先生说，急购藤黄屑而掺之，果然一掺腐势即定，血水不流，渐以结痂落痂，只三日耳。内服石膏等一方，亦仅三服，此儿获愈，诚二位先生再造之恩也云云。因知误听牛黄为藤黄。然以此一误，而竟治愈极重之危证。开药学中从古未有之实验，胡可以不志也。尝考李氏《纲目》蔓草中曾载藤黄，而功用甚略。至赵恕轩《本草纲目拾遗》言之甚详。虽曰有毒，而可为内服之品，且引《粤志》谓其性最寒，可治眼疾，味酸涩，治痈肿，止血化毒，敛金疮，能除虫，同麻油白腊熬膏，敷金疮汤火等伤，止疼收口，其效如神。而其束疮消毒之用又甚多，可知此药，竟是外科中绝妙良药。而世多不知用者，误于李氏《海药本草》有毒之两字。而张石顽更以能治蛀齿，点之即落，而附会为毒，损骨伤肾，于是畏之甚于蛇蝎，实不知石顽不可信。今之画家，常以入口，虽曰与花青并用，可解其毒，余以为亦理想之谈耳。既曰性寒，毒于何有。然后知能愈牙疳，正是寒凉作用。且其味酸涩，止血、止疼、收口、除虫皆其能治牙疳之切实发明也。

按： 走马牙疳之原因，有内伤外感之殊。得于由内伤者轻而缓，由外感者重而急。此幼童得于麻疹之后，其胃中蕴有瘟毒上攻，是以三日之间，即腐烂如此。幸内服石膏、寒水石，外敷藤黄，内外夹攻，皆中要肯，是以其毒易消，结痂亦在三日内也。若当牙疳初起之时，但能用药消其内蕴之毒热，即外不敷药，亦可治愈。曾治天津竹远里，于氏幼童，年六七岁，身出麻疹，旬日之外热不退，牙龈微见腐烂。其家人惧甚，恐成走马牙疳，急延愚为诊视。脉象有力而微弦，知毒热虽实，因病久者，气分有伤也。问其大便，三日未行。遂投以大剂白虎加人参汤，方中生石膏用三两，野党参用四钱，又加连翘数钱，以托疹毒外出。煎汤三茶盅，俾分三次温饮下。又用羚羊角一钱，煎水一大茶盅，分数次当茶饮之，尽剂热退而病愈。牙龈腐烂之处，亦遂自愈。

33. 治疮科方

消瘰丸

【方歌】

　　消瘰芪竭牡　胆草贝母入

　　棱莪乳没玄　海带水送丸

【组成】　牡蛎（煅）十两　生黄芪四两　三棱二两　莪术二两　朱血竭一两　生明乳香一两　生明没药一两　龙胆草二两　玄参三两　浙贝母二两

【用法】　上药十味，共为细末，蜜丸，桐子大。每服三钱，用海带五钱，洗净切丝，煎汤送下，日再服。

【功用】　疏肝解郁，消痰软坚，通气活血。

【主治】　瘰疬。

【方解】　瘰疬之证，多在少年妇女，日久不愈，可令信水不调，甚或有因之成痨瘵者。其证系肝胆之火上升，与痰涎凝结而成。初起多在少阳部位，或项侧，或缺盆，久则渐入阳明部位。一颗垒然高起者为瘰，数颗历历不断者为疬。身体强壮者甚易调治。此方重用牡蛎、海带，以消痰软坚，为治瘰疬之主药，恐脾胃弱者，久服有碍，故用黄芪、三棱、莪术以开胃健脾（三药并用能开胃健脾，十全育真汤下曾详言之），使脾胃强壮，自能运化药力，以达病所。且此证之根在于肝胆，而三棱、莪术善理肝胆之郁。此证之成，坚如铁石，三棱、莪术善开至坚之结。又佐以血竭、乳香、没药以通气活血，使气血毫无滞碍，瘰疬自易消散也。而犹恐少阳之火炽盛，加胆草直入肝胆以泻之；玄参、贝母清肃肺金以镇之。且贝母之性，善于疗郁结、利痰涎，兼主恶疮；玄参之性，《名医别录》谓其散颈下核，《开宝本草》谓其主鼠瘘，二药皆善消瘰疬可知。

按： 方书谓牡蛎左顾者佳，然左顾右顾辨之颇难。此物乃海中水气结成，亿万相连，或覆或仰，积聚如山，古人谓之蚝山。覆而生者其背凸，仍覆置之，视其头向左回者为左顾。仰而生者其背凹，仍仰置之，其头亦向左回者为右顾。若不先辨其覆与仰，何以辨其左右顾乎。然瘰疬在左边左顾者佳，若瘰疬在右边，用左顾者未必胜于右顾者也。

血竭，色赤味辣。色赤故入血分，味辣故入气分，其通气活血之效，实较乳香、没药为尤捷。诸家本草，未尝言其辣，且有言其但入血分者，皆未细心实验也。然此药伪者甚多，必未研时微带紫黑，若血干之色。研之红如鸡血，且以置热水中则溶化，须臾复凝结水底成块者，乃为真血竭。

【衷中参西医案摘录】 曾治一少年，项侧起一瘰疬，其大如茄，上连耳，下至缺盆。求医治疗，言服药百剂，亦不能保其必愈。而其人家贫佣力，为人耘田，不惟无钱买如许多药，即服之亦不暇。然其人甚强壮，饮食甚多，俾于一日三餐之时，先用饭汤送服煅牡蛎细末七八钱，一月之间消无芥蒂。又治一妇人，在缺盆起一瘰疬，大如小橘。其人亦甚强壮无他病，俾煮海带汤，日日饮之，半月之间，用海带二斤而愈，若身体素弱者，即煮牡蛎、海带，但饮其汤，脾胃以暗受其伤。盖其咸寒之性，与脾胃不宜也。族侄女患此证，治数年不愈。为制此方（消瘰丸），服尽一料而愈。

消瘰膏

【方歌】

消瘰遂半夏　马钱竭皂甲

熬膏祛病恙　外敷加麝香

【组成】　生半夏一两　生山甲三钱　生甘遂一钱　生马钱子（剪碎）四钱　皂角三钱　朱血竭二钱

【用法】　上药，前五味用香油煎枯，去渣，加黄丹收膏，火候到时，将血竭研细掺膏中熔化，和匀，随疮大小摊作膏药。临用时每药一贴加麝香少许。

【功用】　消肿止痛，消痈散结。

【主治】　瘰疬。

【方解】　方中半夏、生山甲、甘遂、马钱子、皂角，外用消肿止痛、消痈散结，且生山甲味淡、性平，气腥而窜，其走窜之性无微不至，故能宣通脏腑、贯彻经络、透达关窍，凡血凝血聚为病皆能开之。以治疗痈，放胆用之，血竭通气活血，外敷加入麝香少许，取其辛香行散，活血散结，消肿止痛，直达病所之功。

凡膏药中用黄丹，必以火炒过，然后以之熬膏，其胶黏之力始大。而麝香不早加入膏药中者，以麝香忌火也。

化腐生肌散

【方歌】

化腐生肌方　瘰疬溃烂匡

二砂[1]冰黄全　甘石乳没研

【组成】　炉甘石（煅）六钱　乳香三钱　没药三钱　明雄黄二钱　硼砂三钱　硇砂二分　冰片三分

【用法】　共研细，收贮瓶中勿令透气。日擦患处三四次，用此药长肉。将平时收口不速者，可加珍珠一分，煅研细掺入。

【功用】　解毒消肿，生肌敛疮。

【主治】　瘰疬已溃烂者（用此药擦之）。他疮破后者亦可用之。

【方解】　方中炉甘石、硼砂、硇砂外用解毒生肌敛疮，乳香、没药其通气活血之力，又善治一切疮疡肿疼，外用为粉以敷疮疡，能解毒消肿、生肌止疼。虽为开通之品，不至耗伤气血，诚良药也。雄黄有良好的解毒作用，治痈肿疔疮，冰片清热解毒、防腐生肌，宜用于疮疡溃后不敛。

[1] 二砂：即硼砂、硇砂。

内托生肌散

【方歌】

内托生肌方　疮溃效愈彰

黄芪乳没草　花粉丹参芍

【组成】　生黄芪四两　甘草二两　生明乳香一两半　生明没药一两半　生杭白芍二两　天花粉三两　丹参一两半

【用法】　上七味共为细末，开水送服三钱，日三次。若将散剂变作汤剂，须先将花粉改用四两八钱，一剂分作八次煎服，较散剂生肌尤速。

【功用】 托疮生肌。

【主治】 瘰疬疮疡破后，气血亏损不能化脓生肌，或其疮数年不愈，外边疮口甚小，里边溃烂甚大，且有串至他处不能敷药者。

【方解】 从来治外科者，于疮疡破后不能化脓生肌者，不用八珍即用十全大补。不知此等药若遇阳分素虚之人服之犹可，若非阳分素虚或兼有虚热者，连服数剂有不满闷烦热、饮食顿减者乎？夫人之后天，赖水谷以生气血，赖气血以生肌肉，此自然之理也。而治疮疡者，欲使肌肉速生，先令饮食顿减，斯犹欲树之茂而先戕其根也。虽疮家阴证，亦可用辛热之品。然林屋山人阳和汤，为治阴证第一妙方。而重用熟地一两以大滋真阴，则热药自无偏胜之患。故用其方者，连服数十剂而无弊也。如此方重用黄芪补气分以生肌肉，有丹参以开通之，则补而不滞，有花粉、芍药以凉润之，则补而不热，又有乳香、没药、甘草化腐解毒，赞助黄芪以成生肌之功。况甘草与芍药并用，甘苦化合味同人参，能双补气血则生肌之功愈速也。至变散剂为汤剂，花粉必加重者，诚以黄芪煎之则热力增，花粉煎之则凉力减，故必加重而其凉热之力始能平均相济也。至黄芪必用生者，因生用则补中有宣通之力，若炙之则一于温补，固于疮家不宜也。

【衷中参西医案摘录】 林屋山人《证治全生集》黄芪、甘草皆忌炙用。《集》中载，治一王姓媳，颈内瘰疬数个，两腋恶核三个，又大腿患一毒不作肿疼，百日余渐发大，形大如斗，按之如石，皮现青筋，常作抽疼。经治，数人皆称曰瘤。余曰：瘤乃软者，世无石硬之瘤，而此是石疽也。问可治否？答曰：初起时皆可消，日久发大，上现青筋纹，虽按之如故，然其根下已成脓矣，如偶作一抽之疼，乃有脓之证也。上现青筋者，其内已作黄浆可知。如上现小块高低如石岩者不治。如现红筋者，其内已通血海不治。倘生斑点即自溃之证，若溃即放血，三日内毙。今患处现青筋者，医至半软为半功，溃后脓浓厚，可冀收功也。遂外以鲜商陆捣涂，内服阳和汤，十日则一抽之疼止，十三剂里外作痒，十六剂顶软，十八剂连根皆软，其颈项之瘰疬、两腋之恶核皆消。止剩石疽高起，内脓垂下。令服参一钱，因在筋络之处，先以银针刺穿，后以刀阔其口，以纸钉塞孔内。次日两次流水斗许，大剂滋补托里，则去人参，倍增生黄芪，连服十剂亦见愈。适有伊戚亦外科家，令其芪、草换炙者，服不三日，四围发肿，内作疼痛。复延余治，仍令照前方服二十剂，外以阳和膏随其根盘贴满，独留疮口，且以布条紧束。人问因何用膏贴又加布束？答曰：凡属阴疽，外皮活，内膜生，开深伤膜，膜烂则无治。所出之脓在皮里膜外，仅似空弄，又不能以生肌药放入，故内服温补、滋阴、活血之剂，外贴活血温暖膏药，加之以紧束，使其皮膜相连，易于脓尽，且易于接连生肌。果束后数日，内腔浓厚，加参服两月收功。

一人年二十余。因抬物用力过度，腰疼半年不愈。忽于疼处发出一疮，在脊梁之旁，微似红肿，状若覆盂，大径七寸。疡医以为腰疼半年，始现此疮，其根蒂必深而难治。且其内外发热，饮食懒进，舌苔黄厚，脉象滑数。知其证兼外感实热，投以白虎加人参汤，热退能食。数日，又复虚汗淋漓，昼夜不止，遂用生龙骨、生牡蛎、生杭芍、生山药各一两为方，两剂汗止。继治以清火、消肿、解毒之药，若拙拟消乳汤，去瓜蒌加金线重楼、三七（冲服）之类，更加鹿角霜钱许以引经。惟消乳汤以知母为君重八钱，兹则所用不过五六钱。外用五倍子、三七、枯矾、金线重楼、白及为末，以束其根；乳香、没药、雄黄、金线重楼、三七为末，以敷其顶，皆用醋调之。旬日疮消三分之二，其顶甚软。遂以乌金膏（以雄黄炒巴豆仁至黑色，研细，名乌金膏）调香油敷其软处。二日，疮破出稠脓若干。将此内托生肌散改作汤剂投之，外敷拙拟化腐生肌散。七八日间疮口长平，结痂而愈。自言其疮自始至终未尝觉疼，盖因用药节节得着也。然徒精外科者，又何能治此疮乎。

徐灵胎治疮最重围药，以围药束住疮根，不使毒势散漫，又能阻隔周身之热力不贯注于疮，则疮必易愈。愚治此疮所用束根之药，实师徐氏之意也。

洗髓丹

【方歌】

洗髓用蜂房　核桃二粉[1]藏

枣肉纳为丸　杨梅疮能痊

【组成】 净轻粉二钱　净红粉一钱　露蜂房（如拳大者）一个　核桃十个

【用法】 净轻粉炒至光色减去三分之二，研细，盖此药炒之则烈性少缓，若炒之过度，又恐无力，火候宜中，用其大片即净轻粉。净红粉研细，须多带紫黑片者用之，方有效验。露蜂房大者可用一半，小者可用两个，炮至半黑半黄色，研细，炮时须用物按之着锅。核桃去皮捣碎，炮至半黑半黄色，研细，纸包数层，压去其油，盖油多即不好为丸用。上诸药用熟枣肉为丸，黄豆粒大，晒干，分三次服之。服时须清晨空心，开水送下，至午后方可饮食，忌腥半月。服后口含柳棍，有痰涎即吐出，愈多吐愈好。睡时将柳棍横含，两端各系一绳，两绳之端结于脑后，防睡着掉落。又须将柳棍勤换，即将药服完仍须如此，必待不吐痰涎时，方可不含柳棍。其药日服一次，若恶心太甚者，可间日一服。制此药时，须自经手，将轻粉、红粉称极准，其秤当以库秤为定法，轻粉须称准后再炒。

【功用】 攻毒驱梅。

【主治】 杨梅疮毒蔓延周身，或上至顶，或下至足，或深入骨髓，无论陈、新、轻、剧，服之皆有奇效。三四日间疮痂即脱落。

【方解】 此方，人多有疑其服之断生育者，非也。轻粉虽烈，煅之则烈性顿减，红粉虽性近轻粉而止用一钱，且分作三日服之，又有枣肉之甘缓以解毒，核桃仁多用至十枚，峻补肾经以防患，配合得宜，服之自有益无害。此方愚用屡矣，服后生男女者，不胜计也。

杨梅之毒先中于精室之中，其处在大肠之前膀胱之后，有脂膜两片相并。在男子为精室，女子为血室，原男以化精，女以系胞之所。此与下焦脂膜相连，其毒即可由下焦蔓延于中焦、上焦以外达于周身。且下焦脂膜与肠相连，其毒可由下焦而入肠。中焦脂膜络脾连胃，其毒可由中焦脂膜入脾以达于胃，或由与胃相连处直达于胃。夫毒在肠胃可用降药下之，而其散漫于周身者不能下也。且精室通肾，肾原主骨，而其毒之由肾入骨者愈不能下也。惟轻粉系水银同矾石升炼而成，红粉亦系水银同矾石、硝石诸药升炼而成，其质本重坠，故能深入，其成于升炼，故能飞扬。是以内浃骨髓、中通脏腑、外达皮肤，善控周身之毒涎，借径于阳明经络，自齿龈（上龈属足阳明，下龈属手阳明）而出也。蜂房乃蜂采取窗纸、腐木与其口中毒涎黏结而成，故仍能引人身之毒涎透出口齿，且有以毒攻毒之妙用，为轻粉、红粉之佐使。毒涎之出者愈多，即内毒之消者愈速矣。核桃乃果核最大者，夫果之有核犹人之有骨，是以骨称骸骨，其字旁皆从亥也。核桃之核若是其大，其仁且又润而多脂，性能补骨益髓可知。且又善解疥癣之毒，其能解他疮之毒亦可知。加于此药之中，补正兼以逐邪，毒之深入骨髓者亦不难消除矣。至于丸以枣肉，取其甘缓之性，能缓二粉之猛悍，又能补助肠胃使不为毒药所伤也。

服药之后，其牙龈必肿，间有烂者，因毒涎皆从此出故也。然内毒既清，外证不治自愈，或用甘草、硼砂、金银花熬水漱之亦可。

蜂房有三种，有黄色大蜂其房上下恒作数层，其毒甚大不宜用。曾见有以之煎水漱牙疼者，其牙龈遂皆溃烂脱牙十余枚。有黄色小蜂其房甚小，房孔仅如绿豆，虽无大毒而力微，又不堪用。惟其蜂黄而兼红，大近寸许，恒在人家屋中垒房，俗呼为马蜂，其房入药最宜。然其房在树上者甚少，若无在树上之露蜂房，在屋中者亦可用，特稍宜加重耳。

[1] 二粉：即净轻粉、净红粉。

附录一 古今度量衡对照

我国历代医药书籍中，关于用药计量单位的名称，虽然大体相同，但其具体的轻重、多少，往往随着各个朝代的变迁和制度的改革颇有出入，古制大多小于今制。鉴于读者应用有毒中药时往往会参阅古今文献，在此收录一些有关古今度量衡对照的研究资料，仅供参考（个别折合数字经复算后略有改动）。

（一）古今度量衡对照表（均为十六进位制）

年代	朝代		尺度		容量		衡量		
			一尺合市尺	一尺合厘米	一升合市升	一升合毫升	一斤合市两	一两合市两	一两合克数
前11世纪~前221年	周		0.5973	19.91	0.1937	193.7	7.32	0.46	14.30
前221~前206年	秦		0.8295	27.65	0.3425	342.5	8.26	0.52	16.13
前206~公元23年	西汉								
25~220年	东汉		0.6912	23.04	0.1981	198.1	7.13	0.45	13.92
220~265年	魏		0.7236	24.12	0.2023	202.3			
265~420年	晋	西晋	0.7236	24.12					
		东晋	0.7335	24.45					
420~589年	南朝	南宋	0.7353	24.51	0.2972	297.2	10.69	0.67	20.88
		南齐							
		梁			0.1981	198.1	7.13	0.45	13.92
		陈							
386~581年	北朝	北魏	0.8853	29.51			7.13	0.45	13.02
		北齐	0.8991	29.97	0.3963	396.3	14.25	0.89	27.83
		北周	0.7353	24.51	0.2105	210.5	8.02	0.50	15.66
581~618年	隋	开皇	0.8853	29.51	0.5944	594.4	21.38	1.34	41.76
		大业	0.7065	23.55	0.1981	198.1	7.13	0.45	13.92

年代	朝代	尺度		容量		衡量		
		一尺合市尺	一尺合厘米	一升合市升	一升合毫升	一斤合市两	一两合市两	一两合克数
618～907年	唐	0.9330	31.10	0.5944	594.4	19.1	1.19	37.30
907～960年	五代							
960～1279年	宋	0.9216	30.72	0.6641	664.1			
1279～1368年	元			0.9488	948.8			
1368～1644年	明	0.9330	31.10	1073.7	10.737			
1644～1911年	清	0.9600	32.00	1035.5	10.355			

（二）古方中几种特殊计量单位

在古方中，除了上述计量单位外，还有方寸匕、钱匕、刀圭等，列举如下供参考。

1. 方寸匕

方寸匕是依古尺正方一寸所制的量器，形状如刀匕。一方寸匕的容量，约等于现代的2.7mL；其重量，金石药末约为2g，草木药末约为1g。

2. 钱匕

用汉代的五铢钱币抄取药末以不落为度者称一钱匕，分量比一方寸匕稍小，合一方寸匕的十分之六七。半钱匕者，系用五铢钱的一半面积抄取药末，以不落为度，约为一钱匕的1/2。钱五匕者，是指药末盖满五铢钱边的"五"字为度，约为一钱匕的1/4。

3. 刀圭

形状像刀头的圭角，端尖锐，中低洼。一刀圭约等于一方寸匕的1/10。

4. 字

古以铜钱抄取药末，钱面共有四字，药末填去钱面一字之量，即称一字。

5. 铢

古代衡制中的重量单位。汉以二十四铢为一两，十六两为一斤。

（三）公制与市制计量单位的折算

1. 基本折算

1 公斤（kg）=2 市斤 =1000 克（g）。

1 克（g）=1000 毫克（mg）。

2. 十六进位市制与公制的折算

1 斤 =16 两 =500 克（g）。

1 两 =10 钱 =31.25 克（g）。

1 钱 =10 分 =3.125 克（g）。

1 分 =10 厘 =0.3125 克（g）=312.5 毫克（mg）。

1 厘 =10 毫 =0.03125 克（g）=31.25 毫克（mg）。

1 毫 =3.125 毫克（mg）。

3. 十进位市制与公制的折算

1 斤 =10 两 =500 克（g）。

1 两 =10 钱 =50 克（g）。

1 钱 =10 分 =5 克（g）。

1 分 =10 厘 =0.5 克（g）=500 毫克（mg）。

1 厘 =10 毫 =0.05 克（g）=50 毫克（mg）。

1 毫 =5 毫克（mg）。

附录二　张锡纯先生大事年表

1860 年 2 月 29 日　张锡纯先生生于河北省盐山县张边务村村西头张氏故宅。

1881 年（21 岁）　一试秋闱不第。

1893 年（33 岁）　二试秋闱不第。

1898 年（38 岁）　参加义和团运动。

1902 年（42 岁）　揽馆于外祖家（今黄骅市刘仁村）任私塾教师。

1905 年（45 岁）　初次在沧州开诊行医。

1909 年（49 岁）　《医学衷中参西录》前三期初稿完成。

1912 年（52 岁）　从军（任军医正）。

岁月失考　再度于沧州开诊行医（先生于戊午之岁关闭沧州诊所而去奉天）。

1918 年（58 岁）　应奉天税捐局长齐自芸先生介绍，及奉天"天地新学社"诸贤哲之邀，创办奉天立达医院，任院长。中医之有院实肇之于此。《医学衷中参西录》第一期出版，次年（1919）春再版，同时第二期出版。

1923 年（63 岁）　因故由奉天返回故里。

1924 年（64 岁）　第三次于沧州开诊行医。自费出版《医学衷中参西录》第三、四期。

1926 年（66 岁）　在天津胡公馆任家庭教师。

1927～1933 年（67～73 岁）　在天津创办"中西汇通社"。

1928 年（68 岁）《医学衷中参西录》第五期出版。

1929 年（69 岁） 国民党当局提出废除中医之际，中医界发起反废止运动，全国中药店全面罢工，张锡纯上书南京政府当局。同年，重订《医学衷中参西录》前三期，合编再版。

1931 年（71 岁）《医学衷中参西录》第六期出版。

1933 年 7 月（73 岁） 写就《自咏诗》，诗云："八旬已近又何求，意匠经营日不休，但愿同胞皆上寿，敢云身后有千秋。"

1933 年 9 月 27 日 卒于盐山县张边务故里（民国二十二年八月八日）。

方剂索引

十画

参考文献

[1] 张锡纯著.王云凯,李彬之,韩煜重校.医学衷中参西录.第2版.石家庄：河北科学技术出版社,2002.

[2] 刘越.张锡纯医案.北京：学苑出版社,2003.

[3] 张锡纯著.王吉匀,潘兴芳整理.医学衷中参西录医方解读.石家庄：河北科学技术出版社,2007.

[4] 雷载权.中药学.上海：上海科学技术出版社,1995.

[5] 段富津.方剂学.上海：上海科学技术出版社,1995.

[6] 王其飞.老年脾胃病与张锡纯学术研究.北京：中国医药科技出版社,1994.